《内经》针法

——五体针刺疗法

李平华　孟祥俊　编著

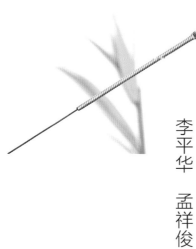

人民卫生出版社

图书在版编目（CIP）数据

《内经》针法：五体针刺疗法 / 李平华，孟祥俊编
著 . —北京：人民卫生出版社，2020
ISBN 978-7-117-29383-9

Ⅰ. ①内… Ⅱ. ①李… ②孟… Ⅲ. ①针刺疗法
Ⅳ. ①R245.3

中国版本图书馆 CIP 数据核字（2020）第 005093 号

| 人卫智网 | www.ipmph.com | 医学教育、学术、考试、健康， 购书智慧智能综合服务平台 |
| 人卫官网 | www.pmph.com | 人卫官方资讯发布平台 |

《内经》针法——五体针刺疗法

编　　著：李平华　孟祥俊
出版发行：人民卫生出版社（中继线 010-59780011）
地　　址：北京市朝阳区潘家园南里 19 号
邮　　编：100021
E - mail：pmph @ pmph.com
购书热线：010-59787592　010-59787584　010-65264830
印　　刷：保定市中画美凯印刷有限公司
经　　销：新华书店
开　　本：710×1000　1/16　印张：16　插页：4
字　　数：296 千字
版　　次：2020 年 1 月第 1 版　2020 年 9 月第 1 版第 2 次印刷
标准书号：ISBN 978-7-117-29383-9
定　　价：52.00 元

打击盗版举报电话：010-59787491　E-mail：WQ @ pmph.com
质量问题联系电话：010-59787234　E-mail：zhiliang @ pmph.com

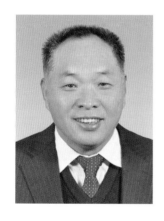

李平华,男,汉族,1963年9月生,山东省巨野县人,毕业于山东中医药大学,主任医师,山东省政协委员。先后担任巨野县中医院针灸科主任、副院长,巨野县政协副主席等职务。从事骨伤科疼痛针灸治疗、研究30余年,医技精湛,运用针灸、微铍针、《灵枢》九针、小针刀、浮针、头针、火针等治疗颈肩腰腿痛等疗效显著。为小周天疗法创始人之一,编撰出版了《针灸腧穴疗法》《归经中药学》《小周天微铍针疗法》《肩周炎》《腰椎间盘突出症的非手术疗法》《颈椎病》《增生性膝关节炎的非手术疗法》《面瘫的非手术疗法》《保守疗法治疗股骨头缺血性坏死症》等专著。其中,《肩周炎》5次再版,且1995年第1版中肩关节周围炎的分期已作为全国肩关节周围炎的诊断标准;《颈椎病》3次再版;《腰椎间盘突出症的非手术疗法》《增生性膝关节炎的非手术疗法》2次再版。在省级以上学术刊物发表论文30余篇。曾作为中医专家赴俄罗斯坐诊1年。荣获山东省政府二等功、菏泽地区首届十大杰出青年等荣誉称号。邮箱:lph6227@163.com

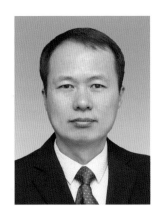

　　孟祥俊,男,1970年6月生,河北省威县人,副主任医师,出身中医世家,毕业于山东医科大学,曾在山东省医学科学院工作。现任北京灵枢九针医学研究院院长,中华针刀医师学会常务理事,世界中医药学会疼痛康复医学会常务理事,河北省针刀分会副秘书长。著名《灵枢》九针专家,小周天疗法创始人之一,致力于中医针法的研究,擅长诊治中医骨伤科、内科杂病,尤其精于软伤科脊柱相关疾病的诊断治疗,从事骨伤疼痛、内科杂病治疗、研究20余年,运用《灵枢》九针、意象针灸、小针刀、埋线、火针、皮下针等治疗疑难杂症。于国家级医学刊物发表论文20余篇,主编《颈椎病》《小周天微铍针疗法》《保守疗法治疗股骨头缺血性坏死症》等书。邮箱:derentang658@163.com

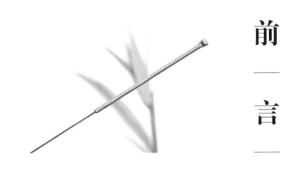

前 言

　　《黄帝内经》(简称《内经》)是我国现存最早的医学专著,一直指导着临床治疗,为中华民族甚至世界民族的繁衍昌盛作出了巨大贡献。《内经》的内容博大精深,吸引着历代医家孜孜学习、研究、探索,尤其在当今倡导发掘祖国医学遗产、提升中华民族软实力的大好形势下,更是掀起了学习、研究《内经》的热潮。作为从事针灸工作30余年的基层针灸工作者,笔者更是酷爱《内经》的学习与探索。

　　通过多年对《内经》的学习及临床运用,笔者感到《内经》的内容奥妙无穷、论述精辟、针法神奇,且古人针刺"效之信,若风之吹云",当今很多临床工作者往往望尘莫及。《内经》奠定了中医的理论基础,也承载着针灸的灵魂,我们一定要很好地继承,并结合现代医学知识,使之更加完善、实用。

　　人体结构包括脏腑、五体等,且五体与脏腑存在着——对应的关系。脏腑深居体内,是机体的核心;五体位居体表,是机体的外围。针灸治病,调节的是脏腑,但接受治疗的部位往往是五体,所以笔者以《内经》(《素问》《灵枢》)为理论依据,以皮肉筋骨脉五体为纲,结合九针等针具和五刺法、九刺法、十二刺法等刺法,尽量还原《内经》针法,对针刺皮肉筋骨脉五体进行理、法、针等方面的研究、运用,提出了刺皮术、刺肉术、刺筋术、刺骨术、刺脉术的五体针刺疗法,使思路更加条理、清晰,治法更为系统,便于学习、理解、运用,取得了较好疗效,也取得了一些肤浅心得和体会,并初步整理成书,奉献给同行和社会,与大家共享,以期引起大家的关注。

当然,笔者对《内经》的学习还很肤浅,对《内经》针法的研究刚刚起步,书中还有很多不完善之处,敬请广大读者、同行给予批评、指导,使针法更加充实、完善,更能体现《内经》原意,共同服务于人类。

编　者
2019 年 11 月

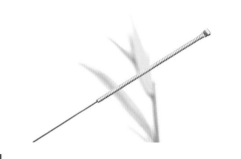

目 录

上篇 总 论

下篇　各　论

上篇　总论

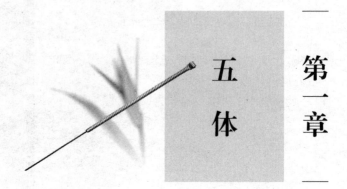

第一章 五体

五体是皮、肉、脉、筋、骨等五种组织结构，是人体结构的重要组成部分。五体依赖脏腑、经络的正常生理活动并为之提供营养物质而发挥生理功能。五体与脏腑有着密切的关系，由脏腑所主，并与五脏有着特定对应的关系。如《素问·宣明五气》云："五脏所主，心主脉，肺主皮，肝主筋，脾主肉，肾主骨。"《灵枢·九针论》云："五主：心主脉，肺主皮，肝主筋，脾主肌，肾主骨。"《素问·五脏生成》云："心之合脉也，其荣色也……肺之合皮也，其荣毛也……肝之合筋也，其荣爪也……脾之合肉也，其荣唇也……肾之合骨也，其荣发也。"《灵枢·五色》云："肝合筋，心合脉，肺合皮，脾合肉，肾合骨也。"脏腑病变，可表现为五体异常，五体也可反映人体脏腑、经络气血的状况，且五体病变，也可影响脏腑，出现脏腑病证。

一、五 体

（一）皮

皮即皮肤，为五体之一，覆盖于机体表面。皮肤的纹理及皮肤与肌肉间的组织为皮腠。皮毛为皮肤和皮肤上的毫毛的合称。《灵枢·经脉》云："皮肤坚而毛发长。"

1. 皮与脏腑的关系

（1）与肺的关系：肺主皮毛。肺主气，肺气宣发，使卫气和气血津液输布到全身，以温养皮毛。皮毛具有抵御外邪侵袭的屏障作用。皮毛的营养，虽然与脾胃的运化有关，但必须赖肺气的宣发，才能使精微津液达于体表而发挥作用。《素问·五脏生成》云："肺之合皮也，其荣毛也。"若肺气虚弱，宣发卫气和输精于皮毛的生理功能减弱，则卫表不固，抵御外邪侵袭的能力低下，或易于感冒，或出现皮毛憔悴枯槁等现象。皮毛汗孔的开合与肺司呼吸相关。肺司呼吸，而皮毛上汗孔的开合，有散气或闭气以调节体温，配合呼吸运动的作用。《素问·水热穴论》云："所谓玄府者，汗空也。"汗孔又称"气门"（玄府、鬼门），不仅排泄由津液所化之汗液，也随着肺的宣发和肃降进行着体内外气体的交换。故唐容川认为皮毛有"宣肺气"的作用。如肺卫气虚，肌表不固，则常出现自汗出、呼吸微弱等。《素问·六节藏象论》云："肺者……其华在毛，其充在皮。"

（2）与脾的关系：皮毛下面叫"腠理"。"腠理"虽属皮毛范畴，但又属肉的范畴，介于皮毛和肉之间，而肉由脾所主，所以皮毛的功能，与脾关系密切，同时脾胃所化生的精微，通过肺的宣发输送到皮毛，以温养皮卫，保证皮毛行使止常的生理功能。《灵枢·经脉》云："皮肤坚而毛发长。"《素问·经脉别论》云："食气入胃，浊气归心，淫精于脉；脉气流经，经气归于肺，肺朝百脉，输精于皮毛。"

2. 皮肤的作用

（1）护卫机体、抵御外邪：皮肤是体表防御外邪的屏障，靠位于人体浅表的皮部和布散流行于皮部的卫气发挥其防御作用。卫气行于皮毛，帮助皮肤以保护机体，使皮肤发挥抵御外邪的屏障作用。《医旨绪余》云："卫气者，为言护卫周身，温分肉，肥腠理，不使外邪侵犯也。"若卫气虚弱，皮肤疏缓，皮腠开，则外邪易于侵袭而致病。《灵枢·百病始生》云："虚邪之中人也，始于皮肤，皮肤缓则腠理开，开则邪从毛发入，入则抵深。"

（2）调节津液、维持平衡：汗为津液所化，又是津液代谢的产物。汗主要通过皮肤的汗孔排泄，以维持体内津液代谢的平衡。《灵枢·本脏》云："卫气和则分肉解利，皮肤调柔，腠理致密矣。"卫气功能的强弱，皮肤腠理的疏密，汗孔的开合，可影响机体的津液代谢。如汗出过多必损伤津液，轻则伤津，甚则伤阴、脱津。《灵枢·决气》云："津脱者，腠理开，汗大泄。"

（3）调节体温、保持恒定：人体各种生命活动的正常进行需要比较恒定的体温做保障。皮肤在体温调节方面起着重要作用。皮肤调节体温可分为通过血管调节体温和通过汗腺蒸发调节体温两种方式。当外界气温较高时，皮肤毛细血管扩张，体表血流量增多，皮肤散热增加，同时人体大量出汗，汗液蒸发过程中可带走身体的部分热量，起到降低体温的作用。气温较低时，皮肤血流减少，汗液蒸发减少，以保护机体的热量。

（4）气体交换、协助呼吸：肺合皮毛，皮毛上的汗孔有呼吸吐纳之功，故又称汗孔为玄府。人的毛孔每时都在呼吸吐纳,进行着机体内外的气体交换,协助肺的呼吸。

(5) 反映病候、协助诊断:皮部分属于十二经脉,而十二经脉又"内属于脏腑",所以,皮部感邪,可通过经络内传脏腑,而脏腑、经络的病变也能反映到相应的皮部。因此,皮肤的改变,可以帮助诊断内脏病变。

(二) 肉

肉为五体之一,是肌肉的简称,泛指肌肉、脂肪、皮下组织。肌肉又称肌、分肉。肌肉的纹理称为肌腠,又称肉腠、分理。

1. 肉与脏腑的关系——脾主肌肉 《素问·痿论》云:"脾主身之肌肉。"脾主肌肉,是由脾运化的水谷精微来充养肌肉。《黄帝内经素问集注·五脏生成》云:"脾……主运化水谷之精,以生养肌肉,故合肉。"脾胃为气血生化之源,全身的肌肉,依靠脾所运化的水谷精微来营养。营养充足则肌肉发达丰满,强健有力,如脾气虚弱,营养亏乏,必致肌肉瘦削,软弱无力,甚至痿废不用。《中藏经》云:"脾者,肉之本。脾气已失,则肉不荣。"《脾胃论·脾胃胜衰论》云:"脾胃俱旺,则能食而肥;脾胃俱虚,则不能食而瘦。"《素问·六节藏象论》云:"脾、胃……其华在唇四白,其充在肌。"《素问·五脏生成》云:"脾之合肉也,其荣唇也。"

2. 肉的功能

(1) 动力来源、主司运动:人体的运动,虽然有骨骼、关节、筋的参与,但其动力来源于肌肉。《灵枢·天年》云:"二十岁,血气始盛,肌肉方长,故好趋;三十岁,五脏大定,肌肉坚固,血脉盛满,故好步。"肌肉丰满,则人体强健有力;肌肉瘦削,则痿软无力。

(2) 外部屏障、保护脏器:肌肉既是动力来源,又是体壁的重要组成部分。《灵枢·经脉》云:"肉为墙。"肌肉起着重要的屏障作用,保护着内脏,使其免受外力、外邪损伤。肌肉丰满坚固,则外力、外邪无从损伤,身体健壮;肌肉瘦削,屏障失职,则外力、外邪易于损伤、侵袭,而发疾病。《灵枢·五变》云:"黄帝曰:人之善病风厥漉汗者,何以候之? 少俞答曰:肉不坚,腠理疏,则善病风。黄帝曰:何以候肉之不坚也? 少俞答曰:䐃肉不坚而无分理,理者粗理,粗理而皮不致者,腠理疏。此言其浑然者。"

(三) 脉

脉即血脉,为五体之一,是人体气血运行的管道。《灵枢·经脉》云:"脉为营。"《灵枢·决气》云:"壅遏营气,令无所避,是谓脉。"《素问·脉要精微论》云:"夫脉者,血之府也。"脉是机体相对密闭的管道系统,内运气血,遍布全身,无处不到,环周不休,密布全身上下、内外。

1. **脉与脏腑的关系**　脉由心所主,与心直接相连,与肺、肝、脾等关系密切。

(1) 心主脉:《素问·痿论》云:"心主身之血脉。"脉为血液运行的通道,能约束和促进血液沿着一定的轨道和方向循行。《素问·平人气象论》云:"心藏血脉之气也。"脉为血之府,血液通过脉能将营养物质输送到全身。《素问·六节藏象》说:"心者,生之本,神之变也,其华在面,其充在血脉。"心的功能正常,则血脉流畅。心主血脉的功能异常,则血行障碍,如心气不足,鼓动乏力,则脉象虚弱;心气不足,血脉不充,则脉来细小;心脉瘀阻,血运不畅,则发绀、胁下痞块、脉律不整等。《素问·五脏生成》云:"心之合脉也,其荣色也。"

(2) 肺朝百脉:《素问·经脉别论》云:"脉气流经,经气归于肺,肺朝百脉,输精于皮毛。毛脉合精,行气于府。府精神明,留于四脏,气归于权衡。权衡以平,气口成寸,以决死生。"经文指出全身的血液,都要通过经脉而聚会于肺,通过肺进行清浊气体交换,再经过百脉而输布于全身。

(3) 肝藏血:肝具有贮藏血液、调节血量的作用,并能防止出血。《素问·五脏生成》云:"故人卧血归于肝,肝受血而能视,足受血而能步,掌受血而能握,指受血而能摄。"《血证论》云:"肝主藏血……其所以能藏之故,则以肝属木,木气冲和条达,不致遏郁,则血脉得畅。"

(4) 脾统血:《难经·四十二难》云:"脾……主裹血,温五脏。"脾主统血,是指统摄血液在脉管运行,防止溢于脉外。《金匮要略编注》云:"五脏六腑之血,全赖脾气统摄。"可见,脾气能够使血液保持在脉内运行而不溢出,防止出血的发生。如果人体的脾气虚弱,无法调节血液,就会出现尿血、便血、皮下出血和崩漏等症状。《素问·经脉别论》云:"食气入胃,浊气归心,淫精于脉。"

2. **脉的功能**

(1) 中空管道、运行气血:脉为人体气血运行的管道。《灵枢·经脉》云:"脉为营。"气血在人体血脉中运行不息,周而复始地循环贯注全身;血脉能约束、促进气血,使之沿着一定方向运行而发挥气血的滋润、濡养作用。脉功能正常,则气血运行正常,血流通畅,机体功能正常。如脉的功能异常,则气血运行失常。《素问·脉要精微论》云:"夫脉者,血之府也。长则气治,短则气病,数则烦心,大则病进,上盛则气高,下盛则气胀,代则气衰,细则气少,涩则心痛,浑浑革至如涌泉,病进而色弊,绵绵其去如弦绝,死。"如脉气不足,气血运行迟缓、涩滞而为瘀血等。

(2) 传递信息、反映病情:气血为人体的基本物质,脉为人体气血运行的管道。脉的变化可反映人体气血虚实盛衰、运行状态等,故古人发明了脉诊,并进行了细化、量化分解,作为中医独特的诊断方法,来判断脏腑功能盛衰、阴阳偏盛偏衰、气血多寡等,以诊断病情。

(四) 筋

筋为五体之一。《说文解字》曰:"筋,肉之力也。从力从肉从竹。竹,物之多筋者。"从力,指出了筋可以产生力量;从月肉旁者,明确了筋是肉性组织。《素问·痿论》曰:"宗筋主束骨而利机关也。"筋,即筋膜,包括肌腱、韧带等组织结构。筋附于骨而聚于关节,是联结关节、骨、肌肉,专司运动的组织。从组织结构讲,神经也属于筋的范畴。筋分为大筋、小筋、筋膜、宗筋等。筋之较粗大者为大筋,较细小者为小筋,甚至深入组织间、细胞间,无处不在,且包于肌、肌腱外者为筋膜。诸筋会聚所成的大筋为宗筋。

1. 筋与脏腑的关系

(1) 肝主筋:《素问·宣明五气》云:"肝主筋。"《素问·痿论》云:"肝主身之筋膜。"筋束骨,系于关节,维持正常的屈伸运动,须赖肝血的濡养。《素问·平人气象论》云:"脏真散于肝,肝藏筋膜之气也。"肝血充足则筋有所养,刚强有力,关节屈伸有力而灵活。《素问·上古天真论》云:"四七,筋骨坚,发长极,身体盛壮。"肝血虚衰则筋失所养,筋力疲惫,屈伸困难。《素问·上古天真论》云:"七七,肝气衰,筋不能动。"《素问·六节藏象论》云:"肝者……其华在爪,其充在筋。"《素问·五脏生成》云:"肝之合筋也,其荣爪也。"

(2) 脾胃与筋:"食气入胃,散精于肝,淫气于筋。"(《素问·经脉别论》)人以水谷为本。脾胃为水谷之海、气血生化之源。脾胃健旺,化源充足,气血充盈,则肝有所滋,筋有所养。所以,筋与脾胃也有密切关系。不但脾胃与筋关系密切,其经脉也与筋有密切关系。《素问·痿论》云:"阳明者,五脏六腑之海,主润宗筋。"若脾被湿困,或脾胃虚弱,化源不足,筋失所养,可致肢体软弱无力,甚则痿废不用。

2. 筋的功能

(1) 连结骨节、形成一体:筋依附于骨而聚于关节。《素问·五脏生成》所云"诸筋者皆属于节",是说筋依属于骨节。由于膝关节筋较多,故有"膝为筋之会"之说。同时,筋还有联络骨节、约束骨节的作用,将诸骨节连结成一个有机整体,从事骨节运动的各种功能活动。《灵枢·经脉》云:"筋为刚。"筋质柔韧坚劲,有约束保护骨骼肌肉的作用,与人体活动关系最大。《素问·痿论》云:"宗筋主束骨而利机关也。"

(2) 维持功能、协助运动:人体的运动,动力为肉,支架、杠杆为骨,但靠筋连结、维系协助。筋连结、维系功能正常,则人体运动正常,活动自如。如果筋连结、维系异常,或离开了筋,则会出现异常活动,或各种运动无法进行。

（3）维系协调、支配运动：西医学中人体的支配者——神经组织，从属五体，应属筋的范畴，为特殊的筋。藏医学中记述的白脉就是神经组织，像树根一样主感觉和运动，为机体各种功能活动的支配者，具有协调运动、支配运动的作用，主司人体的各种运动活动。

（五）骨

骨为五体之一，是体内支持身体、保护内脏、贮藏骨髓的坚硬组织，为机体的支架。

1. 骨与脏腑的关系——肾主骨 五脏之中，肾与骨有着直接关系。《素问·宣明五气》云："肾主骨。"《素问·六节藏象论》云："肾者主蛰，封藏之本，精之处也；其华在发，其充在骨。"肾藏精，精生髓，髓又能充养于骨，所以骨骼的生理功能与肾精有密切关系。髓藏于骨骼之中，称为骨髓。肾精充足，则骨髓充盈，且骨骼得到骨髓的滋养，才能强劲坚固。如果肾精虚少，骨髓空虚，就出现骨骼软弱无力，甚至骨骼发育障碍。《灵枢·海论》云："髓海有余，则轻劲多力，自过其度；髓海不足，则脑转耳鸣，胫酸眩冒，目无所见，懈怠安卧。"《素问·痿论》云："肾气热，则腰脊不举，骨枯而髓减，发为骨痿。"《素问·五脏生成》云："肾之合骨也，其荣发也。"

2. 骨的功能

（1）骨骼内腔、贮藏骨髓：《素问·脉要精微论》云："骨者，髓之府。"骨内有空腔，髓居骨中，骨为髓府，故骨有贮藏骨髓的作用。骨髓又能充养骨骼，骨的生长、发育、坚脆与髓有着密切关系，骨髓充盈，骨骼得养，则骨骼强健，功能正常。

（2）机体支架、支持形体：骨骼为头、躯干、四肢等人体的支架，能支持形体。《灵枢·经脉》云："骨为干。"人体以骨骼为骨干，支撑身体，使人体（包括躯干、四肢等）维持一定的形态而从事功能活动，并具有一定的保护作用，防止外力对内脏的损伤，如颅骨保护人的大脑，胸椎、肋骨、胸骨保护心肺，胸腰骶椎、骨盆保护腹腔、盆腔脏器等。

（3）活动杠杆、主管运动：骨骼是人体运动系统的重要组成部分。人体运动的动力虽然是肌肉，但关节为运动的支点，骨骼为运动的杠杆。骨骼都有肌肉附着，成为人体各种机械运动的杠杆，其运动的范围、方向、程度与骨骼有密切关系。从某种程度上说，骨骼主管着人体的运动。

综上所述，五体由脏腑所主，与脏腑关系密切，如脏腑功能正常，则五体强健；反之，如脏腑功能异常，脏腑病变可累及五体，出现五体功能失常的症状。

二、脏腑有病，表现为五体

1. 脏与五体 五脏与五体关系最为密切，且五体由五脏所主。《素问·宣明五气》云："五脏所主，心主脉，肺主皮，肝主筋，脾主肉，肾主骨。"《素问·痿论》云："肺主身之皮毛，心主身之血脉，肝主身之筋膜，脾主身之肌肉，肾主身之骨髓。"《素问·金匮真言论》云："东方青色，入通于肝，开窍于目，藏精于肝……是以知病之在筋也……南方赤色，入通于心，开窍于耳，藏精于心……是以知病之在脉也……中央黄色，入通于脾，开窍于口，藏精于脾……是以知病之在肉也……西方白色，入通于肺，开窍于鼻，藏精于肺……是以知病之在皮毛也……北方黑色，入通于肾，开窍于二阴，藏精于肾……是以知病之在骨也。"五体依附五脏，依靠五脏为其提供营养物质，且五脏与五体存在着特定对应关系，从而形成以五脏为中心、五体为外围的有机整体。五脏强健，脏的功能正常，气血充足，皮肉筋骨脉等五体得以温养、滋润，则功能强健，机体功能正常。《灵枢·天年》云："五脏坚固，血脉和调，肌肉解利，皮肤致密，营卫之行，不失其常，呼吸微徐，气以度行，六腑化谷，津液布扬，各如其常，故能长久。"《素问·阴阳应象大论》云："肝生筋……心生血……脾生肉……肺生皮毛……肾生骨髓。"《素问·六节藏象论》云："心者……其充在血脉；……肺者……其充在皮；……肾者……其充在骨；……肝者……其充在筋；……脾、胃、大肠、小肠、三焦、膀胱者……其充在肌。"

五脏虚弱，功能低下，化生功能不足，则温养、滋润功能不足，皮肉筋骨脉等相应的五体失去温养、滋润，则五体功能减弱、低下，而产生相应的五体不足病变，出现皮肤粗糙、肌肉瘦削、筋骨痿软、血脉涩滞等表现。《素问·气交变大论》云："木不及……其脏肝，其病内舍胠胁，外在关节。火不及……其脏心，其病内舍膺胁，外在经络。土不及……其脏脾，其病内舍心腹，外在肌肉四肢。金不及……其脏肺，其病内舍膺胁肩背，外在皮毛。水不及……其脏肾，其病内舍腰脊骨髓，外在溪谷踹膝。"《素问·玉机真脏论》云："大骨枯槁，大肉陷下，胸中气满，腹内痛，心中不便，肩项身热，破䐃脱肉，目眶陷，真脏见，目不见人，立死。"

五脏因感受外邪，功能异常，皮肉筋骨脉等五体因外邪侵袭五脏，失去温养、滋润，则五体功能异常，而产生相应的五体病变。《灵枢·九宫八风》云："风从南方来，名曰大弱风，其伤人也，内舍于心，外在于脉，气主热。风从西南方来，名曰谋风，其伤人也，内舍于脾，外在于肌，其气主为弱。风从西方来，名曰刚风，其伤人也，内舍于肺，外在于皮肤，其气主为燥……风从北方来，名曰大刚风，其伤人也，内舍于肾，外在于骨与肩背之膂筋，其气主为寒也……风从东方来,名曰婴儿风,其伤人也,内舍于肝,外在于筋纽,其气主为身湿。"《灵枢·五邪》云:"邪在肺,则病皮肤痛,寒热,上气喘,汗出,咳动肩背。……邪在肝,则两胁中痛,寒中,恶血在内,行善掣,节时脚肿。……邪在脾胃,则病肌肉痛。阳气有余,阴气不足,则热中善饥;阳气不足,阴气有余,则寒中肠鸣、腹痛;阴阳俱有余,若俱不足,则有寒有热。……邪在肾,则病骨痛阴痹。阴痹者,按之而不得,腹胀腰痛,大便难,肩背颈项痛,时眩。……邪在心,则病心痛喜悲,时眩仆,视有余不足而调之其输也。"

五脏因其他原因引起病理改变,也会出现相应的五体变化而产生病变。《素问·痹论》云:"淫气喘息,痹聚在肺;淫气忧思,痹聚在心;淫气遗溺,痹聚在肾;淫气乏竭,痹聚在肝;淫气肌绝,痹聚在脾……痹……其留连筋骨间者疼久,其留皮肤间者易已……痹在于骨则重,在于脉则血凝而不流,在于筋则屈不伸,在于肉则不仁,在于皮则寒。"

2. 腑与五体 腑与脏是人体的中心,二者存在着对应的相互表里关系。五体不但与五脏有对应的关系,而且与六腑关系密切,亦存在相互对应的关系,且其对应关系与腑相表里的脏相一致,即大肠对应皮、小肠对应脉、胃对应肌肉、胆对应筋、膀胱对应骨。《灵枢·本脏》云:"肺合大肠,大肠者,皮其应。心合小肠,小肠者,脉其应。肝合胆,胆者,筋其应。脾合胃,胃者,肉其应。肾合三焦膀胱,三焦膀胱者,腠理毫毛其应。"

六腑的功能正常,则协助五脏完成其功能活动,且五体功能正常。如果腑功能异常,也会出现相对应的五体功能异常,发为疾病。《灵枢·本脏》云:"肺应皮,皮厚者大肠厚,皮薄者大肠薄。皮缓腹里大者大肠大而长,皮急者大肠急而短。皮滑者大肠直,皮肉不相离者大肠结。心应脉,皮厚者脉厚,脉厚者小肠厚。皮薄者脉薄,脉薄者小肠薄。皮缓者脉缓,脉缓者小肠大而长。皮薄而脉冲小者,小肠小而短。诸阳经脉皆多纡屈者,小肠结。脾应肉,肉䐃坚大者胃厚,肉䐃么者胃薄。肉䐃小而么者胃不坚。肉䐃不称身者胃下,胃下者下管约不利。肉䐃不坚者胃缓,肉䐃无小里累者胃急。肉䐃多少里累者胃结,胃结者上管约不利也。肝应爪,爪厚色黄者胆厚。爪薄色红者胆薄。爪坚色青者胆急,爪濡色赤者胆缓。爪直色白无约者胆直,爪恶色黑多纹者胆结也。肾应骨,密理厚皮者三焦膀胱厚,粗理薄皮者三焦膀胱薄。疏腠理者三焦膀胱缓,皮急而无毫毛者三焦膀胱急。毫毛美而粗者三焦膀胱直,稀毫毛者三焦膀胱结也。"

3. 经络与五体 脏腑与五体的联系,是通过脏腑的经络实现的,经络功能正常,则内通外达,联系紧密,功能协调,运行通畅,脏腑与五体功能正常。《灵枢·小针解》云:"皮肉筋脉各有所处者,言经络各有所主也。"《灵枢·脉度》云:"故阴脉荣其脏,阳脉荣其腑,如环之无端,莫知其纪,终而复始。其流溢之气,内溉脏腑,外濡腠理。"如果五脏对应的经络发生病变,失于联络、协调、运输等功能,则五体失养,功能失常,表现为五体的病变。《灵枢·经脉》云:"手太阴气绝则皮毛焦。太阴者,行气温于皮毛者也。故气不荣,则皮毛焦;皮毛焦,则津液去皮节;津液去皮节者,则爪枯毛折;毛折者,则毛先死。丙笃丁死,火胜金也。手少阴气绝则脉不通,脉不通则血不流;血不流,则髦色不泽,故其面黑如漆柴者,血先死。壬笃癸死,水胜火也。足太阴气绝者则脉不荣肌肉。唇舌者,肌肉之本也。脉不荣则肌肉软;肌肉软则舌萎人中满,人中满则唇反,唇反者肉先死。甲笃乙死,木胜土也。足少阴气绝则骨枯。少阴者冬脉也,伏行而濡骨髓者也,故骨不濡则肉不能著也;骨肉不相亲则肉软却;肉软却故齿长而垢,发无泽,发无泽者骨先死。戊笃己死,土胜水也。足厥阴气绝则筋绝。厥阴者肝脉也,肝者筋之合也,筋者,聚于阴气,而脉络于舌本也。故脉弗荣则筋急;筋急则引舌与卵,故唇青舌卷卵缩,则筋先死。庚笃辛死,金胜木也。"

4. 脏腑经络虚弱、外邪侵袭五体 脏腑、经络虚弱,五体失于濡养,若外邪侵袭,加之五体又位居机体体壁,是首要和主要承担者,就会出现五体功能失调的表现。外邪侵袭五体,是有一定规律的,也是由外及内传遍、发展。《灵枢·百病始生》云:"是故虚邪之中人也,始于皮肤,皮肤缓则腠理开,开则邪从毛发入,入则抵深,深则毛发立,毛发立则淅然,故皮肤痛。留而不去,则传舍于络脉,在络之时,痛于肌肉,其痛之时息,大经乃代;留而不去,传舍于经,在经之时,洒淅喜惊;留而不去,传舍于输,在输之时,六经不通,四肢则肢节痛,腰脊乃强;留而不去,传舍于伏冲之脉,在伏冲之时,体重身痛;留而不去,传舍于肠胃,在肠胃之时,贲响腹胀,多寒则肠鸣飧泄,食不化,多热则溏出糜;留而不去,传舍于肠胃之外、募原之间,留著于脉,稽留而不去,息而成积。或著孙脉,或著络脉,或著经脉,或著输脉,或著于伏冲之脉,或著于膂筋,或著于肠胃之募原,上连于缓筋,邪气淫泆,不可胜论。"《灵枢·刺节真邪》云:"虚邪之中人也,洒淅动形,起毫毛而发腠理。其入深,内搏于骨,则为骨痹,搏于筋,则为筋挛,搏于脉中,则为血闭,不通则为痈。搏于肉,与卫气相搏,阳胜者则为热,阴胜者则为寒。寒则真气去,去则虚,虚则寒,搏于皮肤之间,其气外发,腠理开,毫毛摇,气往来行,则为痒。留而不去,则痹。卫气不行,则为不仁。"

五体病变,有一定的临床表现。《灵枢·九针十二原》云:"皮肉筋脉,各有所处。病各有所宜,各不同形,各以任其所宜。"其表现多种多样,有色泽方面的、有形态方面的、有疼痛方面的等,通过其表现,可发现五体病变,从而诊断脏腑病证。《灵枢·卫气失常》云:"色起两眉薄泽者,病在皮;唇色青黄赤白黑者,病在肌肉;营气濡然者,病在血气;目色青黄赤白黑者,病在筋;耳焦枯受尘垢,病在骨。"

三、五体有病，影响脏腑

1. **五体有病、影响脏腑**　脏腑与五体存在着对应的关系，《灵枢·本脏》云："肺合大肠，大肠者，皮其应；心合小肠，小肠者，脉其应；肝合胆，胆者，筋其应；脾合胃，胃者，肉其应。"脏腑功能正常，则五体刚健，功能正常，《灵枢·本脏》云："血和则经脉流行，营复阴阳，筋骨劲强，关节清利矣；卫气和则分肉解利，皮肤调柔，腠理致密矣。"脏腑病变，影响五体，出现五体异常，五体病变，也可影响脏腑、组织、器官，出现脏腑、组织、器官等功能异常病变，《灵枢·五变》云："人之有常病也，亦因其骨节、皮肤、腠理之不坚固者，邪之所舍也，故常为病也……小骨弱肉者，善病寒热……粗理而肉不坚者，善病痹……皮肤薄而不泽，肉不坚而淖泽，如此则肠胃恶，恶则邪气留止，积聚乃伤。"而且五体影响脏腑也存在着对应关系，《素问·痹论》云："五脏皆有合，病久而不去者，内舍于其合也。故骨痹不已，复感于邪，内舍于肾；筋痹不已，复感于邪，内舍于肝；脉痹不已，复感于邪，内舍于心；肌痹不已，复感于邪，内舍于脾；皮痹不已，复感于邪，内舍于肺……凡痹之客五脏者，肺痹者，烦满喘而呕。心痹者，脉不通，烦则心下鼓，暴上气而喘，嗌干善噫，厥气上则恐。肝痹者，夜卧则惊，多饮数小便，上为引如怀。肾痹者，善胀，尻以代踵，脊以代头。脾痹者，四支解堕，发咳呕汁，上为大塞。"

（1）皮有病，影响及肺：皮肤位居体表，外邪袭表，首犯皮毛，毛窍闭塞，累及于肺，出现郁闭肺脏，肺失宣降，可见无汗、气喘等症状。《素问·痹论》云："皮痹不已，复感于邪，内舍于肺。"

（2）肉有病，影响及脾：《灵枢·经脉》云："肉为墙。"意即肌肉起着屏障作用，可保护内在脏器，缓冲外力的损伤，又可抗拒外邪的侵袭。肌肉正常，则强健有力，保护脏器、抵御外邪，若肌肉瘦弱无力，则脏器、骨骼易于损伤、外邪易于侵入等，《灵枢·五变》云："肉不坚，腠理疏，则善病风。"《灵枢·本脏》云："揭唇者脾高，唇下纵者脾下。唇坚者脾坚，唇大而不坚者脾脆。唇上下好者脾端正，唇偏举者脾偏倾也。"

（3）筋有病，影响及肝：《灵枢·经脉》云："筋为刚。"肝血养筋、柔筋，保持筋的刚强有力，筋之病变，影响肝血，出现肝血或虚弱，柔养功能不足，或血瘀，筋脉瘀阻病证。《素问·痹论》云："筋痹不已，复感于邪，内舍于肝。"

（4）骨有病，也可影响及肾：骨之病变，损伤肾气，耗伤肾精，出现肾虚症状。《素问·痹论》云："骨痹不已，复感于邪，内舍于肾。"

（5）脉有病，影响及心：《素问·脉要精微论》云："夫脉者，血之府也。"血脉能约束和促进气血，使之循着一定的轨道和方向运行，《灵枢·决气》云："壅遏营气,令无所避,是谓脉。"如果脉中气血不足,营养亏乏,会导致气血不足而影响及心,出现心悸、乏力,若脉中气血运行迟缓则心血瘀阻等。《素问·痹论》云:"脉痹不已,复感于邪,内舍于心。"

2. 五体病变,助诊脏腑 脏腑病证,功能异常,可出现五体病变,表现为五体的异常,由于五体位于外表,所以根据五体异常,可以发现脏腑异常,帮助诊断脏腑病变。《灵枢·本脏》云:"视其外应,以知其内脏,则知所病矣。"《灵枢·师传》云:"黄帝曰:本脏以身形、肢节、䐃肉,候五脏六腑之大小焉……岐伯曰:身形肢节者,脏腑之盖也,非面部之阅也。"

皮肤位居体表,在五体表现最为明显,皮肤异常如颜色、形态等改变可反映脏腑功能状况,可诊断五脏六腑病变,如根据皮部分属,可诊断相应脏腑、经络病证,根据背腧穴皮肤的改变可帮助诊断相应脏腑病变,根据背腧穴筋肉等改变,也可诊断相应脏腑病变。

同时五体诊断脏腑病变也存在着对应关系,如皮肤反映肺、大肠病变,脉反映心、小肠病变,肌肉反映脾、胃病变,筋反映肝、胆病变,骨反映肾、膀胱病变。《灵枢·卫气失常》云:"黄帝问于伯高曰:何以知皮、肉、气、血、筋、骨之病也?伯高曰:色起两眉薄泽者,病在皮。唇色青、黄、赤、白、黑者,病在肌肉。营气濡然者,病在血气。目色青、黄、赤、白、黑者,病在筋。耳焦枯受尘垢,病在骨。"

四、针刺五体,治疗脏腑

1. 针刺五体、调节脏腑

(1) 针刺五体、治疗脏腑:五体由五脏所主,与脏腑有着密切关系。五脏病变可以反映到五体,出现五体症状;五体病变,也可影响五脏,出现脏腑、组织、器官等症状。《灵枢·九针十二原》云:"皮肉筋脉,各有所处。病各有所宜,各不同形,各以任其所宜。"《灵枢·小针解》云:"皮肉筋脉各有所处者,言经络各有所主也。"临床上通过调整脏腑,治疗五体病变,也可通过针刺五体,治疗脏腑、组织、器官等病变。《素问·针解》云:"一针皮,二针肉,三针脉,四针筋,五针骨。"这就是针刺等疗法的治病道理所在。通过对皮肉筋骨脉等五体组织的针刺治疗,脏腑、经络得以调节,则全身得到调节。

(2) 五刺法对应脏腑:五刺法为《灵枢》中最常用的针刺方法,是《灵枢》针刺法的核心,一直指导着针灸的治疗,也是现在常用的刺法,其与五体、五脏存在着严密、科学、规整的一一对应关系。如半刺对应皮肤与肺(大肠),豹文刺对应脉与心(小肠),关刺对应筋与肝(胆),合谷刺对应肉与脾(胃),输刺对应骨与肾(膀胱)等。《灵枢·官针》曰:"凡刺有五,以应五脏。一曰半刺;半刺者,浅内而疾发针,无针伤肉,如拔毛状,以取皮气,此肺之应也。二曰豹文刺;豹文刺者,左右前后针之,中脉为故,以取经络之血者,此心之应也。三曰关刺;关刺者,直刺左右尽筋上,以取筋痹,慎无出血,此肝之应也,或曰渊刺,一曰岂刺。四曰合谷刺;合谷刺者,左右鸡足,针于分肉之间,以取肌痹,此脾之应也。五曰输刺;输刺者,直入直出,深内之至骨,以取骨痹,此肾之应也。"

（3）其他刺法也对应脏腑:关于刺法,还有许多种,如《灵枢》九刺法、十二刺法、缪刺、三刺等;现代也有很多新的刺法,也分别对应相应的五体、脏腑,只是没有五刺法对应的那样严密、规整、科学,甚至有对应项目的缺失、重叠,但仍不失较好的五体针刺方法。如九刺法的浮刺治疗皮肤,对应于肺;分刺治疗肌肉,对应于脾;焠刺治疗筋,对应于肝;输刺、远道刺、经刺、络刺、巨刺、大泻刺治疗脉,对应于心等。十二刺法中,直针刺、扬刺治疗皮肤,对应于肺;浮刺治疗肌肉,对应于脾;偶刺、报刺、恢刺、齐刺、旁针刺治疗筋,对应于肝;赞刺治疗脉,对应于心;短刺治疗骨,对应于肾。缪刺治疗脉,对应于心。三刺治疗皮肤、肌肉,对应于肺、脾。《灵枢·官针》云:"所谓三刺则谷气出者,先浅刺绝皮,以出阳邪;再刺则阴邪出者,少益深,绝皮致肌肉,未入分肉间也;已入分肉之间,则谷气出。"

针刺五体,有很多手法、刺法等规律性的东西。如《灵枢·终始》云:"春气在毛,夏气在皮肤,秋气在分肉,冬气在筋骨。刺此病者,各以其时为齐。故刺肥人者,以秋冬之齐;刺瘦人者,以春夏之齐。"人体是一个以脏腑为中心、通过经脉相互联系的有机体,针刺五体可以调节脏腑的功能,其调节作用既包括补,也包括泻,还具有平补平泻等,再通过脏腑的调节,治疗其他组织、器官等全身病变。

2. 九针针具、调节五体、对应脏腑　对于针具,《灵枢·官针》云:"九针之宜,各有所为,长短大小,各有所施也。"古人治疗用的是九针,沿用下来的主体针具是毫针。我们治疗是用九针,且九种针具都能用到,各有其适应证。《灵枢·九针十二原》云:"镵针者,头大末锐,去泻阳气;员针者,针如卵形,揩摩分间,不得伤肌肉,以泻分气;锝针者,锋如黍粟之锐,主按脉勿陷,以致其气;锋针者,刃三隅,以发痼疾;铍针者,末如剑锋,以取大脓;员利针者,大如氂,且员且锐,中身微大,以取暴气;毫针者,尖如蚊虻喙,静以徐往,微以久留之而养,以取痛痹;长针者,锋利身薄,可以取远痹;大针者,尖如梃,其锋微员,以泻机关之水也。"九针与五体、脏腑对应关系为:镵针治疗皮肤,对应于肺;员针、毫针治疗肌肉,对应于脾;员利针、毫针、大针治疗筋,对应于肝;长针治疗骨,对应于肾;锝针、锋针、铍针治疗脉,对应于心。这是基本的对应关系。由于人体是一个有机整体,互相联系,故九针、五体与脏腑还有多重对应关系。如镵针刺皮术还治疗心肝脾肾病证,员针刺肉术还治疗筋、其他脏腑病证,毫针治筋还能治疗心肺脾肾病证,锋针刺脉术能治疗五脏六腑病证,长针刺骨术能治疗五脏六腑重证等等。九针多是单独治疗，但有时互相协作配合，如员针刺肉需要锋针开皮方能刺入等。在治疗过程中，有时一种针具刺法同时治疗多个病，有时一个病需多种针具刺法。

九针选择正确，证针对应，多可取得较好的效果。《灵枢·九针十二原》云："针各有所宜，各不同形，各任其所为。刺之要，气至而有效，效之信，若风之吹云，明乎若见苍天，刺之道毕矣。"病是发展变化的，其针具刺法也应随之变化。《灵枢·卫气失常》云："夫病变化，浮沉深浅，不可胜穷，各在其处，病间者浅之，甚者深之，间者小之，甚者众之，随变而调气。"

如九针选择不正确，证针不对应，则生变证，或加重病情。《素问·刺要论》云："病有浮沉，刺有浅深，各至其理，无过其道。过之则内伤，不及则生外壅，壅则邪从之。浅深不得，反为大贼，内动五脏，后生大病。"

3. **针刺深浅度**　《内经》治病强调针刺中病即止，不可伤及无辜而生变证。《素问·刺要论》云："是故刺毫毛腠理无伤皮，皮伤则内动肺，肺动则秋病温疟，泝泝然寒栗。刺皮无伤肉，肉伤则内动脾，脾动则七十二日四季之月，病腹胀烦，不嗜食。刺肉无伤脉，脉伤则内动心，心动则夏病心痛。刺脉无伤筋，筋伤则内动肝，肝动则春病热而筋弛。刺筋无伤骨，骨伤则内动肾，肾动则冬病胀腰痛。刺骨无伤髓，髓伤则销铄胻酸，体解㑊然不去矣。"

4. **针刺禁忌证**　为了保证针刺效果和针刺的顺利进行，《内经》对针刺还有严格的禁忌证。《灵枢·终始》云："凡刺之禁：新内勿刺，新刺勿内；已醉勿刺，已刺勿醉；新怒勿刺，已刺勿怒；新劳勿刺，已刺勿劳；已饱勿刺，已刺勿饱；已饥勿刺，已刺勿饥；已渴勿刺，已刺勿渴。大惊大恐，必定其气，乃刺之。乘车来者，卧而休之，如食顷乃刺之。出行来者，坐而休之，如行十里顷乃刺之。"

五、五体针刺的诊断

五体针刺疗法的诊断主要有望、闻、问、切四诊。《灵枢·小针解》云："睹其色，察其目，知其散复，一其形，听其动静者，言上工知相五色于目，有知调尺寸小大缓急滑涩，以言所病也。知其邪正者，知论虚邪与正邪之风也。"

（一）望诊

望诊是指医师通过对人体表面部位及排泄物的观察，判断人体健康或疾患状况的诊断方法。《灵枢·本脏》曰："视其外应，以知其内脏，则知所病矣。"说明脏腑有病可以反映于外部。《灵枢·外揣》曰："故远者司外揣内，近者司内揣外。"就是从远看，观察在外的色泽，可以测知内脏的证候；从近看，观察在内的脏腑，可以测知色泽的变化。故有"有诸内，必形诸外"之说。《难经·六十一难》云:"望而知之谓之神……望而知之者,望见其五色,以知其病。"强调望诊在临床辨证中的重要性。

1. 望部位 《灵枢·小针解》云:"皮肉筋脉各有所处者,言经络各有所主也。"皮肉筋脉骨五体的望诊,首先根据经络或经筋皮部形态气色出现异常表现的部位,来诊断是哪个脏腑或经络出现了问题,进而根据局部形态改变的层次来制订治疗方法、治疗层次,以及评估经络或脏腑病证的预后。

2. 望气色 望气色是观察患者面部、身体皮肤经络的颜色和光泽。《素问·脉要精微论》指出:"夫精明五色者,气之华也。"《素问·举痛论》云:"五脏六腑,固尽有部,视其五色,黄赤为热,白为寒,青黑为痛,此所谓视而可见者也。"《四诊抉微》则说:"夫气由脏发,色随气华。"《素问·三部九候论》认为:"五脏已败,其色必夭。"可见色泽是脏腑气血之外荣。人体内脏的"内气"正常与否是通过外部气血颜色的变化来反映的。而红、黄、黑、白、青则是五脏之气相对稳定的一般正常状态的表现。

五脏与五色的对应关系:青色与肝气相对应;红色与心气相对应;黄色与脾胃之气相对应;白色与肺气相对应;黑色与肾气相对应。

我们根据经络局部的气色变化,如青筋暗影、斑痣表现等,判断脏腑经络的病变。如陶道发黑或青筋暗影提示心肺疾患,癫痫患者在督脉筋缩、脊中可见到斑痣或青筋,女性痛经患者在腰阳关可见到发黑或暗影青筋,督脉及膀胱经厥阴俞、肝俞、胆俞附近灰暗微血管扩张(瘀络)多提示心脏及肝胆疾患,腰骶部出现斑痣青筋多提示下消化道疾病或生殖系统疾病。

3. 望形态 根据脊柱、四肢关节、经络的形态改变诊断疾病、指导疾病治疗及判断预后。形态改变包括凸起、凹陷、曲度等。根据形态改变的部位诊断脏腑病证的部位,根据改变的程度判断病情轻重。如脑户穴凸起提示脑部疾患、脏腑的实质性病变,风府穴隆起可有中风的风险,大椎穴隆起易发生颈肩综合征、心脑血管疾病,膻中穴突起易出现心肺疾患,腰阳关凹陷提示有下消化道、生殖系统疾病以及下肢的疼痛、麻木等。

(二) 闻诊

闻诊是运用听觉和嗅觉,对患者发出的声音和体内及排泄物散发的气味进行诊察,如听患者说话的声音、呼吸、咳嗽、呕吐、呃逆、嗳气等的声动,闻患者的体味、口味以及痰涕、大小便散发的气味,以推断疾病的方法。五体针刺疗法多予以参考。

(三) 问诊

通过问诊,询问患者病史、发病的经过和自觉症状,然后再结合其他三诊,才能确切地掌握病因、病理情况,从而为辨证提供有力依据。有了正确的辨证才能做到正确的立法、治疗,所以通过问诊了解病情是极其重要的一环。问诊要全面、细致。

(四) 切诊

1. 脉诊

(1) 脉象与脏腑的关系:《灵枢·九针十二原》所云"凡将用针,必先诊脉,视气之剧易,乃可以治也",说明了诊脉的重要性。脉诊主要是按切脉搏,体察脉象变化。脉象的形成,与脏腑气血密切相关。心主血脉,心脏搏动把血液排入血管而形成脉搏。心脏的搏动和血液在血管中的运行,由宗气推动。宗气积于胸中,由水谷精微化生的营卫之气与吸入的清气总合而成。肺主气,肺气的敷布,是血液布散全身的重要动力,而肺朝百脉,即循行于全身的血脉,均汇聚于肺,进行气体交换。脾胃为气血生化之源,脾主统血,血液的循行有赖于脾气统摄。肝藏血、主疏泄,有调节循环血量的作用。肾藏精,精化气,是人体阳气的根本,为全身脏腑功能活动的原动力;精可以化血,又是血液生成的物质基础之一。因此,脉象的形成,与心、肺、脾、肝、肾五脏功能活动密切相关。而五脏与六腑相表里,因此脉象的变化也可反映出六腑的变化。寸口脉为手太阴肺经所过部位,手太阴肺经又与足太阴脾经相通,同时,营气与卫气循行全身五十周而会合于寸口,所以寸口脉象的变化还可判断营卫气血运行的情况,因此五脏六腑气血变化均可从寸口脉反映出来。

五体发生病变,血脉运行受到影响,脉象就有变化,而脉象的变化,与疾病的病位、性质和邪正盛衰相关。病位浅在皮毛的则脉浮,病位深在筋骨的则脉沉;疾病属寒则脉迟,属热则脉数;邪气盛则脉象有力,正气虚则脉象无力。脉诊在临床上也可推测疾病预后。如久病脉缓,病情向愈,则胃气渐复;久病脉洪,邪盛正衰,病情恶化。外感热病,热退而脉缓,则病情向愈;热退而脉象急数,则病情发展。因此,脉象的变化能反映疾病的动态变化和全身脏腑气血的活动。

(2) 诊脉的重点为察独:体察脉象的变化主要在于察独。察独就是脉诊过程中,诊察脉象在某一"部"或某一"关"出现的异常变化,是诊察病脉的具体方法之一。如《素问·三部九候论》说:"察九候,独小者病,独大者病,独疾者病,独迟者病,独热者病,独寒者病,独陷下者病。"这是根据发生"独变"的脉象辨别病脉,后世医家继承和发扬了这种辨别病脉的方法,将"察独"作为发现病脉或辨别病脉的主要手段。这是一种实用性很强的方法,深受后世医家推崇。如张景岳说:"此独字,即医中精一之义,诊家纲领莫切于此。"我们体察到脉象的异常即可以称为独脉。《难经·六十一》云:"切脉而知之谓之巧……切脉而知之者,诊其寸口,视其虚实,以知其病,病在何脏腑也。"

我们把寸口脉从浅到深依次分为5层,分别是皮、肉、筋、脉、骨,浮取应皮,中取应肉、筋,沉取应脉和骨。浮取查到独脉即代表皮部出现病脉,中取查到独脉即代表肉或筋的层次出现病变,沉取查到独脉即代表脉和骨的层次出现病变。

2.**触诊**　触诊是医者用手指或手掌以循、扪、切、按等手法来感知五体发生病变层次的检查方法。《灵枢·刺节真邪》云:"用针者,必先察其经络之实虚,切而循之,按而弹之,视其应动者,乃后取之而下之。"《素问·三部九候论》也强调:"必审问其所始病,与今之所方病,而后各切循其脉,视其经络浮沉,以上下逆从循之。"针刺前必须详细地进行经络体征检查,采用爪切、指循、推摩等手法认真查找有关反应点体征,然后针对反应点体征的寒热虚实等采用相应的调节针刺手法,就会有"立竿见影"的效果。《灵枢·官能》云:"审皮肤之寒温滑涩,知其所苦。"

关于循、扪、切、按的方法,循指用手掌或手指触摸经穴部位上下,以测知其温度、湿度及滑涩变化等;扪指轻轻按压前后滑动可以发现浅表的皮肤或者皮下的反应点,比较手指下的松紧度和滑动度,感知皮下组织薄厚程度,从而准确定位治疗点;切即切掐以感觉指下肌肉组织的张力薄厚并标记定位;按是用力按压以发现比较深在的筋膜、骨膜组织的结聚增厚、条索反应体征。如明显的敏感压痛和异常酸麻重胀感,以及局部组织的松弛、隆起、陷下、皮下出现条索形或圆形结节,按压局部全身有快感,或沿某一方向向病所或其他肢体部位传导放射等敏感反应体征。我们根据皮肉筋脉骨不同层次的病变来确定病变的层次,指导临床治疗,明确选择适合的针具,确定针刺的靶点。

第二章

刺皮术

一、概　念

　　刺皮术全称针刺皮肤技术，是通过针刺皮肤，作用于皮部，来调整脏腑、经络的功能而达到治疗疾病的目的。由于肺、大肠、手太阴肺经、手阳明大肠经与皮肤存在着对应关系，故刺皮术首先调整肺、大肠、手太阴肺经、手阳明大肠经病证；同时其他脏腑与皮部亦有一定关系，皮部又分属于十二经脉，故刺皮术也可调整其他脏腑、经络病证。皮肤位于体表，为人体的屏障，是机体的第一道防线。《素问·皮部论》云："是故百病之始生也，必先于皮毛，邪中之则腠理开，开则入客于络脉，留而不去，传入于经，留而不去，传入于腑，廪于肠胃。"治疗首选皮肤，然后再治疗筋肉骨脉四体。《素问·针解》云："一针皮。"《素问·阴阳应象大论》云："故善治者治皮毛，其次治肌肤，其次治筋脉，其次治六腑，其次治五脏。"刺皮术可作为一个疗法单独治疗病证，多可取得较好疗效，也可结合针刺筋肉骨脉四体综合治疗。刺皮术治疗部位较浅，痛苦较小，几乎没有损伤，没有风险，深受医务人员、患者欢迎。

二、原　理

（一）刺皮治疗肺系病

　　1. 肺主皮　五体于脏腑而言，皮与肺关系最为密切，肺对应五体之皮。《素问·宣明五气》云："肺主皮。"《素问·痿论》云："肺主身之皮毛。"肺主皮是通过肺主气、主宣发的功能来实现的。肺气宣发,使卫气和气血津液输布到全身,以温养皮毛。《素问·六节藏象论》云:"肺者……其华在毛,其充在皮。"皮毛具有抵御外邪侵袭的屏障作用。皮毛的营养,虽然与脾胃的运化有关,但必须赖肺气的宣发,才能使精微津液达于体表而发挥作用。《素问·五脏生成》云:"肺之合皮也,其荣毛也。"肺的功能正常,皮肤得以温养,则皮毛润泽,护卫机体、抵御外邪、调节津液、维持平衡、调节体温、保持恒定、气体交换、协助呼吸等功能正常。《灵枢·本脏》云:"卫气和则分肉解利,皮肤调柔,腠理致密矣。"《灵枢·九针论》云:"一者天也。天者阳也。五脏之应天者肺,肺者五脏六腑之盖也,皮者肺之合也,人之阳也。"若肺气虚弱,其宣发卫气和输精于皮毛的生理功能减弱,则皮毛憔悴枯槁,卫表不固,抵御外邪、调节津液、调节体温、协助呼吸等功能低下,而易于感冒、咳喘、痰多等。《灵枢·五邪》云:"邪在肺,则病皮肤痛,寒热,上气喘,汗出,咳动肩背。"《素问·气交变大论》云:"金不及……其脏肺,其病内舍膺胁肩背,外在皮毛。"

大肠与肺相表里,其与五体的关系与肺相一致,与五体皮相对应。《灵枢·本脏》云:"肺合大肠,大肠者,皮其应。"大肠功能可反映于皮,皮也可反映大肠的状况。《灵枢·本脏》云:"肺应皮,皮厚者大肠厚,皮薄者大肠薄,皮缓腹里大者大肠大而长,皮急者大肠急而短。皮滑者大肠直,皮肉不相离者大肠结。"

2. **外邪侵袭、先及于皮、影响及肺** 皮肤位于机体表面,外邪侵袭,先及于皮肤。《素问·皮部论》云:"是故百病之始生也,必先于皮毛。"《素问·调经论》云:"寒湿之中人也,皮肤不收,肌肉坚紧,荣血泣,卫气去,故曰虚。"外邪侵袭皮肤,皮或郁闭,或疏散,影响肺的宣降功能,产生肺气失于宣降等所致的各种症状。《素问·咳论》云:"皮毛者,肺之合也;皮毛先受邪气,邪气以从其合也。其寒饮食入胃,从肺脉上至于肺则肺寒,肺寒则外内合邪,因而客之,则为肺咳。"《灵枢·百病始生》云:"是故虚邪之中人也,始于皮肤,皮肤缓则腠理开,开则邪从毛发入,入则抵深,深则毛发立,毛发立则淅然,故皮肤痛。"《灵枢·九宫八风》云:"风从西方来,名曰刚风,其伤人也,内舍于肺,外在于皮肤,其气主为燥。"《素问·痹论》云:"五脏皆有合,病久而不去者,内舍于其合也……皮痹不已,复感于邪,内舍于肺。"内传至其他脏腑、组织,而产生相应的病变。《素问·皮部论》云:"邪之始入于皮也,泝然起毫毛,开腠理;其入于络也,则络脉盛色变;其入客于经也,则感虚乃陷下;其留于筋骨之间,寒多则筋挛骨痛,热多则筋弛骨消,肉烁䐃破,毛直而败。"《灵枢·论勇》云:"黄色薄皮弱肉者,不胜春之虚风;白色薄皮弱肉者,不胜夏之虚风;青色薄皮弱肉,不胜秋之虚风;赤色薄皮弱肉,不胜冬之虚风也……黑色而皮厚肉坚,固不伤于四时之风。"所以通过外在表现,可以诊断内脏病变。《灵枢·本脏》云:"视其外应,以知其内脏,则知所病矣。"

3. 刺皮可治疗肺、肺系病变 皮肤对应于肺,针刺皮肤可宣散皮肤郁滞,宣散疏通肺气,治疗肺的病证。《灵枢·官针》云:"一曰半刺;半刺者,浅内而疾发针,无针伤肉,如拔毛状,以取皮气,此肺之应也。"刺皮术不单治疗肺本身病变所致咳嗽、气喘等病证,亦治疗肺所主的组织、器官等病证,大肠及其有关病证,我们称为肺系病证,如发热、咳嗽、气喘、痰饮、水肿、感冒、便秘、泄泻及咽喉部、鼻部、皮肤等病证,还治疗与肺相关联的其他脏腑病证。

(二)刺皮可治疗心脾肝肾等其他脏腑病证

1. 皮肤与其他脏腑的关系

(1)脾胃输精于皮肤:皮毛下面叫"腠理"。腠理虽属皮毛范畴,但又属肉的范畴,介于皮毛和肉之间,而肉由脾胃所主,所以皮毛的功能,与脾胃关系密切,同时脾胃所化生的精微,通过肺的宣发输送到皮毛,以温养皮卫,保证皮毛行使正常的生理功能。脾气健运,则化源充足,皮肤润泽。《素问·经脉别论》云:"食气入胃,浊气归心,淫精于脉;脉气流经,经气归于肺,肺朝百脉,输精于皮毛。"脾失健运,化源不足,皮肤失于濡润,则枯槁异常。

(2)心脉运气血于皮肤:皮肤虽然由肺所主,但靠心脉运行气血来营养。心脉正常,则气血运行正常、通畅;心脉瘀阻,气血阻滞,皮肤失养,变得紫黯、粗糙,甚至出现硬结等反应物等。

心所主的络脉多行于皮肤之中,与皮肤相互融合,生理功能相互配合,病理相互影响。《灵枢·经脉》云:"诸络脉皆不能经大节之间,必行绝道而出入,复合于皮中,其会皆见于外。"

(3)肝藏血柔润皮肤:肝藏血、调节血量,主疏泄、调节气机。皮肤的血液供应,一是靠肝藏血、血量的调节,二是靠肝主疏泄,调节气机、血液的运行。肝功能正常,则血液供应正常,皮肤得以柔润。如肝失疏泄,气机郁滞,瘀血内停,血液不达,则皮肤失养。

2. 刺皮可治疗其他脏腑病证 皮肤与脏腑有着密切的关系。皮肤状况反映脏腑的功能状态。治疗皮肤,疏通皮部郁滞,可反射性调节脏腑的功能。《黄帝内经太素》云:"善知声色形脉之候,妙识本标""疗皮毛,能愈脏腑之病,亦疗脏腑,能除皮毛之疾……病在皮毛,疗于皮毛,病在五脏,疗于五脏……皆愈。"所以治疗皮毛可以治疗脏腑之病,治疗脏腑可以治疗皮毛疾病。临床针灸皮部,尤其镵针毛刺不但治疗肺病,还可以治疗其他脏腑疾病。

(三)刺皮治疗经脉病

1. 皮肤对应手太阴经、手阳明经 皮肤不但与脏腑肺与大肠存在着对应

关系,还与肺与大肠的经脉手太阴经、手阳明经存在对应关系。手太阴经、手阳明经为其运输气血,提供营养。就经脉而言,皮与手太阴、阳明经关系最为紧密。手太阴经、手阳明经运行通畅,皮肤得以温润,则润泽光亮。如手太阴经、手阳明经运行无力或郁阻,皮肤失于濡润则枯萎。《灵枢·经脉》云:"手太阴气绝则皮毛焦。太阴者,行气温于皮毛者也。故气不荣,则皮毛焦;皮毛焦,则津液去皮节;津液去皮节者,则爪枯毛折。"

2. 皮部对应于十二经脉　皮肤除对应手太阴、阳明经外,与其他脏腑亦有着直接、间接的联系,与十二经脉也都有一定的联系。十二经脉按其循环、走行在体表各有其相应区域,划分为十二皮部。也就是说,十二皮部分属于十二经脉,处于、靠近该经脉就为该经脉的皮部。皮部除接受手太阴、阳明经营养外,还接受循行该皮部经脉的营养和支配,且生理、病理都受其影响。《素问·皮部论》云:"欲知皮部,以经脉为纪者,诸经皆然。"

皮部不但分属十二经脉,而且可反映十二经脉状况。《素问·皮部论》云:"阳明之阳,名曰害蜚,上下同法,视其部中有浮络者,皆阳明之络也。其色多青则痛,多黑则痹,黄赤则热,多白则寒,五色皆见,则寒热也。络盛则入客于经,阳主外,阴主内。少阳之阳,名曰枢持,上下同法,视其部中有浮络者,皆少阳之络也。络盛则入客于经,故在阳者主内,在阴者主出,以渗于内,诸经皆然。太阳之阳,名曰关枢,上下同法,视其部中有浮络者,皆太阳之络也。络盛则入客于经。少阴之阴,名曰枢儒,上下同法,视其部中有浮络者,皆少阴之络也。络盛则入客于经,其入经也,从阳部注于经,其出者,从阴内注于骨。心主之阴,名曰害肩,上下同法,视其部中有浮络者,皆心主之络也。络盛则入客于经。太阴之阴,名曰关蛰,上下同法,视其部中有浮络者,皆太阴之络也。络盛则入客于经。凡十二经络脉者,皮之部也。"此为十二经脉镵针半刺、毛刺和刺络放血治疗的理论依据。

3. 刺皮治疗经络病变　皮部分属于十二经脉。皮部感邪,可内传十二经络。《素问·皮部论》云:"皮者,脉之部也。邪客于皮,则腠理开,开则邪入客于络脉,络脉满则注于经脉,经脉满则入舍于腑脏也。故皮者有分部,不与而生大病也。"而经络的病变也能反映到相应的皮部,通过皮肤的改变,可以帮助诊断经络病变。通过治疗皮部,调节人体卫气,疏通十二经经气,可治疗经络病变,既可治疗是动则病、是主脏或气血津液筋骨所生病,也可治疗经筋病证,既可治疗经络虚证,也可治疗经络实证、瘀证。《素问·阴阳应象大论》云:"善治者治皮毛。"由于手太阴经、手阳明经与皮肤有特定的对应关系,皮部治疗也以手太阴经、手阳明经效果最为明显。

三、镵针

1. 概述 镵针为针刺皮肤而专设的针具，为《灵枢》九针第一针。《灵枢·九针论》云："一者天也，天者阳也，五脏之应天者肺，肺者五脏六腑之盖也，皮者肺之合也，人之阳也。故为之治针，必以大其头而锐其末，令无得深入而阳气出……一曰镵针者，取法于巾针，去末寸半，卒锐之，长一寸六分，主热在头身也。"(图 2-1)巾针即布针。巾针为镵针的前身，古时缝纫之针。镵针专为疏通皮部、去泻阳气，治疗热病。《灵枢·九针十二原》云："一曰镵针，长一寸六分……镵针者，头大末锐，去泻阳气。"《灵枢·刺节真邪》云："刺热者用镵针。"

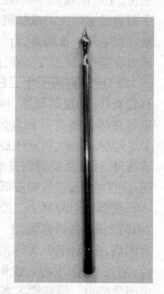

图 2-1　镵针

镵针较短，刺入较浅，治疗中皮即可，损伤较小，是临床上最常用的针具之一，尤其是病位较浅者。《素问·阴阳应象大论》云："故邪风之至，疾如风雨，故善治者治皮毛，其次治肌肤，其次治筋脉，其次治六腑，其次治五脏。"对于病位较深者，通过镵针较浅的治疗和经络的调节，也可取得一定疗效。

2. 作用

(1) 去泻阳气：镵针可疏通皮气，通过皮肤宣散外邪、疏散阳热之邪，使阳热等外邪从皮肤而出。《灵枢·九针十二原》云："镵针者，头大末锐，去泻阳气。"《灵枢·九针论》云："故为之治针，必以大其头而锐其末，令无得深入而阳气出……一曰镵针者……主热在头身也。"《灵枢·刺节真邪》云："刺热者用镵针。"

(2) 调节经络、疏通经气：皮部分属于经络，通过镵针的刺激治疗可疏通皮肤郁滞、郁结，通过皮部，调节人体卫气，疏通十二经经气，具有调节经络、疏通经气的作用，可治疗经络郁滞病变。

(3) 调节脏腑、经络：皮应肺，刺激皮肤可治疗肺病。《灵枢·官针》云："凡刺有五，以应五脏。一曰半刺；半刺者，浅内而疾发针，无针伤肉，如拔毛状，以取皮气，此肺之应也。"《灵枢·热病》云："以第一针……索皮于肺。"

同时皮肤与其他脏腑也有一定关系，且皮部分属于五脏六腑的经脉，所以刺激皮部可调节五脏六腑的功能，并通过五脏六腑及其经脉，调节全身的功能。

3. 主治

(1)《灵枢》镵针主治病证:《灵枢》论述镵针有四处,分别治疗4种热病。

1)肺热:《灵枢·热病》云:"热病先肤痛,窒鼻充面,取之皮,以第一针,五十九刺;苛轸鼻,索皮于肺。"意思是热病患者,先有皮肤痛、鼻塞、面部浮肿症状的,是热伤皮毛的证候,治疗的时候应该浅刺各经的皮部,由九针中的第一针(镵针)在热病的五十九穴中选穴针刺;若是鼻生小疹,也是邪在皮毛的表现,因肺合皮毛,因此治疗要从肺经入手,此条为治疗肺热。马莳曰:"此言热病之邪在皮者,当取之皮……肺属金,其合在皮,今热病之始,肤痛鼻塞,面亦充然而浮,乃病在于皮也,当取之皮以泻之。所谓刺皮无伤肉之义也。用第一针名镵针者,以刺五十九穴之皮。且身体苛重,鼻上生疹,皆皮病也。此其求之于皮,即所以求之于肺也。"

2)心热:《灵枢·热病》云:"热病先身涩,倚而热,烦悗,唇嗌干,取之脉,以第一针,五十九刺;肤胀口干,寒汗出,索脉于心。"热病初起,感到身体艰涩不爽,心中烦闷,唇燥咽干,应当刺其血脉,用九针中的第一针(镵针),在热病五十九穴中选穴施针。若是腹胀,口中干,出冷汗,是邪在血脉,因心主血脉,因此当治疗心经的腧穴,此条为治疗心热。马莳曰:"此言热病之邪在脉者,当取之脉,如病不已,必补肾以胜心也。心属火,其合在脉,今热病之始,其身涩滞倚着而热,心则烦闷,唇口与嗌皆干,乃病在于脉也,当取之脉以泻之,所谓刺脉无伤皮也。用第一针名曰镵针者,以刺五十九穴之脉,正以肤胀口干,冷汗出,皆脉病也。此其求之于脉,即所以求之于心也。"

3)热病:《灵枢·刺节真邪》云:"刺热者用镵针。"镵针治疗热性疾病。马莳曰:"一曰镵针,主热在头身,故此曰刺热者用镵针。"

4)头身表热:《灵枢·九针论》云:"一曰镵针者,取法于巾针,去末寸半,卒锐之,长一寸六分,主热在头身也。"镵针针头大,针尖锐利如箭头,利于浅刺而不致深入肌肉,仅取其通调肌表的阳气,排出邪气,治疗头身表热。马莳曰:"第一者所以应天也。天属阳,而五脏之应天者惟肺,肺为五脏之华盖,皮则为肺之合,乃人之阳也,故为之治针者,其头大,象天之阳也,其末锐,令无得深入,而使阳气出也。故下文一曰镵针者,取法于巾针,其头虽大,其近末约寸半许而渐锐之,计长一寸六分,主热在头身者用之,正以出阳气也。"

(2)《灵枢》刺皮:《灵枢》除镵针外,刺皮还有四处,分别治疗肺病及皮肤寒热疼痛。

1)肺病:半刺治疗肺病。《灵枢·官针》云:"凡刺有五,以应五脏。一曰半刺;半刺者,浅内而疾发针,无针伤肉,如拔毛状,以取皮气,此肺之应也。"

2)皮肤浮痹:毛刺治疗皮肤浮痹。《灵枢·官针》云:"凡刺有九,以应九变……毛刺者,刺浮痹于皮肤也。"

3) 皮部寒气较大:扬刺治疗皮肤寒气较大。《灵枢·官针》云:"凡刺有十二节,以应十二经……五曰扬刺;扬刺者,正内一,傍内四,而浮之,以治寒气之博大者也。"

4) 寒气较浅:直针刺治疗寒气较浅者。《灵枢·官针》云:"凡刺有十二节,以应十二经……六曰直针刺;直针刺者,引皮乃刺之,以治寒气之浅者也。"

(3) 主治病证:现在随着治疗运用的深入,镵针的治疗范围逐渐扩大,涉及各科疾病,甚至有些疑难重症也有一定疗效。

1) 热病:用于局部、脏腑热性病。

2) 脏腑病:由于皮肤与脏腑有着密切的关系,故镵针针刺皮肤可治疗脏腑病证。五脏六腑功能失调的病证皆可运用镵针,同时皮肤与肺、大肠有特殊对应关系,故尤以肺、大肠病证为主。

3) 经络病:由于十二皮部分属于十二经脉,故镵针针刺皮肤可治疗十二经脉病证。十二经脉病证皆可运用镵针,同时皮肤与手太阴经、手阳明经有特殊对应关系,故尤以手太阴经、手阳明经病证为主。

4) 软组织损伤性疾病:如颈椎病、肩关节周围炎、肱骨外上髁炎、腰椎间盘突出症、腰椎管狭窄症、膝关节骨质增生症、膝关节滑囊炎等。

5) 神经损伤疾病:如中风后遗症、面瘫、臂丛神经损伤、桡神经损伤、尺神经损伤、腓总神经损伤等。

4. 治疗方法

(1) 治疗部位:根据临床症状、体征检查,四诊合参,确定所患病证,再根据病证,辨证分经,选择施术部位、穴位、手法等。

1) 热病选穴(五十九刺):为《灵枢》治疗热病选穴。《灵枢·热病》云:"所谓五十九刺者,两手外内侧各三,凡十二痏;五指间各一,凡八痏,足亦如是;头入发一寸傍三分各三,凡六痏;更入发三寸边五,凡十痏;耳前后口下者各一,项中一,凡六痏;巅上一,囟会一,发际一,廉泉一,风池二,天柱二。"即为两手指端外侧各三穴,内侧亦各三穴,左右共十二穴;在五指之间各有一穴,双手共为八穴,双足亦是如此;头部入发际一寸处两旁开三分各三穴,共六穴;在入发际三寸处的两旁各五穴,双侧共十穴;耳前后各一穴,口下一穴,项中一穴,共为六穴;巅顶一穴,囟会一穴,前后发际各一穴,廉泉一穴,左右风池共二穴,左右天柱共二穴,共计九穴。上述各部位的穴位合起来一共是五十九穴。现在热病多为内科疾病,尤其全身发热,只有简单热病到针灸科治疗,且症状多轻,故镵针治疗热病较少,取穴远达不到五十九穴,只是辨证取穴。

2) 皮肤阳性反应点:也是皮肤异常改变处,如发红、变暗等变色处,高起、结节样、条索样等反应物处,皮肤粗糙处,压痛、酸胀等感觉异常处。如果皮肤改变不明显,可用酒精棉球擦拭,可出现人参花样颜色改变等。如果再没改变,则说明皮肤正常,一般不取。《灵枢·官针》云:"病在皮肤无常处者,取以镵针于病所,肤白勿取。"阳性反应点为镵针常用部位。《灵枢·刺节真邪》云:"用针者,必先察其经络之实虚,切而循之,按而弹之,视其应动者,乃后取之而下之。"

3) 穴位区域:选择穴位区域皮肤。

4) 病变脏腑、经络皮部处:脏腑病证,根据症状辨别脏腑,选择病变脏腑对应的经络。经络病证,根据症状辨证分经,然后对经络皮部或穴位进行治疗。

5) 病变部位:病变部位皮肤。

(2) 治疗方法:根据施术部位选择适宜的体位,局部常规消毒后,宜浅刺,分为刺经、刺穴两种。

1) 刺经:循经脉走行方向毛刺,浅浅地轻轻挑刺一下,中皮即止,病情轻的可刺一段,病情重的整条经脉都要刺,刺的宽度不是一条线,而是皮部带,以经脉走行方向为中心循经脉走行方向多条线快刺,病情越重,刺的线越多、点越密,疏通经气越完全,可单侧刺,病情重的也可双侧经脉同刺。刺经一般手法较轻,刺入较浅,速度较快,局部不出血,当时皮肤基本没有改变,过后皮肤刺激点只有充血发红。

2) 刺穴:对穴位点或穴区针刺,刺过皮肤,过皮即止,或刺入部分皮肤,可刺 1 点,也可刺多点,手法较快。

镵针不留针,数分钟治疗完毕,每日 1 次。

(3) 治疗程度:镵针治疗手法较轻,刺激较浅,损伤较小,甚至没有损伤。《灵枢·九针论》云:"故为之治针,必以大其头而锐其末,令无得深入而阳气出。"要掌握针刺深浅度。《素问·刺要论》云:"病有浮沉,刺有浅深,各至其理,无过其道。过之则内伤,不及则生外壅,壅则邪从之。浅深不得,反为大贼,内动五脏,后生大病。"一般来说,镵针有以下两种刺激程度。

1) 不刺破皮肤:半刺是浅刺,手法较轻,不刺破皮肤,不出血,进行到一半即停止,过皮则太深,但发针要快,不损伤肌肉,好像拔去毫毛一样,可以疏泄皮气,用于治疗皮部的病变。肺外合皮毛,半刺与肺相应,过后皮肤只局部点状发红,适用于刺经面积较大的治疗。《灵枢·官针》云:"半刺者,浅内而疾发针,无针伤肉,如拔毛状,以取皮气,此肺之应也。"

2) 刺破皮肤:手法较重,刺破皮肤部分表层,多不出血,也可微量出血,适用于穴区面积较小的治疗。

3) 挑刺出皮下筋膜:进针手法较重,快进快出,进针浅而快,以挑出白色纤维状物为度。针后拔火罐,可有瘀血拔出。

四、《内经》刺皮术刺法

《素问·针解》云:"一针皮。"刺皮术为第一治疗方法。在《灵枢》26种刺法中,刺皮术有半刺、毛刺、扬刺、直针刺等4种刺法,现在也较常用,介绍如下:

1. **半刺** 半刺为五刺之一,强调的是针刺深度。《说文解字》云:"半,物中分也。"半刺是浅刺,进行到一半即停止,不损伤肌肉,好像拔去毫毛一样,可以疏泄皮气,为刺皮术最常用的治疗方法。《灵枢·官针》云:"凡刺有五,以应五脏。一曰半刺;半刺者,浅内而疾发针,无针伤肉,如拔毛状,以取皮气,此肺之应也。"半刺为镵针的特有刺法,由于镵针头大末锐,再深不能刺入,只能浅刺,所以这种刺法是浅刺于皮肤,刺得浅,出针快,好像拔去毫毛一样。因其刺入极浅,不是全刺,所以称半刺。主要作用是宣泄浅表部的邪气,不留针。

2. **毛刺** 毛刺为九刺之一,强调的是针刺手法,将针浮于皮毛。《灵枢·官针》云:"凡刺有九,以应九变……毛刺者,刺浮痹于皮肤也。"《说文解字》云:"毛,眉发之属及兽毛也。象形。凡毛之属皆从毛。"毛刺就是针对病变在皮肤的刺法。

(1) 镵针毛刺:毛刺可用镵针。镵针治疗皮肤浮痹能疏泄皮气,疏通郁滞,有较好的疗效,为常用的治疗方法,也是镵针的主要适应证,快速点刺,不留针。

(2) 毫针毛刺:毛刺也可用毫针。局部常规消毒后,小号毫针平刺,沿皮刺入,可1针,多为多针,根据浮痹范围的大小,选择毫针多少,留针20~30分钟。毫针毛刺也是现在临床常用的治疗方法。

3. **扬刺** 扬刺为十二刺之一。《灵枢·官针》云:"凡刺有十二节,以应十二经……五曰扬刺;扬刺者,正内一,傍内四,而浮之,以治寒气之博大者也。"《灵枢·刺节真邪》云:"刺寒者用毫针。"刺的部位较为分散,故称为扬刺。扬刺用毫针,局部常规消毒后,正对病所直刺1针,旁边再刺4针,浅刺在表皮,用于治疗寒气在表,而面积较大的病证,留针20~30分钟,现在临床较常用。《素问·长刺节论》云:"阳(扬)刺,入一傍四处,治寒热。"

4. **直针刺** 直针刺为十二刺之一。《灵枢·官针》云:"凡刺有十二节,以应十二经……六曰直针刺;直针刺者,引皮乃刺之,以治寒气之浅者也。"直针刺用毫针,局部常规消毒后,医者左手捏起病变部位皮肤,使其隆起易于进针,右手持针刺于皮肤,适用于寒气在皮,面积较小的治疗,留针30分钟以上。《灵枢·刺节真邪》云:"刺寒者用毫针。"现在临床较常用。

五、镵针以外的刺皮术

近年来,随着对中医学知识尤其《灵枢》针灸的挖掘、提高,刺皮术治疗范围不断扩大,病种不断增加,成为临床常用的针刺治疗方法。在传统镵针基础上,针刺皮肤的针具发展较快,种类较多,除镵针外,主要还有梅花针、皮内针、浮针、筋针、挑治疗法、八卦挑针法、腕踝针等等,并在半刺、毛刺等基础上发展各具特色的针刺方法,取得了一定疗效。这些疗法安全无损伤,深受患者、医者欢迎。现作一简单介绍:

(一) 梅花针

梅花针又称七星针、皮肤针,是由多支短针组成的一种针具(图 2-2)。梅花针疗法是用梅花针叩刺人体一定部位或穴位以防治疾病的一种治疗方法。梅花针疗法依托于中医"十二皮部"理论,属于《灵枢》"半刺""毛刺""浮刺"等范畴。"十二皮部"与经络、脏腑联系密切,运用

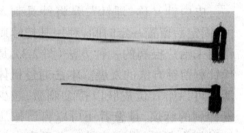

图 2-2　梅花针

梅花针叩刺皮部可激发、调节脏腑经络功能,具有调气活血、通经活络、祛瘀生新、疏风散邪等作用,用于治疗多种疾病。

1. **主治**　梅花针叩刺法临床适用范围较广,常治疗疾病有湿疹、神经性皮炎、脱发、面瘫、过敏性疾患、荨麻疹、带状疱疹、感冒、神经衰弱、咳嗽、哮喘、静脉曲张、乳腺增生、慢性肠胃病、痛经、颈肩腰腿痛等。

2. **部位**

(1) 病变部位:病变部位即为治疗部位。根据病变部位的大小、范围,确定治疗部位的大小、范围。

(2) 选取穴区:根据临床症状、体征,四诊合参,确定病证,再根据病证,辨证分经,确定所选经脉、穴位。穴位少时可一次性选取,多时可分组选取。

(3) 阳性反应点:许多病证都有阳性反应点,可 1 个,也可多个。阳性反应点即为治疗部位。

3. **方法**　选取适宜的体位,不同部位可选取不同体位,也可兼顾体位。75% 乙醇溶液常规消毒施术部位后,以右手握针柄,无名指、小指将针柄末端固定于小鱼际处,拇、中二指夹持针柄,食指置于针柄中段上面,用梅花针直接叩刺。叩刺时速度一致,以腕部用力进行有节律叩刺,约 70 次 /min。手法可

分为轻度、中度、重度3种。

轻度:以叩刺局部皮肤略有潮红,患者无疼痛感为度。

中度:以叩刺局部皮肤潮红、无渗血,患者稍觉疼痛为度。

重度:热性者,以叩刺至皮肤隐隐出血,患者有疼痛感为度。

每日1次,7次为1个疗程。临床中还常和拔罐疗法结合应用。梅花针叩刺后拔罐,临床收效较好。穴位的多少和叩刺力度的大小常由患者的体质、病情的不同和叩刺的部位而决定。

4. 注意事项 恐针、凝血功能障碍、体质虚弱、饥饿、疲劳者,心、肝、肾、肺功能衰退者,孕妇,皮肤感染、溃疡者,以及瘢痕和肿瘤等部位禁用。

(二) 皮内针

皮内针又称"埋针",是将针具刺入皮内,固定后留置一定时间,利用其持续刺激作用来治疗疾病的一种方法(图2-3),是古代针刺留针方法的发展。本法通过机体的活动可以给穴位皮肤以持续刺激,减少反复针刺的麻烦,且患者还可以自己按压埋针以加强刺激,提高疗效。由于皮内针较细、较短,针刺时疼痛较轻,多数甚至没有疼痛感觉,针刺次数又少,对于年老者、女性患者、畏针者较为适宜,一般用于病情不太重的治疗,而对于病情较重者,可作为辅助疗法。

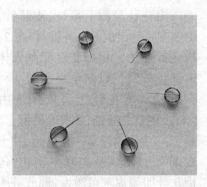

图2-3 皮内针

1. 主治 神经性头痛、偏头痛、颈椎病、肩关节周围炎、胁痛、腰椎间盘突出症、骨质增生、膝关节炎、腕踝关节扭伤、鸡眼等。还可应用于某些慢性疾病,如胃痛、胆绞痛、神经衰弱、高血压、哮喘、月经不调、面肌痉挛、眼睑动、遗尿、尿频、痹证等。

2. 治疗部位

(1) 病变部位:病变部位即为治疗部位,根据病变部位的大小、范围,确定治疗部位的大小、范围。

(2) 选取穴区:根据临床症状、体征,四诊合参,确定病证,再根据病证,辨证分经,确定所选经脉、穴位。穴位少时可一次性选取,多时可分组选取。

(3) 阳性反应点:许多病证都有阳性反应点,可1个,也可多个。阳性反应点即为治疗部位。

3. 治疗方法 局部常规消毒后,右手用镊子夹持针柄,对准穴位,将皮内针横行刺入皮内,将直行的全部刺入约0.5cm,环形的留在皮外,为了便于刺入、减轻疼痛,左手将周围皮肤按紧,然后用镊子将粘有图钉型皮内针的针胶,对准穴位,垂直刺入环形部分,用手按压即可。

4. 埋针时间 一般3~5天为宜。春天、秋天、冬天时间适当长点,夏天适当短点。2次埋针间隔时间:同一穴位起针后1周可再次埋针,不同穴位可以连续进行。若为疼痛疾病,埋针时间以疼痛缓解为度,不一定持续数日。

5. 注意事项

(1)埋针处不宜着水,以免感染。夏季多汗时,要检查埋针处有无汗浸皮肤发红等。

(2)埋针要选择易于固定和不妨碍肢体活动的穴位。

(3)埋针后,患者感觉刺痛或妨碍肢体活动时,应将针取出重埋或改用其他穴位。

(4)溃疡、炎症等部位禁用。

(5)出血性疾病禁用。

(6)足部埋针宜穿宽松的布鞋。

(三)浮针

浮针疗法是符仲华发明的一种快速镇痛的新疗法,是在传统针灸理论的基础上,结合现代医学研究成果而形成的。浮针起效较快,疗效确切,对于多种病证都有较好疗效。

1. 浮针疗法的特点

(1)按病位选进针点:根据病变部位所在的位置和病变部位的大小来决定进针点。

(2)在病灶周围进针:浮针疗法不在病痛的局部进行治疗,而在病痛的周围选择进针点进行治疗,针尖不达到病灶处,要保持一定距离,有时甚至相距较远。

(3)皮下浅刺:浮针疗法仅作用于皮下组织,主要是皮下疏松结缔组织。

(4)不要求得气:浮针疗法不要求得气且不能得气,如有得气感,则需调整针体深浅度。

(5)留针时间长:一般留针24小时,甚至更长。有便于留针的专用工具。

(6)针尖必须直对病灶:浮针疗法针尖必须直对病灶或痛点,不能偏歪,不能距病灶太远,尽量不要超过关节。

(7)取效快捷:浮针疗法取效较快,往往针到痛消。如疗效欠佳,则为针刺的方法、部位不对,需重新调整。

(8) 留针能保持疗效：留针达到一定时间，起针后疗效也能维持，甚至得到加强和提高。

(9) 适应证广：浮针对各种原因引起的疼痛基本都可治疗，对麻木、胀满也有较好的疗效，不但消除症状，而且对原发病灶起治疗作用，但对癌症疼痛远期疗效不佳。

2. 浮针主治

(1) 骨伤科疾病：如颈椎病、腰椎病、椎间盘突出症、骨质增生症、腰三横突综合征、腰肌劳损、腰扭伤、肱骨外上髁炎、腱鞘炎、肩关节周围炎、多种关节炎、股骨头缺血性坏死、足跟痛、骶髂关节炎等。

(2) 内脏疾病：如头晕、胃痛、胆囊炎、痛经、妇科炎症、慢性阑尾炎、乳腺炎、各种结石疼痛、癌症疼痛等。

(3) 免疫疾病：如强直性脊柱炎、风湿性关节炎、类风湿关节炎等。

(4) 神经痛：如三叉神经痛、带状疱疹后遗痛、头痛等。

3. 浮针的治疗方法

(1) 确定治疗部位：根据临床症状、体征，触摸疼痛范围，寻找压痛点。触摸用力要由轻而重，范围由大到小，如疼痛范围大，找最痛点，多找主要痛点，患者表述不清时选中央，然后再结合辅助检查。一般来说，疼痛处即为病变部位，对于麻木等非疼痛疾病，先确定病变部位。病变部位较小或局限者，可选1个点；病变部位大，疼痛点多时，可选多个点。

(2) 操作：选取适宜的体位，多点治疗可选多个体位。局部常规消毒后，手持专用浮针单手或双手进针，与皮肤呈15°快速刺入皮肤，不可过深而刺入肌层，也不可过浅而刺入皮内，确定针尖在皮下疏松结缔组织后，放手针身，向前运针，针下感觉松软易进，没有酸、麻、胀、重、沉等针感，如有则说明针刺过深，如疼痛则说明针刺过浅，均应调整针刺深度。针体全部进入体内后，以进针点为支点，手握针柄做扫散运动，使针尖在皮下做扇形运动，幅度尽可能大，直至压痛消失或疼痛不再减轻，扫散约2分钟，多个穴位依次进行，抽出针芯，用胶布将针座分别贴附于皮肤，留针约24小时。留针过程中，患者因生活需要可适当活动，但不可幅度过大。起针时将软管慢慢起出，用消毒干棉球按压，以防出血。起针第2天再行治疗，第2次治疗可选上次病痛处（但要避开上次针眼），也可根据病情变化，选择新的病痛点。如治疗3次无明显疗效，则应选其他疗法。

4. 注意事项

(1) 进针点要避开浅表血管，以免针刺出血或引起疼痛，亦要避开皮肤上的瘢痕、结节、破损等。

(2) 进针点与病变部位之间最好不要有关节，以免影响疗效。

（3）进针前,进针部位和医师手指要消毒,以防感染。

（4）发热、急性炎症、传染病、恶性病患者不要针刺。

（5）有自发性出血疾病,如血友病、血小板减少者,不宜针刺。

（6）肢体浮肿、短期内用过封闭疗法、用激素治疗、外用红花油者,不宜针刺。

（7）留针时,注意封闭针口,避免汗水或水进入体内引起感染。

（四）筋针

筋针疗法是南京中医药大学刘农虞挖掘《灵枢》而创立的用以治疗经筋病变的新疗法,简便、安全、微痛、高效,患者乐于接受,可作为多种病证的常规治疗方法,用以止痛和缓解症状。

1. 治疗原理　经筋包过筋膜、肌腱、韧带、肌肉、神经等,是十二经脉之气"结、聚、散、络"于筋肉、关节的体系,具有联络四肢百骸、主司关节运动的作用。《素问·痿论》云:"宗筋主束骨而利机关也。"其起于四末,向心性分布;分布于体表,又深入体腔;分支于头面、躯干,加强管窍、体腔的联系。经筋禀卫气,始发于足太阳,为卫气输布之处,由卫气温养而发挥"柔则养筋"的功能活动。经筋为病是由于正气虚弱,卫气不布或不足,不能发挥"循皮肤之中,分肉之间,熏于肓膜,散于胸腹"(《素问·痹论》)的功能,腠理空虚,风邪加寒湿乘虚侵袭,入腠袭筋,卫气与邪气结聚于筋,气津不布,营卫气血运行受阻,痹阻筋骨所致。筋针疗法通过针刺疏调经筋、宣导卫气,使气血运行恢复正常,则卫宣、邪散、津布。

2. 治疗病证　经筋病证,包过筋性痹病、筋性窍病、筋性腔病等。

（1）筋性痹病:以疼痛、运动障碍为主要表现的运动系统、神经系统疾病,包过颈椎病、落枕、肩关节周围炎、上肢肌腱炎、肱骨外上髁炎、腱鞘炎、腕管综合征、背肌筋膜炎、胸椎后小关节紊乱、肋间神经痛、腰椎间盘突出症、腰三横突综合征、腰扭伤、腰臀筋膜炎、肥大性脊柱炎、股骨头缺血性坏死、膝关节骨质增生、髌骨软化症、髌下脂肪垫损伤、膝部滑囊炎、下肢肌腱炎、踝关节扭伤、跟骨骨刺、跟腱炎等。

（2）筋性窍病:包括头面五官、前后二阴经筋病变,如头痛、三叉神经痛、面瘫、中风、耳鸣、颞下颌关节紊乱综合征等。

（3）筋性腔病:为分布于胸腹腔的筋膜病变。

3. 治疗部位

（1）以痛为腧:压痛点为主要治疗部位,可为一般体位压痛,也可为特殊功能体位压痛,如肌肉抗阻力诱发疼痛。

（2）以结为腧:结为经筋病灶的阳性反应物,多为结节状、条索状、颗粒状等,可有轻压痛,也为主要治疗部位。

(3) 以舒为腧:按之舒适、疼痛减轻处也为治疗部位,如《灵枢》"按之……快然而不痛""按其处,应在中而痛解",筋针治疗效果更为明显。

(4) 肌筋膜触发点:肌筋膜触发点是由肌肉紧张引起的,以特殊方式如自发、触按、运动等引起疼痛或放射痛,也作为取穴点。

(5) 神经节段:对于上述取穴部位不明显者,可根据神经节段在背腰脊柱旁开 0.5~1.5 寸之间选取筋穴。

4. 治疗方法 选取适宜的体位,局部常规消毒后,以 0.3mm×30mm 的毫针或筋针进针,向里运针 25~35mm,进针微痛,运针、行针过程中基本没有感觉,更没有酸麻胀重沉痛等针感,如有酸麻胀重沉则说明针刺过深,如有疼痛则说明针刺过浅,均应调整进针深度。多个穴位依次进行,行针后嘱患者活动病变部位,症状多有明显改善,以疼痛减轻为准,如没有减轻则应调整针刺方向,直到痛减为止,留针 20~30 分钟。下次治疗时,有的治疗部位好转已不明感,治疗部位应予以调整,通过进一步检查以确定新的治疗部位进行治疗。2 日 1 次,5 次为 1 个疗程。

(五) 挑治疗法

挑治疗法是在穴位或病变部位,用镊针挑破皮下白色纤维组织,以治疗疾病的一种方法。本法可治疗大多数疾病。

1. 取穴 本法必须根据症状、体征,四诊合参,按照辨证施治的原则,明确病位、诊断,辨证分经,选取相应的穴位和部位。

(1) 背俞、夹脊穴:背俞是脏腑经气输注于背部的腧穴,可主治五脏六腑疾病。观察背俞穴处的皮下组织有无隆起、凹陷、松弛和皮肤温度的变异等反应现象,以此判断属于某脏腑的疾病。

(2) 痛点:在病变体表局部区域内,找最明显的压痛点进行挑治。

(3) 脊髓神经节段选点:这是将"脊髓神经节段性分布"理论应用于挑治疗法中的取穴方法。

(4) 反应点:疾病在体表有关部位可出现的反应点,如压敏点、疹点等。疹点的特征似丘疹,稍突出于皮肤,似针帽大小,多为灰白色或暗红色,棕褐或浅红色、党参花样异点等,压之不退色。反应点即为治疗点。

根据症状、体征,四诊合参,辨别病证,再根据病证,选取相应的治疗点。

2. 主治 头痛、头晕、感冒、神经衰弱、结膜炎、热性病、偏头痛、额神经痛、眼病、发热、小儿抽搐、急慢性喉炎、咽喉炎、扁桃体炎、上呼吸道感染、胸痛、肋间神经痛、急慢性胃肠炎、胃及十二指肠溃疡、胃肠痉挛及神经痛、膀胱炎、月经不调、风湿痛、肌肉麻痹、关节痛、疳积等。

3. **操作** 治疗部位用碘酒、乙醇溶液常规消毒；畏针者，可用局麻药在治疗点注一直径1cm的皮丘。左手固定治疗点，右手持针，将针横行刺入穴点的皮肤，纵行挑破2~3mm，然后将针深入表皮下挑，挑断皮下白色纤维物数根，挑尽为止，也可用手术刀在皮丘上切一小口，再将挑针刺入，挑出皮下纤维样物，用刀割断。操作结束后，无菌纱布覆盖，胶布固定，每周1次。治疗点较多时，可选最明显的压痛点3~5个进行治疗，也可分组交替选穴，每个穴位依次进行。

4. **注意事项**

（1）术中注意无菌操作，嘱患者注意保持局部清洁，3~5日不用水洗，防止感染。

（2）针尖应在原口出入，不要在创口上下乱刺。

（3）挑治后注意休息，不吃刺激性食物。

（4）孕妇、严重心脏病及有出血倾向者慎用或不用。

（5）出血性疾病禁用。

（六）八卦挑针法

八卦挑针法是魏秀婷在民间挑针疗法的基础上发展起来的一种独特挑治方法，与《灵枢》镵针"毛刺"相似。

1. **挑治部位**

（1）头部：以百会为中心，向前到前发际，向后到后发际，左右到耳尖，斜线前到双头维、后到双风池，呈米字形挑治。也可沿头皮神庭到风府、头维到风池、耳前到耳后的前后5条线挑治，节奏点为九（图2-4）。

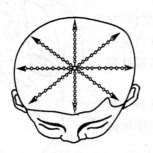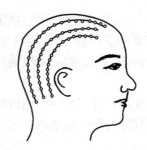

图2-4 头部挑治

（2）颈腰背：从颈部开始沿督脉挑治至尾闾（长强），督脉旁开0.5cm各1条，节奏点均为九；督脉旁开1cm各1条，共5条线，也可再向外挑1条线、7条线，节奏点为八（图2-5）。

背部两肺后面以督脉为中心向左右挑横线至腋前线,一侧4条、6条或8条,节奏点为二(图2-5)。

(3) 胸腹部:从天突开始沿任脉挑治至下腹部曲骨,节奏点均为六。胸腹部任脉旁两侧足少阴肾经、足阳明大肠经、足太阴脾经,共7条线,节奏点均为六(图2-6)。胸部两肺前面以任脉为中心向两侧挑治,节奏点为二。

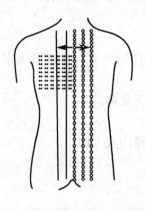

图 2-5　背部挑治

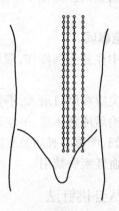

图 2-6　胸腹部挑治

(4) 脏腑体表:挑治肺脏节奏点为二,挑治心脏节奏点为三,挑治肝脏节奏点为四,挑治肾脏节奏点为六,挑治胃腑节奏点为七,挑治脾脏节奏点为八(图2-7)。八卦挑治图来自《魏氏八卦挑针绝技》。

(5) 十二经:根据临床症状,确定病变部位,辨证分经,选取病变经脉,可以是1条,也可以是多条,一般除面部、手心、脚心不挑治外,整条经脉都可挑治。

头部、颈腰背部、胸腹部、内脏体表、任督二脉为常规治疗部位,每个病必取;十二经脉根据辨证选取运用。

2. 主治

(1) 内科病证:心绞痛、心肌梗死、慢性肾炎、肾病综合征、慢性心力衰竭、脑出血及后遗症、病毒性脑炎、肺间质纤维化、老年痴呆、癫痫、抑郁症、带状疱疹后遗痛、糖尿病等。

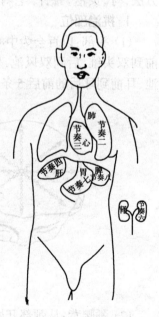

图 2-7　五脏挑治

（2）外科病证:股骨头缺血性坏死、颈椎病、肩关节周围炎、腰椎间盘突出症、血栓闭塞性脉管炎等。

（3）免疫疾病:类风湿关节炎、强直性脊柱炎、干燥综合征、荨麻疹、湿疹等。

3. 挑治方法

消毒:挑治部位常规消毒,针具一次性,避免感染、交叉感染。

挑治方法:右手拇、食、中指固定针具,以匀速轻轻接触皮肤向前、与皮肤呈 30°,深度 0.3cm 快速挑治,不挑断皮肤下纤维,不出血,局部皮肤无改变。

挑治后用高度食用酒精摩擦,使挑治点皮肤发红、发热,以增强疗效。

也可适当配合点刺放血、火针等,以增强疗效。

（七）腕踝针

腕踝针为张心曙创立的一种皮下针刺法,可作为其他疗法的有效补充。

1. 腕踝针的分区

（1）头项和躯干的分区:头项、躯干以前后正中线为界,将身体两侧由前向后各部分为 6 个纵行带状的区域。

1 区:沿前正线两侧,包括额部、眼、鼻、舌、咽喉、气管、食管、心脏,以及上、中、下腹部和会阴部。

2 区:身体前面的两旁,包括颞部、面颊、后牙、下颌部、甲状腺、乳部、肺、肝胆（右）和侧腹部。

3 区:身体前面的外缘,包括沿耳廓前缘和腋前的狭小垂直区域。

4 区:身体前后面交界处,包括头项、耳以及从腋窝顶垂直向下的区域。

5 区:身体后面的两旁,与前面的 2 区相对,包括头、项的后外侧部,肩胛区等。

6 区:沿后中线两侧的区域,与前面的 1 区相对,包括后头部、枕颈部、脊柱与椎旁、骶尾部、肛门等。

（2）四肢的分区:以臂干线和股干线为四肢的躯干分界。当两侧的上下肢处于内面向前的外旋位置,也就是使四肢的阴阳面和躯干的阴阳面处在同一方向中并互相靠拢时,以靠拢处出现的缝为分界,在前面的相当于前中线,在后面的相当于后中线,划分与躯干相仿。

2. 腕踝针的选点及主治

（1）腕部进针点及主治:腕部进针点共 6 个,约在腕横纹上二横指（相当于内关、外关）一圈内。从掌面尺侧起向外到桡侧,从后到尺侧一周,依次顺序为上 1、上 2、上 3、上 4、上 5、上 6。每一点治疗同一区的病证（图 2-8）。

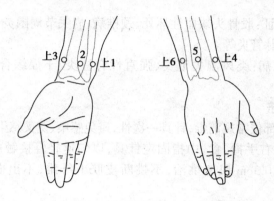

图 2-8 腕针

上 1：位置在小指侧的尺骨缘前方，用拇指端按压的最凹陷处。

主治前额部头痛、眼病、鼻病、三叉神经痛、面肿、前牙痛、流涎、咽炎、气管炎、恶心、呕吐、心脏病、高血压，以及眩晕、盗汗、寒颤、失眠、癔病、荨麻疹、皮肤瘙痒症等。

上 2：位置在腕前面的中央，掌长肌肌腱与桡侧腕屈肌肌腱之间，即内关部位。

主治颞前部痛、后牙痛、腮腺炎、颌下肿痛、胸痛、胸闷、回乳、哮喘、手掌心痛、指端麻木等。

上 3：位置靠桡动脉外侧。

主治高血压、胸痛等。

上 4：位置为手心向内，在拇指侧的桡骨缘上。

主治头顶痛、耳痛、耳鸣、耳聋、颞下颌关节紊乱综合征、肩关节周围炎（肩关节前部痛）、胸痛等。

上 5：位置在腕背面的中央，即"外关"的部位。

主治颞后部痛、落枕、肩痛、肩关节周围炎（肩关节外侧部痛）、上肢感觉障碍（麻木、过敏）、上肢运动障碍（瘫痪、肢颤、指颤、舞蹈症）、肘关节痛、腕和指间关节痛、手部冻疮等。

上 6：位置在小指侧尺骨缘背部。

主治 6 区病证，如后头痛、枕项痛、脊柱（颈胸段）痛等。

（2）踝部进针点及主治：踝部进针点共 6 个，约在内、外踝高点上三横指（相当于悬钟、三阴交）一周处。从跟腱内侧起向前转至外侧跟腱一周，依次为上 1、上 2、上 3、上 4、上 5、上 6。每一点治疗同一区的病证（图 2-9）。

下 1：位置靠跟腱内缘。

主治上腹部胀痛、脐周痛、急性肠炎、痛经、白带多、遗尿、阴部瘙痒症、足

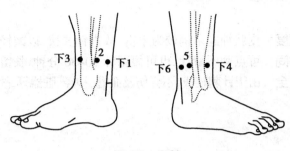

图 2-9　踝针

跟痛等。

下 2:位置在内侧面,靠胫骨后缘。

主治肝区痛、少腹痛、过敏性肠炎等。

下 3:位置在胫骨前缘向内一横指处。

主治膝关节(内缘)痛等。

下 4:位置在胫骨前缘与腓骨前缘的中点。

主治股四头肌酸痛、膝关节痛、下肢感觉障碍(麻木、过敏)、下肢运动障碍(瘫痪、肢颤、舞蹈病)、趾关节痛等。

下 5:位置在外侧面,靠腓骨后缘。

主治关节痛、踝关节扭伤等。

下 6:位置靠跟腱外缘。

主治急性腰扭伤、腰肌劳损、骶髂关节痛、坐骨神经痛、腓肠肌痛、足前掌痛等。

3. **操作**　取俯卧位或侧卧位,局部常规消毒后,医师左手固定进针点上部绷紧皮肤,右手拇指在下,食、中指在上扶持针柄,使针与皮肤呈 30° 向上快速刺入皮肤,达皮下后针体紧贴皮肤表面,沿皮下浅层刺入约 1.5 寸,以针下有松散感为宜。若有酸、麻、胀、沉感,说明进针过深,已刺入筋膜下层;若有疼痛,说明针刺过浅,刺入皮内,都必须调针至皮下浅表层。留针 20~30 分钟,一般不行捻转提插手法,每日或隔日 1 次,10 次为 1 个疗程。

六、刺皮术特点

1. **治疗部位**　治疗部位为皮部,以疏通皮气、调节卫气。

2. **针刺方法**　刺法以点刺为主,兼有平刺、斜刺、直刺等。

3. **针刺深度**　刺入 0.5cm 以内,深度不超过皮肤,只在皮肤层进行。《灵枢·九针论》云:"故为之治针,必以大其头而锐其末,令无得深入而阳气出。"

4. **进针速度**　皮肤神经末梢较为丰富,故进针要快,以减轻疼痛。

5. **留针时间**　可点刺不留针,也可短留针 20~30 分钟、长留针 5 天不等。

6. **治疗安全**　由于针刺较浅,不会伤及血管、神经、脏器等,故安全无风险。

一、概　念

刺肉术是运用员针等针具,通过针刺肌肉,来调整脏腑、经络的功能而达到治疗疾病的目的。《素问·针解》云:"二针肉。"《素问·调经论》云:"病在肉,调之分肉。"《灵枢·九针十二原》云:"员针者,针如卵形,揩摩分间,不得伤肌肉,以泻分气。"

二、原　理

(一)刺肉治疗脾系病

1. 脾主肌肉　五体于脏腑而言,肌肉与脾关系最为密切。脾对应五体之肌肉。《素问·痿论》云:"脾主身之肌肉。"《素问·五脏生成》云:"脾之合肉也,其荣唇也。"《素问·平人气象论》云:"脾藏肌肉之气也。"脾主肌肉,是由脾运化的水谷精微来充养肌肉。《黄帝内经素问集注·五脏生成》云:"脾……主运化水谷之精,以生养肌肉,故合肉。"脾胃为气血生化之源,全身的肌肉,依靠脾所运化的水谷精微来营养,营养充足则肌肉发达丰满,强健有力,如脾气虚弱,营养亏乏,必致肌肉瘦削,软弱无力,甚至痿废不用。《中藏经》云:"脾者,肉之本,脾气已失,则肉不荣。"《脾胃论·脾胃胜衰论》云:"脾胃俱旺,则能食而肥;脾胃俱虚,则不能食而瘦。"《灵枢·五邪》云:"邪在脾胃,则病肌肉痛,阳气有余,阴气不足,则热中善饥;阳气不足,阴气有余,则寒中肠鸣、腹痛;阴阳俱有余,若俱不足,则有寒有热。"《素问·气交变大论》云:"岁土不及……民病飧泄霍乱,体重腹痛,筋骨繇复,肌肉胸酸,善怒……土不及……其脏脾,其病内舍心腹,外在肌肉四肢。"《灵枢·寿夭刚柔》云:"形充而大肉䐃坚而有分者肉坚,肉坚则寿矣;形充而大肉无分理不坚者肉脆,肉脆则夭矣。"

胃与脾相表里,其与五体的关系与脾相一致,与五体肌肉相对应。《素问·六节藏象论》云:"脾、胃……其华在唇四白,其充在肌。"《灵枢·本脏》云:"脾合胃,胃者,肉其应。"胃功能可反映于肌肉,肌肉也可反映胃的状况。胃受纳、腐熟水谷功能正常,则肌肉化源充足,丰满坚韧;如胃气虚弱,受纳、腐熟水谷功能无力,化源不足,则肌肉无力。《灵枢·本脏》云:"脾应肉,肉䐃坚大者胃厚,肉䐃么者胃薄。肉䐃小而么者胃不坚。肉䐃不称身者胃下,胃下者,下管约不利。肉䐃不坚者胃缓,肉䐃无小里累者胃急。肉䐃多小里累者胃结,胃结者,上管约不利也。"

2. 肌肉失于保护,影响及脾 肌肉既是动力来源,又是体壁的重要组成。《灵枢·经脉》云:"肉为墙。"肌肉起着重要的屏障作用,保护着内脏,使其免受外力、外邪损伤。肌肉丰满坚固,则外力、外邪无从损伤,身体健壮。《灵枢·本脏》云:"卫气和则分肉解利,皮肤调柔,腠理致密矣。"肌肉瘦削,屏障失职,外力、外邪易于损伤、侵袭,发为疾病,出现脾功能失调的症状。《灵枢·五变》云:"黄帝曰:人之善病风厥漉汗者,何以候之?少俞答曰:肉不坚,腠理疏,则善病风。黄帝曰:何以候肉之不坚也?少俞答曰:䐃肉不坚而无分理,理者粗理,粗理而皮不致者,腠理疏。"《灵枢·九宫八风》云:"风从西南方来,名曰谋风,其伤人也,内舍于脾,外在于肌,其气主为弱……风从东南方来,名曰弱风。其伤人也,内舍于胃,外在肌肉,其气主体重。"《素问·痹论》云:"五脏皆有合,病久而不去者,内舍于其合也……肌痹不已,复感于邪,内舍于脾。"《素问·痹论》云:"淫气肌绝,痹聚在脾……痹……在于肉则不仁。"《灵枢·五变》云:"皮肤薄而不泽,肉不坚而淖泽,如此则肠胃恶,恶则邪气留止,积聚乃伤。脾胃之间,寒温不次,邪气稍至,稽积留止,大聚乃起。"

3. 刺肉可治疗脾、脾系病变 肌肉对应于脾,故针刺肌肉可疏通肌肉郁滞,治疗脾的病证。《灵枢·官针》云:"四曰合谷刺;合谷刺者,左右鸡足,针于分肉之间,以取肌痹,此脾之应也。"刺肉术不单治疗脾本身病变所致食欲减退、肌肉硬结、疼痛、麻木、萎缩等病证,亦治疗脾所主的组织、器官等病证,胃及其有关病证,我们称为脾系病证,如食欲减退、肌肉瘦削、身倦无力、恶心、呕吐、胃痛、泄泻等,还治疗与脾相关联的其他脏腑病证。

肌肉不但与脏腑脾、胃存在着对应关系,还与脾、胃所属经脉足太阴经、足阳明经存在对应关系。足太阴经、足阳明经为肌肉运输气血,提供营养。就经脉而言,肌肉与足太阴经、足阳明经关系最为紧密。足太阴经、足阳明经功能正常,则肌肉强健有力,功能正常。如足太阴经、足阳明经功能不足,则肌肉因失荣而无力。肌肉也反映足太阴经、足阳明经的功能状况。刺肉可调节足太阴经、足阳明经,治疗其病变。《灵枢·经脉》云:"足太阴气绝者则脉不荣肌肉。唇舌者,肌肉之本也。脉不荣则肌肉软,肌肉软则舌萎人中满,人中满则唇反,唇反者肉先死。甲笃乙死,木胜土也。"《素问·四时刺逆从论》云:"太阴有余病肉痹寒中,不足病脾痹,滑则病脾风疝,涩则病积心腹时满。阳明有余病脉痹身时热,不足病心痹,滑则病心风疝,涩则病积时善惊。"《素问·针解》云:"二针肉。"

(二) 刺肉可治疗其他疾病

1. **痛证、痛痹** 肌肉通行营卫之气。《素问·气穴论》云:"肉分之间,溪谷之会,以行荣卫,以会大气。"若营卫之气不通,不仅引起脾病,还会引起痛证、痛痹等,是疼痛的主要原因之一。《灵枢·五癃津液别》云:"寒留于分肉之间,聚沫则为痛。"《灵枢·周痹》云:"风寒湿气,客于外分肉之间,迫切而为沫,沫得寒则聚,聚则排分肉而分裂也,分裂则痛。"

痛证、痛痹发病与否与肌肉强健有关。肌肉强健则痹不得入,肌肉瘦削,防御功能差,则"善病痹",并且根据肌肉瘦削部位,可知病变部位。《灵枢·五变》云:"黄帝曰:何以候人之善病痹者?少俞答曰:粗理而肉不坚者,善病痹。黄帝曰:痹之高下有处乎?少俞答曰:欲知其高下者,各视其部。"在病证部位进行分肉间针刺,可治疗疼痛等痹证。《素问·调经论》云:"寒湿之中人也,皮肤不收,肌肉坚紧,荣血泣,卫气去,故曰虚……病在肉,调之分肉。"《素问·长刺节论》云:"病在肌肤,肌肤尽痛,名曰肌痹,伤于寒湿。刺大分、小分,多发针而深之,以热为故。"

刺肉不但治疗肌痹,因肌肉与筋紧密联系在一起,功能相互协调配合,病理相互影响,还可治疗筋痹。《素问·长刺节论》云:"病在筋,筋挛节痛,不可以行,名曰筋痹。刺筋上为故,刺分肉间,不可中骨也。"

痹证包括肌痹、筋痹等的治疗,用员针于分肉间刺,以通痹散寒止痛。刺分肉间是常用的治疗痹证方法。《素问·调经论》云:"形有余则泻其阳经,不足则补其阳络……取分肉间,无中其经,无伤其络,卫气得复,邪气乃索。"《素问·缪刺论》云:"凡痹往来,行无常处者,在分肉间痛而刺之,以月死生为数,用针者随气盛衰,以为痏数。"

2. **寒热证、四时不时之疾** 肌肉虚弱,外邪侵袭,可引发寒热、四时不时之疾等。根据肌肉的强弱、色泽,可推知易感寒热的可能性、特点。《灵枢·五变》云:"黄帝曰:人之善病寒热者,何以候之?少俞答曰:小骨弱肉者,善病寒热。"《灵枢·论勇》云:"黄色薄皮弱肉者,不胜春之虚风;白色薄皮弱肉者,不胜夏之虚风;青色薄皮弱肉,不胜秋之虚风;赤色薄皮弱肉,不胜冬之虚风也……黑色而皮厚肉坚,固不伤于四时之风。"《素问·调经论》云:"血气未并,五脏安定,肌肉蠕动,命曰微风。帝曰:补泻奈何?岐伯曰:形有余则泻其阳经,不足则补其阳络。帝曰:刺微奈何?岐伯曰:取分肉间,无中其经,无伤其络,卫气得复,邪气乃索。"通过肌肉分刺疏通经气,可增强肌肉抗病能力,治疗寒热病、四时不时之疾等。

三、员 针

员针为刺肉的专用针具。

1. **概念** 《灵枢·九针论》云:"二者地也,人之所以应土者肉也。故为之治针,必筩其身而员其末,令无得伤肉分,伤则气得竭……二曰员针,取法于絮针,筩其身而卵其锋,长一寸六分,主治分间气。"(图3-1)《灵枢·九针十二原》云:"员针者,针如卵形,揩摩分间,不得伤肌肉,以泻分气。"《灵枢·官针》云:"病在分肉间,取以员针于病所……五曰分刺;分刺者,刺分肉之间也。"员针的针尖如卵形,前边是卵圆形,很方便在分肉间前后滑行,疏通肌肉经气,不容易刺伤肌肉、神经、血管等组织,不会引起出血,损伤较小,且在分间行进时,摩擦力和阻力相对比较小,适用于分肉之间的治疗。

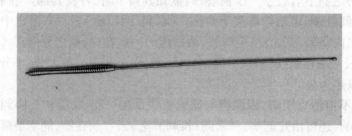

图3-1 员针

2. **作用** 员针主泻分肉间气、疏通经气。《灵枢·九针十二原》云:"员针者,针如卵形,揩摩分间,不得伤肌肉,以泻分气。"《灵枢·寒热病》云:"分膝治肌肉。"

(1) 泻分肉间气、疏通经脉:《素问·针解》云:"二针肉。"《灵枢·官针》云:"病在分肉间,取以员针于病所。"用员针对郁结、郁滞的"分肉间"进行斜行分刺,刺激穴位的分肉,激发、调节穴位区域的经气,可使肌肉间经络郁结、郁滞消散,经气畅通。《素问·缪刺论》云:"凡痹往来,行无常处者,在分肉间痛而刺之,以月死生为数,用针者随气盛衰,以为痏数。"

员针分刺与普通针灸治疗的机制基本相同,所不同的是针刺的深浅、位置等。员针只刺激肉,不进入脉、筋等,中病即止,且由于针尖如卵形,减少了对组织损伤等副作用,加之员针较普通针灸针粗大,刺激较重,效果较好。

(2) 调节卫气、运行气血:皮肤之中、分肉间为卫气运行之处。《素问·气穴论》云:"肉分之间,溪谷之会,以行荣卫,以会大气。"《素问·痹论》云:"卫者,水谷之悍气也,其气慓疾滑利,不能入于脉也,故循皮肤之中,分肉之间,熏于肓膜,散于胸腹。"《素问·调经论》云:"寒湿之中人也,皮肤不收,肌肉坚紧,荣血泣,卫气去,故曰虚……病在肉,调之分肉。"《灵枢·本脏》云:"卫气和则分肉解利,皮肤调柔,腠理致密矣。"而《灵枢·官针》云:"病在分肉间,取以员针于病所。"说明了三层意思,一是卫气与分肉相一致,卫气和则分肉解利致密,卫气不和则易感外邪;二是卫气运行的"皮肤之中、分肉间"为病变部位;三是员针为治疗"分肉间"的专用针具,可直趋病所,同时也是治疗卫气郁滞、疏通卫气的专用针具。由于皮肤神经分布较多、组织致密,针刺较痛且不易运针,故一般不针刺皮肤,只通过皮下的"分肉间"疏导卫气。虽然卫行脉外,营行脉中,但二者同时运行,"营卫相随",故员针疏导卫气的运行,也有利于营气的运行,对营气具有调节作用,共同促进经脉气血的运行。《难经·三十难》云:"荣行脉中,卫行脉外,荣周不息,五十而复大会,阴阳相贯,如环无端,故知荣卫相随也。"

(3) 松解粘连、解除郁结:《灵枢》员针"长一寸六分",约合现代36.8mm,如果用分刺尚可,但用于皮下浮刺,则太短,若适当加长,则容易运针,可减少进针次数,提高运针效率,减少进针时对皮肤等组织的损伤。我们将员针做成针身100~200mm长短不同的型号。《灵枢·官针》云:"长短大小,各有所施也。"便于临床运用。

员针浮刺在运针过程中,可感觉到不同程度串珠样的突破感,且突破感有的较为明显,有的较轻。突破感的轻重预示郁结、粘连的轻重以及病情的轻重。突破感较轻则说明郁结、粘连较轻,所用疏通力较小;突破感较重则说明郁结、粘连较重,所用疏通力较大。突破感也说明粘连已被解除,郁结已被消除、被疏通。同向接力运针,则更加增强经络被疏通之效。我们认为,接力疏通比穴位刺激对于气血的运行疗效更直接、更迅速,是一种刺激性较强、疗效较好但痛苦较小、损伤较小、较安全的治疗方法。

3. 主治

(1)《内经》员针及刺肉治疗病证:《内经》论述员针及肌肉有14处,治疗10种病证,其中八证是肌肉疼痛、无力者,一证筋证,一证脏腑证。

1)病在分肉间:《灵枢·官针》云:"病在分肉间,取以员针于病所。"《灵枢·九针论》云:"二曰员针,取法于絮针,筒其身而卵其锋,长一寸六分,主治分肉间气。"

2) 病在肉:《灵枢·九针论》云:"形乐志乐,病生于肉,治之以针石。"形体安逸、精神愉快的人,其病大多发在肌肉,治疗时要用针刺和砭石。《素问·调经论》云:"病在肉,调之分肉。"

3) 病在肌肉:《灵枢·寒热病》云:"分腠治肌肉。"《灵枢·卫气失常》云:"唇色青、黄、赤、白、黑者,病在肌肉……肉有柱……肉之柱,在臂胫诸阳分肉之间与足少阴分间。"

4) 肌急而寒:《灵枢·官针》云:"凡刺有十二节,以应十二经……傍入而浮之,以治肌急而寒者也。"

5) 肌痹:《灵枢·官针》云:"凡刺有五,以应五脏……合谷刺者,左右鸡足,针于分肉之间,以取肌痹,此脾之应也。"

6) 大邪、小邪:《灵枢·刺节真邪》云:"凡刺大邪日以小,泄夺其有余乃益虚,剽其通,针其邪,肌肉亲视之,毋有反其真,刺诸阳分肉间。凡刺小邪日以大,补其不足乃无害,视其所在迎之界,远近尽至不得外,侵而行之乃自费,刺分肉间。"

7) 䐃(全身无力、四肢酸困):《灵枢·口问》云:"黄帝曰:人之䐃者,何气使然?岐伯曰:胃不实则诸脉虚,诸脉虚则筋脉懈惰,筋脉懈惰则行阴用力,气不能复,故为䐃。因其所在,补分肉间。""䐃,因其所在,补分肉间。"

8) 筋痹:《素问·长刺节论》云:"病在筋,筋挛节痛,不可以行,名曰筋痹。刺筋上为故,刺分肉间,不可中骨也。"

9) 形有余不足:《素问·调经论》云:"形有余不足……取分肉间,无中其经,无伤其络,卫气得复,邪气乃索。"

10) 气积于胸腹重症:《灵枢·卫气失常》云:"黄帝曰:卫气之留于腹中,稽积不行,苑蕴不得常所,使人支胁,胃中满,喘呼逆息者,何以去之?伯高曰:其气积于胸中者,上取之;积于腹中者,下取之;上下皆满者,傍取之。黄帝曰:取之奈何?伯高对曰:积于上者,泻人迎、天突、喉中;积于下者,泻三里与气街;上下皆满者,上下取之,与季胁之下一寸;重者鸡足取之。诊视其脉大而弦急,及绝不至者,及腹皮急甚者,不可刺也。"

(2) 现在治疗病证

1) 肌肉、关节疼痛、麻木、无力:四肢、躯干的筋肉、关节疼痛、麻木、无力。

2) 脏腑病证:通过对脊柱及其两侧分肉的调节,可以治疗脏腑病证。

4.《内经》员针刺法 《素问·针解》所云"二针肉",即刺分肉之间。员针没有针尖,无法刺过皮肤,必须锋针开皮,使员针顺其针眼进入,于肌肉间再行刺法。刺法如下:

(1) 分刺:为九刺法之一,强调的是针刺组织即肌肉组织。《灵枢·官针》云:

"凡刺有九,以应九变……五曰分刺;分刺者,刺分肉之间也。"《说文解字》云:"分,别也。从八从刀,刀以分别物也。"分肉指附着于骨骼部的肌肉间隙。分刺就是针刺肌肉和肌肉筋膜之间凹陷间隙处,是针刺直达肌肉部的一种刺法,强调的是针刺刺激的组织肌肉。治疗肌肉的痹证、痿证或陈伤等,均可选用此法,以调其经气。《灵枢·官针》云:"病在分肉间,取以员针于病所。"选择适宜体位,常规消毒,锋针开皮后,员针刺入,可直刺,也可斜刺,部位较小,可刺一个方向,病位较大,也可刺多个方向,将肌肉间的紧张、粘连松解疏通分开,各部位依次进行,敷料覆盖。

(2)浮刺:为十二刺法之一,强调的是针刺深浅度,是斜针浅刺的一种方法,故名浮刺。浅刺勿深,以治肌肉寒急。《灵枢·官针》云:"凡刺有十二节,以应十二经……傍入而浮之,以治肌急而寒者也。"《说文解字》云:"浮,氾也。从水孚声。"浮刺就是针刺后不深入,浮于肌表,是员针在皮下平行透刺的一种针法。操作时,顺经脉运行方向刺入,进入皮下,顺经络运行方向疏通。清代叶霖《难经正义》曰:"卫为外表,阳行于脉外,欲其浅,故刺卫者,宜卧针而刺之,以阳气轻浮,过之恐伤营也。"《灵枢·刺节真邪》云:"一经上实下虚而不通者,此必有横络盛加于大经,令之不通,视而泻之,此所谓解结也。"经脉伏行于分肉之间,分肉的损伤自然要间接影响经脉的畅通,阻碍气血的运行,从而导致临床症状。这种因横络卡压而导致的气血不通,自然也会引起疼痛,而且常是顽固性疼痛。解除此横络的卡压是解决经脉不通,解除经筋粘连而形成的横络,松解强加于经脉上的结络、条索压迫,这就是"此所谓解结也",即《灵枢·刺节真邪》的"解结"法。病变郁滞、郁结处为治疗点。选择适宜体位,常规消毒,锋针开皮,员针斜刺或平刺,刺过皮后顺经脉方向浅刺,可遇到间断的、串珠样、不同程度的阻挡感。阻挡感越轻、阻挡点越少,病变越轻;阻挡感越重、阻挡点越多,则病变越重。一并疏之,感觉到皮下已被疏通即可。疏通过程中可感觉到甚至听到不同程度的串珠样突破感、突破声,可疏通一个方向,也可稍调方向疏通 3~5 下。病变部位较小,疏通较短;部位较大,疏通较长。也可接力疏通,即接着上次疏通的位置依次接着疏通,将分肉间及浅筋膜紧张、粘连充分疏通,敷料覆盖。

(3)合谷刺:为五刺法之一,强调的是针刺手法。《灵枢·官针》云:"凡刺有五,以应五脏……合谷刺者,左右鸡足,针于分肉之间,以取肌痹,此脾之应也。"这种刺法是在肌肉比较丰厚处,当进针后,退至浅层又依次再向上下或两旁斜刺,形如鸡爪的分叉,在不损伤或少损伤皮肤的情况下加强对肌肉的刺激量,以激发肌肉的潜能;在脊柱两侧可改善脊柱力的平衡和对神经根的不良刺激;在髋关节可改善局部新陈代谢,增加局部血运供应。这种刺法为临床常用的治疗方法,"肉之大会为谷",故称合谷刺。选择适宜体位,常规消毒,锋针开皮后,员针刺入,多为直刺,然后退至皮下,向上下或左右倾斜后再刺入,多用于脊柱两侧、髋关节周围等肌肉丰厚处,临床上用于治疗肌痹及颈胸腰髋部等病证,且由于刺激量大,故常用于重症或疑难病证的治疗。《灵枢·卫气失常》云:"其气积于胸中者,上取之;积于腹中者,下取之;上下皆满者,傍取之。黄帝曰:取之奈何?伯高对曰:积于上者,泻人迎、天突、喉中;积于下者,泻三里与气街;上下皆满者,上下取之,与季胁之下一寸;重者鸡足取之。"

5. 员针治疗特点

(1) 治疗部位:治疗部位为肌肉,以激发、疏通肌肉经气。

(2) 针刺方法:刺法以直刺为主,兼有平刺、斜刺等。

(3) 针刺深度:刺入深度不等,可为数厘米,也可为 10 余厘米。

(4) 进针:员针没有尖,无法进皮,需锋针开皮方可刺入。

(5) 留针:员针一般不留针。

四、员针以外的刺肉术

《灵枢·经脉》云:"肉为墙。"肌肉为体壁的主要组成部分和动力来源,占体壁的绝大部分,起着重要的屏障作用,保护着内脏,使其免受外力、外邪损伤,如肌肉瘦削,屏障失职,外力、外邪易于损伤、侵袭,则发为疾病。肌肉既为病变部位,也是接受针刺治疗的主要部位,为临床最主要的针刺组织。刺肉术为主要的针刺方法,常用针具除员针外,还有以下几种。

(一) 员利针

员利针为针刺筋的专用针具,治疗筋病疗效较好,但对肌肉也有较好疗效,故治疗肌肉也很常用。员利针的针尖锋利,可直接刺入。

1. 作用

(1) 激发肌肉经气:对于病变引起的不同部位、不同程度肌肉痿软、紧张等,员利针的针刺可激发肌肉经气、肌肉活力、肌肉潜能,调动痿软、紧张等部位肌肉,使其充分发挥功能活动。

(2) 畅通肌肉经气、疏通经脉:对于肌肉经气郁滞不通,员利针的针刺可激发经气、疏通经气郁滞,通过对肌肉经气的调节,使经络疏通。肌肉经气的畅通从而带动经络的畅通和气血调和。

2. 治疗方法
选择适宜的体位,局部常规消毒后,员利针快速刺过皮肤,再行针刺方法,多直刺,也可斜刺;亦可行合谷刺,刺入肌肉间,多不留针。员利针可损伤血管,故出针后宜棉球按压止血,以防局部出血引起疼痛并影响效果。多点选穴,可多个体位,依次进行。用于肌肉丰厚处,如颈胸腰骶等两侧肌肉、髋关节周围、双下肢等部位。

3. 主治

（1）颈胸腰骶病变及相关病变,如颈胸腰骶椎部影响脊神经而出现的内脏病证、四肢病证等。

（2）四肢疼痛、麻木、无力等。

（二）毫针

毫针为针具的主体,已成为针具的代名词,由于其较细且有一定的弹性、韧性,比较锋利,刺入人体疼痛较轻,深受医者、患者欢迎,临床最为常用。相对于员针、员利针,毫针刺激较小,痛苦较小,虽然疗效有所降低,但对畏针者、年老体弱者较为适宜。毫针于刺筋术中主要运用,将在刺筋术中作为重点论述,这里只简单涉及。

1. 作用
（1）调节肌肉经气。

（2）疏通经络。

（3）调节脏腑。

2. 刺法
（1）分刺:员针、员利针、毫针同用。

（2）毛刺:员针、员利针、毫针同用。

3. 治疗方法
根据所选穴位选择适宜的体位,局部常规消毒后,毫针刺入,可直刺,也可斜刺、平刺,也可行九刺法的输刺、经刺等,多留针,每次约30分钟,行针 3~5 次,根据需要时间也可适当延长;也可行合谷刺,刺入肌肉间,不留针。针刺穴位可在肌肉丰厚处,也可在肌肉较薄处。

4. 主治
（1）肌痹。

（2）五脏六腑病证等。

（3）穴区疼痛、麻木。

第四章

刺脉术

一、概　念

刺脉术是运用锓针、锋针、铍针等针具，针刺脉、络、囊腔等，来调整脏腑、经络的功能而达到治疗疾病的目的。《素问·针解》云："三针脉。"

二、原　理

（一）刺脉治疗心病

1. 心主脉　脉即血脉，为人体气血运行的管道。《灵枢·决气》云："壅遏营气，令无所避，是谓脉。"《素问·脉要精微论》云："夫脉者，血之府也。"脉是机体相对密闭的管道系统，内运气血，遍布全身，无处不到，环周不休，形成一个密布全身上下、内外的网络。《素问·痿论》云："心主身之血脉。"脉为血液运行的通道，能约束和促进血液沿着一定的轨道和方向循行，而血液通过脉能将营养物质输送到全身。《素问·六节藏象论》说："心者，生之本，神之变也，其华在面，其充在血脉。"《素问·五脏生成》云："心之合脉也，其荣色也。"《素问·平人气象论》云："心藏血脉之气也。"心的功能正常，则血脉流畅；心主血脉的功能异常，则血行障碍。如心气不足，鼓动乏力，则脉象虚弱；心血不足，血脉不充，则脉来细小；心脉瘀阻，血运不畅，则发绀、心痛、胁下痞块、脉律不整等。《灵枢·五邪》云："邪在心，则病心痛，喜悲，时眩仆。"

心属火，心火太过、不及也会产生火热太过、血液妄行或血脉瘀阻等证候。

《素问·气交变大论》云："岁火太过，炎暑流行，肺金受邪。民病疟，少气咳喘，血溢血泄注下，嗌燥耳聋，中热肩背热。上应荧惑星。甚则胸中痛，胁支满胁痛，膺背肩胛间痛，两臂内痛，身热骨痛而为浸淫……岁火不及，寒乃大行，长政不用，物荣而下。凝惨而甚，则阳气不化，乃折荣美，上应辰星。民病胸中痛，胁支满，两胁痛，膺背肩胛间及两臂内痛，郁冒朦昧，心痛暴喑，胸腹大，胁下与腰背相引而痛，甚则屈不能伸，髋髀如别……火不及……其脏心，其病内舍膺胁，外在经络。"

小肠与心相表里，与五体的关系与心相一致，与五体脉相对应。《灵枢·本脏》云："心合小肠，小肠者，脉其应。"小肠功能可反映于脉。小肠的功能正常，则脉的功能正常。脉也可反映小肠的状况，如小肠的生理、病理等。《灵枢·本脏》云："心应脉，皮厚者脉厚，脉厚者小肠厚。皮薄者脉薄，脉薄者小肠薄。皮缓者脉缓，脉缓者小肠大而长。皮薄而脉冲小者，小肠小而短。诸阳经脉皆多纡屈者，小肠结。"

2. 脉影响于心 脉对应于心。脉的病变，影响及心，出现心的病变。《素问·痹论》云："五脏皆有合，病久而不去者，内舍于其合也……脉痹不已，复感于邪，内舍于心。"心的病变可表现为心本身的症状，也可表现为血脉瘀阻的症状。心属火，也可表现火热症状等。《灵枢·九宫八风》云："风从南方来，名曰大弱风，其伤人也，内舍于心，外在于脉，其气主为热……风从西北方来，名曰折风。其伤人也，内舍于小肠，外在于手太阳脉，脉绝则溢，脉闭则结不通，善暴死。"《素问·阴阳应象大论》云："按尺寸，观浮沉滑涩，而知病所生。"

3. 脉可治疗心、心系病变 脉对应于心，针刺脉可疏通经脉郁滞，疏通心气，治疗心的病证。《灵枢·官针》云："二曰豹文刺；豹文刺者，左右前后针之，中脉为故，以取经络之血者，此心之应也。"《素问·举痛论》云："寒气入经而稽迟，泣而不行，客于脉外则血少，客于脉中则气不通，故卒然而痛。"刺脉术不单治疗心本身病变所致心悸、胸闷等，也治疗心所主的组织、器官等病证，小肠及其有关病证，我们称为心系病证，如心痛、心悸、胸闷、失眠、健忘、热病、疮疡、口舌生疮等，还治疗与心相关联的其他脏腑病证。

（二）刺脉可治疗肺脾肝肾及其他脏腑病

1. 脉与其他脏腑的关系

（1）肺朝百脉：全身的血液，都要通过经脉而聚会于肺，通过肺进行清浊气体交换，再经过百脉而输布于全身。《素问·经脉别论》云："脉气流经，经气归于肺，肺朝百脉，输精于皮毛。毛脉合精，行气于府。府精神明，留于四脏。"肺气充足，则血行正常；肺气虚弱，行血无力，则血行障碍。

（2）肝藏血：肝主藏，是指肝具有贮藏血液、调节血量的作用，并能防止出血。肝藏血的功能正常,则血行正常;肝藏血的功能异常,则或瘀血或出血。《素问·五脏生成》云:"故人卧血归于肝,肝受血而能视,足受血而能步,掌受血而能握,指受血而能摄。"《血证论》云:"肝主藏血……其所以能藏之故,则以肝属木,木气冲和条达,不致遏郁,则血脉得畅。"

(3) 脾统血:《难经·四十二难》云:"脾……主裹血,温五脏。"脾主统血,是指统摄血液在脉管中运行,防止溢于脉外。《金匮要略注》云:"五脏六腑之血,全赖脾气统摄。"脾能够使血液保持在脉内运行而不溢出,防止出血的发生。如果脾气虚弱,无法统摄血液,就会出现尿血、便血、皮下出血和崩漏等症状。

(4) 脾胃化血:脾胃化生的水谷精微是血液的物质基础和来源。脾胃健运则血液充足。《素问·经脉别论》云:"食气入胃,浊气归心,淫精于脉。"脾胃虚弱则血液化生无源而虚少。

2. 刺脉可治疗其他脏腑病证 脉与肺肝脾等脏腑有着密切的关系。脉的状况反映这些脏腑的功能状态,故通过治疗脉,疏通血脉郁滞,可调节这些脏腑的功能。由此可见,临床针刺脉可以调节脏腑的功能,治疗有关脏腑疾病。

(三) 刺脉治疗经络病

1. 刺络治经脉病 络与脉共为一个系统,"络盛则入客于经"。络与脉生理相互联系,病理相互影响,故刺络也可调节十二经脉,治疗十二经脉病变。《素问·皮部论》云:"阳明之阳……视其部中有浮络者,皆阳明之络也。其色多青则痛,多黑则痹,黄赤则热,多白则寒,五色皆见,则寒热也。络盛则入客于经,阳主外,阴主内。少阳之阳……视其部中有浮络者,皆少阳之络也。络盛则入客于经,故在阳者主内,在阴者主出,以渗于内,诸经皆然。太阳之阳……视其部中有浮络者,皆太阳之络也。络盛则入客于经。少阴之阴……视其部中有浮络者,皆少阴之络也。络盛则入客于经,其入经也,从阳部注于经,其出者,从阴内注于骨。心主之阴……视其部中有浮络者,皆心主之络也。络盛则入客于经。太阴之阴……视其部中有浮络者,皆太阴之络也。络盛则入客于经。凡十二经络脉者,皮之部也。是故百病之始生也,必先于皮毛;邪中之则腠理开,开则入客于络脉,留而不去,传入于经……邪之始入于皮也,泝然起毫毛,开腠理;其入于络也,则络脉盛色变;其入客于经也,则感虚乃陷下。"此为十二经脉刺络放血治疗的理论依据。

2. 刺脉治疗手少阴经、手太阳经病 脉不但与脏腑心、小肠存在着对应关系,与心、小肠所属的经脉手少阴经、手太阳经也存在对应关系。手少阴经、手太阳经为脉运输气血,提供营养。就经脉而言,脉与手少阴经、手太阳经关系最为紧密。刺脉疏通手少阴经、手太阳经最为直接、高效,可治疗手少阴经、手太阳经病。《灵枢·经脉》云:"手少阴气绝则脉不通。少阴者心脉也,心者脉之合也。脉不通则血不流,血不流则髦色不泽,故其面黑如漆柴者,血先死。"经脉系统郁滞,通过锟针治疗,可疏通郁滞,使经脉运行正常。

3. 刺络治络病 络脉浮行浅表,较易看到。络脉瘀滞时,通过刺络放血,排除瘀阻,可使络脉通顺,症状消失。《灵枢·经脉》云:"诸络脉皆不能经大节之间,必行绝道而出入,复合于皮中,其会皆见于外。故诸刺络脉者,必刺其结上,甚血者虽无结,急取之,以泻其邪而出其血,留之发为痹也。"《素问·缪刺论》云:"今邪客于皮毛,入舍于孙络,留而不去,闭塞不通,不得入于经,流溢于大络而生奇病也。夫邪客大络者,左注右,右注左,上下左右,与经相干,而布于四末,其气无常处,不入于经俞,命曰缪刺。"

(四)刺脉治疗其他病证

1. 久病、疑难病证 中医有"久病入络"之说,意思是疑难病证久了影响经脉运行,络脉瘀阻,反过来影响脏腑、组织、器官的功能活动,不易治愈,需要络脉点刺放血,祛除瘀阻,再进行调理,方可治愈。刺络放血为治疗久病、疑难病证较好的方法。《灵枢·寿夭刚柔》云:"久痹不去身者,视其血络,尽出其血。"《灵枢·官针》云:"病在五脏固居者,取以锋针。"

2. 皮肤病、肌肉痛 络脉循行于表,复合于皮中,与皮肤结为一体。《灵枢·经脉》云:"诸络脉皆不能经大节之间,必行绝道而出入,复合于皮中,其会皆见于外。"皮又与腠理相连为皮腠。《灵枢·百病始生》云:"留而不去,则传舍于络脉,在络之时,痛于肌肉。"络脉不但治疗络脉病变及相关病证,还治疗皮肤病、肌肉病及其相关病证。《灵枢·寒热病》云:"络脉治皮肤。"

三、锟 针

1. 概念 《灵枢·九针论》云:"三者人也,人之所以成生者血脉也。故为之治针,必大其身而员其末,令可以按脉勿陷,以致其气,令邪气独出……三曰锟针,取法于黍粟之锐,长三寸半,主按脉取气,令邪出。"(图4-1)《灵枢·九针十二原》云:"锟针者,锋如黍粟之锐,主按脉勿陷,以致其气。"锟针不刺入机体,作为点按经脉、穴位用,是刺脉的专用针具,现在临床应用不多。

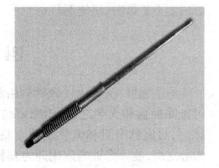

图 4-1 锟针

2. 作用

(1)祛除邪气:外邪侵袭,郁滞经脉,通过锟针按压疏通,使脉气恢复通行、外邪排出。《灵枢·九针论》云:"三曰锓针,取法于黍粟之锐,长三寸半,主按脉取气,令邪气出。"

(2) 疏通经络:锓针通过点揉、按压,能通行经脉、疏散经脉郁滞、消除郁结,使经络通畅。

(3) 补益脉气:对于脉气虚弱,运行无力而郁滞者,运用锓针轻手法刺激穴位,轻刺激为补,可使脉气恢复,郁滞疏通。《灵枢·官针》云:"病在脉,气少,当补之者,取以锓针于井荥分输。"

3. 主治

(1)《灵枢》锓针治疗病证

1) 脉病:《灵枢·官针》云:"病在脉,气少,当补之者,取以锓针于井荥分输。"

2) 热病头痛:《灵枢·热病》云:"热病头痛,颞颥、目瘤脉痛,善衄,厥热病也,取之以第三针,视有余不足。"

(2) 现在治疗病证:病在血脉、各种寒证及虚证,临床较少运用。

4. 刺法
点按穴位,不致刺入皮肤。《灵枢·针解》云:"三针脉。"将锓针按压在经脉及穴位表面,不刺入皮肤,以得气为度,亦可患者自己使用。《灵枢·九针十二原》云:"夫气之在脉也,邪气在上,浊气在中,清气在下。故针陷脉则邪气出,针中脉则浊气出,针太深则邪气反沉,病益。"

锓针取穴可根据辨证分经、循经取穴,或"以痛为输"的原则取穴,单独或结合运用。

锓针治疗因按压的轻重程度可分为强弱两类:

弱刺激:将锓针轻轻压在经脉穴位上,待局部皮肤周围发生红晕或症状缓解时,缓慢起针,起针后局部稍加揉按。

强刺激:将锓针重压在经脉及穴位上,动作宜快,待患者感觉疼痛或酸胀感向上下扩散时,迅速起针。

四、锋 针

心主血脉,又属火。锋针刺络放血,可排除瘀血和火热之邪,治疗部位为血脉,主治血脉瘀阻和火热之证。刺脉术为心之应,故将锋针的应用列为刺脉术。

1. 概念
《灵枢·九针十二原》云:"四曰锋针,长一寸六分……锋针者,刃三隅,以发痼疾。"(图4-2)《灵枢·九

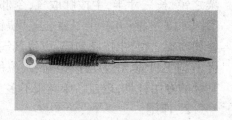

图4-2 锋针

针论》云:"四曰锋针,取法于絮针,筩其身,锋其末,长一寸六分,主痈热出血。""四时八风之客于经络之中,为瘤病者也。故为之治针,必筩其身而锋其末,令可以泻热出血,而瘤病竭。"锋针为刺血、治疗血脉病的专用针具,为《内经》最常用的治疗方法之一。刺络放血疗法,现在临床仍然较为常用,适用范围较广,可见其在针灸中的重要地位,且现在刺骨术也可用到。

2. 作用

(1) 清热解毒、泻火消痈:锋针放血,热邪、火毒等通过外出之血得以排出,具有清热解毒、泻火消痈的作用。《灵枢·九针论》云:"四曰锋针……主痈热出血。"

(2) 舒筋活络、通痹止痛:经脉不通而引起痼疾经久不愈者,锋针可使经脉瘀阻祛除,郁阻得去,经络畅通,痼疾而愈,故具有舒筋活络、通痹止痛的作用。《灵枢·官针》云:"病在经络痼痹者,取以锋针。"《灵枢·九针论》云:"四者时也,时者四时八风之客于经络之中,为瘤病者也。故为之治针,必筩其身而锋其末,令可以泻热出血,而瘤病竭。"《灵枢·寿夭刚柔》云:"久痹不去身者,视其血络,尽出其血。"

(3) 祛除瘀血、活血化瘀:锋针能排出经络中的瘀血,消除经络瘀血,起到祛除瘀血、活血化瘀的作用。《素问·针解》云:"菀陈则除之者,出恶血也。"《素问·缪刺论》云:"有痛而经不病者,缪刺之。因视其皮部有血络者尽取之,此缪刺之数也。"

(4) 祛除外邪:对于外邪侵袭经络,锋针放血,可使外邪随着血液外流排出,则外邪随之而去,可治疗四时八风之客于经络之邪。《灵枢·九针论》云:"四者时也,时者四时八风之客于经络之中。"

3. 主治 《内经》中,锋针与刺络法运用较多,是最常用的针刺方法之一,治疗病证极其广泛。

(1)《灵枢》锋针治疗病证:《灵枢》锋针治疗8种病证,有热证五证、顽固性病证二证、实邪一证。

1) 痼痹:《灵枢·官针》云:"病在经络痼痹者,取以锋针。"

2) 瘤疾:《灵枢·九针十二原》云:"四曰锋针,长一寸六分……锋针者,刃三隅,以发瘤疾。"

3) 大邪(实邪):《灵枢·刺节真邪》云:"刺大者用锋针。"

4) 热病面青脑痛,手足躁:《灵枢·热病》云:"热病面青脑痛,手足躁,取之筋间,以第四针(锋针),于四逆。"

5) 热病数惊,瘛疭而狂:《灵枢·热病》云:"热病数惊,瘛疭而狂,取之脉,以第四针,急泻有余者,癫疾毛发去,索血于心,不得,索之水,水者肾也。"

6) 热病身重骨痛,耳聋而好瞑:《灵枢·热病》云:"热病身重骨痛,耳聋而好暝,取之骨,以第四针,五十九刺,骨病不食,啮齿耳青,索骨于肾,不得,索之土,土者脾也。"

7) 热病体重,肠中热:《灵枢·热病》云:"热病体重,肠中热,取之以第四针,于其腧及下诸指间,索气于胃胳,得气也。"

8) 热病挟脐急痛,胸胁满:《灵枢·热病》云:"热病挟脐急痛,胸胁满,取之涌泉与阴陵泉,取以第四针,针嗌里。"

(2)《灵枢》刺络治疗病证:《灵枢》刺络治疗病证有寒热四证,肿胀疼痛八证,癫疾六证,厥二证,内科七证,盛络、刺营、气在于臂足各一证,共三十证。

1) 寒热:有四证。

寒热:《灵枢·经脉》云:"凡刺寒热者,皆多血络,必间日而一取之,血尽而止,乃调其虚实。"

皮寒热者、不可附席、毛发焦、鼻槁腊、不得汗:《灵枢·寒热病》云:"皮寒热者,不可附席,毛发焦,鼻槁腊,不得汗,取三阳之络。"

骨寒热者、病无所安、汗注不休、齿未槁:《灵枢·寒热病》云:"骨寒热者,病无所安,汗注不休,齿未槁,取其少阴于阴股之络。"

肌寒热者、肌痛、毛发焦而唇槁腊、不得汗:《灵枢·寒热病》云:"肌寒热者,肌痛,毛发焦而唇槁腊,不得汗,取三阳于下以去其血者,补足太阴以出其汗。"

2) 肿胀疼痛:有八证。

小腹痛肿,不得小便:《灵枢·四时气》云:"小腹痛肿,不得小便,邪在三焦约,取之太阳大络,视其络脉与厥阴小络结而血者。"

两胁中痛、行善掣、节时脚肿:《灵枢·五邪》云:"邪在肝,则两胁中痛,寒中,恶血在内,行善掣,节时脚肿。取之行间以引胁下,补三里以温胃中,取血脉以散恶血,取耳间青脉以去其掣。"

肤胀、鼓胀:《灵枢·水胀》云:"黄帝曰:肤胀、鼓胀可刺邪?岐伯曰:先泻其胀之血络,后调其经,刺去其血络也。"

风痋肤胀:《灵枢·四时气》云:"风痋肤胀,为五十七痏,取皮肤之血者,尽取之。"

颅痛(腮痛):《灵枢·杂病》云:"颅痛,刺手阳明与颅之盛脉出血。……颅痛,刺足阳明曲周动脉见血,立已。"

骨痛阴痹:《灵枢·五邪》云:"邪在肾,则病骨痛阴痹。阴痹者,按之而不得,腹胀腰痛,大便难,肩背颈项痛,时眩。取之涌泉、昆仑,视有血者尽取之。"

气在于臂足:《灵枢·五乱》云:"气在于臂足,取之先去血脉,后取其阳明、少阳之荥输。"

久痹:《灵枢·寿夭刚柔》云:"久痹不去身者,视其血络,尽出其血。"

3) 癫狂:有六证。

癫疾:《灵枢·癫狂》云:"癫疾始生,先不乐,头重痛,视举目赤,甚作极已,而烦心。候之于颜,取手太阳、阳明,太阴,血变而止。"

癫疾:《灵枢·癫狂》云:"癫疾始作,而引口啼呼喘悸者,候之手阳明、太阳,左强者攻其右,右强者攻其左,血变而止。"

癫疾:《灵枢·癫狂》云:"癫疾始作,先反僵,因而脊痛,候之足太阳、阳明、太阴、手太阳,血变而止。"

癫疾:《灵枢·癫狂》云:"脉癫疾者,暴仆,四肢之脉皆胀而纵。脉满,尽刺之出血。"

癫疾:《灵枢·癫狂》云:"狂始生,先自悲也,喜忘、苦怒、善恐者得之忧饥,治之取手太阴、阳明,血变而止,及取足太阴、阳明。"

狂而新发:《灵枢·癫狂》云:"狂而新发,未应如此者,先取曲泉左右动脉及盛者见血,有顷已。"

4)厥:有二证。

厥痹者、厥气上及腹:《灵枢·寒热病》云:"厥痹者,厥气上及腹。取阴阳之络,视主病也,泻阳补阴经也。"

厥,挟脊而痛者至顶,头沉沉然、腰脊强:《灵枢·杂病》云:"厥,挟脊而痛者至顶,头沉沉然,目䀮䀮然,腰脊强,取足太阳腘中血络。"

5)内科病证:有七证。

心疝暴痛:《灵枢·热病》云:"心疝暴痛,取足太阴、厥阴,尽刺去其血络。"

暴瘖气鞭:《灵枢·寒热病》云:"暴瘖气鞭,取扶突与舌本出血。"

衄血:《灵枢·杂病》云:"衄血,取手太阳,不已,刺宛骨下,不已,刺腘中出血。"

癃:《灵枢·热病》云:"癃,取之阴跷及三毛上及血络出血。"

男子如蛊,女子如怚,身体腰脊如解,不欲饮食:《灵枢·热病》云:"男子如蛊,女子如怚,身体腰脊如解,不欲饮食,先取涌泉见血,视跗上盛者,尽见血也。"

呕胆:《灵枢·四时气》云:"善呕,呕有苦,长太息,心中憺憺,恐人将捕之,邪在胆,逆在胃,胆液泄则口苦,胃气逆则呕苦,故曰呕胆。取三里以下胃气逆,则刺少阳血络以闭胆逆,却调其虚实以去其邪。"

短气,息短不属:《灵枢·癫狂》云:"短气,息短不属,动作气索,补足少阴,去血络也。"

6)其他三证

刺营:《灵枢·寿夭刚柔》云:"刺营者出血。"

络盛:《灵枢·脉度》云:"经脉为里,支而横者为络,络之别者为孙。盛而血者疾诛之。"

风痉身反折：《灵枢·热病》云："风痉身反折,先取足太阳及腘中及血络出血。"

(3)《素问》刺络放血治疗病证：《素问》刺络放血治疗病证较多,论述较细,为主要的治疗方法。

分别为：治疗原则有 18 处；五脏病证有六证,疟有十四证,腰痛有九证,其他病证有六证,共 53 处,治疗 35 种病证。

1) 刺络放血法宏观运用：治疗原则共 18 处。

阴阳经出气血情况：《素问·血气形志》云："刺阳明出血气,刺太阳出血恶气,刺少阳出气恶血,刺太阴出气恶血,刺少阴出气恶血,刺厥阴出血恶气也。"

攻邪疾出去盛血：《素问·离合真邪论》云："帝曰：补泻奈何？岐伯曰：此攻邪也。疾出以去盛血,而复其真气,此邪新客,溶溶未有定处也,推之则前,引之则止,逆而刺之,温血也。刺出其血,其病立已。"

治病去血为先：《素问·血气形志》云："凡治病必先去其血,乃去其所苦,伺之所欲,然后泻有余,补不足。"

春刺：《素问·诊要经终论》云："故春刺散俞,及与分理,血出而止,甚者传气,间者环也。

夏刺：《素问·诊要经终论》云："夏刺络俞,见血而止,尽气闭环,痛病必下。"

缪刺：《素问·缪刺论》云："有痛而经不病者,缪刺之。因视其皮部有血络者尽取之,此缪刺之数也。"

阳(扬)刺：《素问·长刺节论》云："阳刺,入一傍四处,治寒热。深专者刺大脏,迫脏刺背,背俞也。刺之迫脏,脏会,腹中寒热去而止。与刺之要,发针而浅出血。"

孙络病：《素问·三部九候论》云："孙络病者,治其孙络血。"

奇邪(大络)：《素问·三部九候论》云："其病者在奇邪,奇邪之脉则缪刺之。"

上实下虚：《素问·三部九候论》云："上实下虚,切而从之,索其结络脉,刺出其血,以见通之。"

温血：《素问·离合真邪论》云："温血也,刺出其血,其病立已。"

神有余：《素问·调经论》云："神有余,则泻其小络之血,出血勿之深斥,无中其大经,神气乃平。"

血有余：《素问·调经论》云："血有余,则泻其盛经出其血。"

恶血：《素问·针解》云："菀陈则除之者,出恶血也。"

留血(瘀血)：《素问·调经论》云："帝曰：刺留血奈何？岐伯曰：视其血络,刺出其血,无令恶血得入于经,以成其疾。"

志有余:《素问·调经论》云:"志有余则泻然筋血者,不足则补其复溜。"

脉引而痛,时来时止:《素问·缪刺论》云:"邪客于五脏之间,其病也,脉引而痛,时来时止,视其病,缪刺之于手足爪甲上,视其脉,出其血,间日一刺,一刺不已,五刺已。"

病在脉、血:《素问·调经论》云:"病在脉,调之血;病在血,调之络。"

2) 五脏病证:有六证。

肝病:《素问·脏气法时论》云:"肝病者,两胁下痛引少腹,令人善怒;虚则目䀮䀮无所见,耳无所闻,善恐如人将捕之。取其经,厥阴与少阳。气逆则头痛,耳聋不聪,颊肿,取血者。"

心病:《素问·脏气法时论》云:"心病者,胸中痛,胁支满,胁下痛,膺背肩甲间痛,两臂内痛;虚则胸腹大,胁下与腰相引而痛,取其经,少阴太阳,舌下血者。其变病,刺郄中血者。"

脾病:《素问·脏气法时论》云:"脾病者,身重,善肌,肉痿,足不收行,善瘛,脚下痛;虚则痛满肠鸣,飧泄食不化。取其经,太阴阳明少阴血者。"

肺病:《素问·脏气法时论》云:"肺病者,喘咳逆气,肩背痛,汗出,尻阴股膝髀腨胻足皆痛;虚则少气不能报息,耳聋嗌干。取其经,太阴足太阳之外厥阴内血者。"

肺热病:《素问·刺热》云:"肺热病者,先淅然厥,起毫毛,恶风寒,舌上黄,身热。热争则喘咳,痛走胸膺背,不得大息,头痛不堪,汗出而寒;丙丁甚,庚辛大汗,气逆则丙丁死。刺手太阴、阳明,出血如大豆,立已。"

肾病:《素问·脏气法时论》云:"肾病者,腹大胫肿,喘咳身重,寝汗出,憎风;虚则胸中痛,大腹小腹痛,清厥,意不乐。取其经,少阴、太阳血者。"

3) 疟:刺络放血治疗十四证。

疟发阴阳移:《素问·疟论》云:"疟之且发也,阴阳之且移也,必从四末始也。阳已伤,阴从之,故先其时坚束其处,令邪气不得入,阴气不得出,审候见之,在孙络盛坚而血者,皆取之。"

足太阳之疟:《素问·刺疟》云:"足太阳之疟,令人腰痛头重,寒从背起,先寒后热,熇熇喝喝然,热止汗出,难已,刺郄中出血。"

肝疟:《素问·刺疟》云:"肝疟者,令人色苍苍然,太息,其状若死者,刺足厥阴见血。"

胃疟:《素问·刺疟》云:"胃疟者,令人且病也,善饥而不能食,食而支满腹大,刺足阳明、太阴横脉出血。"

疟发身方热:《素问·刺疟》云:"疟发身方热,刺跗上动脉,开其空,出其血,立寒。"

疟脉满大急:《素问·刺疟》云:"疟脉满大,急刺背俞,用中针傍五胠俞各一，适肥瘦，出其血也。""疟脉满大，急刺背俞，用五胠俞、背俞各一，适行至于血也。"

诸疟而脉不见：《素问·刺疟》云："诸疟而脉不见，刺十指间出血，血去必已。"

先其发时：《素问·刺疟》云："先其发时如食顷而刺之，一刺则衰，二刺则知，三刺则已；不已，刺舌下两脉出血；不已，刺郄中盛经出血，又刺项已下侠脊者必已。舌下两脉者，廉泉也。"

先头痛及重者：《素问·刺疟》云："先头痛及重者，先刺头上及两额、两眉间出血。"

先腰脊痛者：《素问·刺疟》云："先腰脊痛者，先刺郄中出血。"

先手臂痛者：《素问·刺疟》云："先手臂痛者，先刺手少阴、阳明十指间。"

先足胫酸痛者：《素问·刺疟》云："先足胫酸痛者，先刺足阳明十指间出血。"

风疟：《素问·刺疟》云："风疟，疟发则汗出恶风，刺三阳经背俞之血者。"

胕髓病：《素问·刺疟》云："骺酸痛甚，按之不可，名曰胕髓病，以镵针针绝骨出血，立已。"

4）腰痛：有九证。

足太阳脉腰痛：《素问·刺腰痛》云："足太阳脉令人腰痛，引项脊尻背如重状，刺其郄中太阳正经出血，春无见血。"

少阳腰痛：《素问·刺腰痛》云："少阳令人腰痛，如以针刺其皮中，循循然不可以俯仰，不可以顾，刺少阳成骨之端出血，成骨在膝外廉之骨独起者，夏无见血。"

阳明腰痛：《素问·刺腰痛》云："阳明令人腰痛，不可以顾，顾如有见者，善悲，刺阳明于骺前三痏，上下和之出血，秋无见血。"

足少阴腰痛：《素问·刺腰痛》云："足少阴令人腰痛，痛引脊内廉，刺少阴于内踝上二痏，春无见血，出血太多，不可复也。"

解脉腰痛痛引肩，目䀮䀮然，时遗溲：《素问·刺腰痛》云："解脉令人腰痛，痛引肩，目䀮䀮然，时遗溲，刺解脉，在膝筋肉分间郄外廉之横脉出血，血变而止。"

解脉腰痛如引带，常如折腰状，善恐：《素问·刺腰痛》云："解脉令人腰痛如引带，常如折腰状，善恐，刺解脉，在郄中结络如黍米，刺之血射以黑，见赤血而已。"

衡络之脉腰痛：《素问·刺腰痛》云："衡络之脉令人腰痛，不可以俯仰，仰则恐仆，得之举重伤腰，衡络绝，恶血归之，刺之在郄阳、筋之间，上郄数寸衡居，为二痏出血。"

会阴之脉腰痛:《素问·刺腰痛》云:"会阴之脉令人腰痛,痛上漯漯然汗出,汗干令人欲饮,饮已欲走,刺直阳之脉上三痏,在跷上郄下五寸横居,视其盛者出血。"

腰痛侠脊痛几几然:《素问·刺腰痛》云:"腰痛侠脊而痛至头几几然,目䀮䀮,欲僵仆,刺足太阳郄中出血。"

5) 其他病:有六证。

痈肿:《素问·长刺节论》云:"治痈肿者,刺痈上,视痈小大深浅刺。刺大者多血,小者深之,必端内针为故止。"

中热而喘:《素问·刺腰痛》云:"中热而喘,刺足少阴,刺郄中出血。"

堕坠,恶血留内,腹中满胀,不得前后:《素问·缪刺论》云:"人有所堕坠,恶血留内,腹中满胀,不得前后,先饮利药。此上伤厥阴之脉,下伤少阴之络。刺足内踝之下、然骨之前血脉出血,刺足跗上动脉;不已,刺三毛上各一痏,见血立已,左刺右,右刺左。"

嗌中肿,不能内,唾时不能出唾:《素问·缪刺论》云:"嗌中肿,不能内,唾时不能出唾者,缪刺然骨之前,出血立已。左刺右,右刺左。"

缪传引上齿,齿唇寒痛:《素问·缪刺论》云:"缪传引上齿,齿唇寒痛,视其手背脉血者去之,足阳明中指爪甲上一痏,手大指次指爪甲上各一痏,立已。左取右,右取左。"

邪客于足少阴之络:《素问·缪刺论》云:"邪客于足少阴之络,令人卒心痛,暴胀,胸胁支满,无积者,刺然骨之前出血,如食顷而已;不已,左取右,右取左。"

(4) 治疗病证

1) 热性病:锋针具有清热解毒、泻火消痈的作用,用以治疗热证。《灵枢·九针论》云:"四曰锋针……主痈热出血。"

2) 瘀血病:锋针放血可使经脉瘀阻之血得以排出,瘀阻得去,新血布达,功能恢复正常,用于各种瘀血病均可。

3) 痹证:锋针放血可使经脉痹阻之邪得以排出,经络通畅,痹痛得除。《灵枢·官针》云:"病在经络痼痹者,取以锋针。"

4) 脏腑病:锋针在脏腑有关腧穴点刺放血,施以穴区的刺激,可以调节脏腑的功能活动,使其恢复正常。《灵枢·官针》云:"病在五脏固居者,取以锋针。"

5) 疑难病证:对于"久病入络"的疑难病证,通过锋针刺络放血,使络脉瘀阻消除,络脉得通,有助于经脉的畅通。

4. **络脉诊断** 络脉可诊断病情。经脉循行于分肉之间,不能看到,不能诊断病情,诊断其病变只能根据其循行、症状推测,其虚实也是根据症状诊断。络脉则不同,其浮于体表,虽然较细小,肉眼可隐约看到,并且根据络脉呈现程度、色泽、形状等帮助诊断疾病。如络脉郁滞、瘀阻，内有瘀血等邪气；络脉变粗、变大，则容易看到。根据络脉异常部位，可诊断何络脉病变；根据络脉异常、粗大程度，可以推测病变程度，越粗大说明郁滞、瘀阻越重。络脉呈现青色，表明是寒气凝滞于内、气血不通的病证；呈现红色，表明是体内有热的病证。鱼部的络脉呈现青色，则胃中有寒；鱼部的络脉呈现红色，则胃中有热。络脉颜色时而红、时而黑、时而青，则为寒热相兼病证；络脉颜色发青且细小，则为元气衰少的病证；络脉突然呈现黑色，则为留滞已久的痹证。《灵枢·经脉》云："经脉十二者，伏行分肉之间，深而不见……诸脉之浮而常见者，皆络脉也……诸络脉皆不能经大节之间，必行绝道而出入，复合于皮中，其会皆见于外……凡诊络脉，脉色青则寒且痛，赤则有热。胃中寒，手鱼之络多青矣，胃中有热，鱼际络赤。其暴黑者，留久痹也。其有赤、有黑、有青者，寒热气也。其青短者，少气也。"

5. 锋针《灵枢》刺法

（1）络刺：《说文解字》云："络，絮也。一曰麻未沤也。"《灵枢·官针》云："络刺者，刺小络之血脉也。"《灵枢·小针解》云："宛陈则除之者，去血脉也。"络刺就是刺皮中浅部的血络以出瘀血，以疏通络脉痹阻，又称刺血法，是用锋利的针刺入络脉，使之溢出一定量的血液，血液色变而止，从而达到治疗疾病目的的一种独特外治法。络刺强调的是针刺瘀滞络脉，适用于瘀血痹阻者。《灵枢·经脉》云："故诸刺络脉者，必刺其结上，甚血者虽无结，急取之，以泻其邪而出其血，留之发为痹也。"

（2）赞刺：《说文解字》云："赞，见也。从贝从兟。……兟，音诜，进也。"赞刺就是多针、浅刺，不留针而达到出血泻热的目的，适用于病位在肌肉的痈肿、各种化脓性炎症、各种热证，为了加强效果，也可加拔火罐，以使瘀血尽量外排，热毒随之外出，强调的是针刺密度、深浅度。《灵枢·官针》云："赞刺者，直入直出，数发针而浅之出血，是谓治痈肿也。"赞刺也可用于局部瘀血，血液循环较差的治疗。

（3）豹文刺：强调的是出血的形状，是用锋针在前后左右的血脉针刺出血的刺法，直取瘀阻之络脉，放出瘀阻之血，由于出血点多，痕若豹纹，故名豹文刺。因心主血脉，故本法应心而用于治疗与心有关的血脉瘀阻等疾患。《灵枢·官针》云："凡刺有五，以应五脏……二曰豹文刺；豹文刺者，左右前后针之，中脉为故，以取经络之血者，此心之应也。"

（4）缪刺：缪为交叉之意。《素问·缪刺论》云："缪刺，以左取右，以右取左。""有痛而经不病者，缪刺之。因视其皮部有血络者尽取之。"缪刺指人体一侧络脉有病而针刺对侧络脉的方法。与巨刺交叉取穴刺经有异。

缪刺是治疗络脉病的专用刺法。《素问·缪刺论》云："有痛而经不病者，缪刺之。因视其皮部有血络者尽取之，此缪刺之数也。"《素问·三部九候论》云："其病者在奇邪，奇邪之脉则缪刺之。"

（5）开皮：只刺过皮肤，作为员针、大针等刺入的通道，便于其穿过皮肤操作。

6.《灵枢》刺络的各种表现 《灵枢》对刺络放血出现的各种现象进行了详细论述，也是现在刺络放血的各种临床表现。

《灵枢·血络论》云："脉气盛而血虚者，刺之则脱气，脱气则仆。血气俱盛而阴气多者，其血滑，刺之则射。阳气畜积，久留而不泻者，其血黑以浊，故不能射。新饮而液渗于络，而未合和于血也，故血出而汁别焉。其不新饮者，身中有水，久则为肿。阴气积于阳，其气因于络，故刺之血未出而气先行，故肿。阴阳之气，其新相得而未和合，因而泻之，由阴阳俱脱，表里相离，故脱色而苍苍然。刺之血出多，色不变而烦悗者，刺络而虚经。虚经之属于阴者，阴脱故烦悗。阴阳相得而合为痹者，此为内溢于经，外注于络，如是者，阴阳俱有余，虽多出血而弗能虚也。"

7.《灵枢》刺络治疗标准

（1）血变而止：刺络血出，随着血液流出，出数滴至数十毫升不等，血液改变成为正常颜色，说明邪已祛除，放血即可停止。《灵枢·五邪》云："癫疾始作，而引口啼呼喘悸者，候之手阳明、太阳，左强者攻其右，右强者攻其左，血变而止。癫疾始作，先反僵，因而脊痛，候之足太阳、阳明、太阴、手太阳，血变而止。"

（2）血尽而止：刺络血出，血液流出数滴至数十毫升不等，不再出血，说明邪已祛除，即可停止放血。《灵枢·经脉》云："凡刺寒热者，皆多血络，必间日而一取之，血尽而止，乃调其虚实。"

（3）血出而止：有的部位不需放许多血，血出气血即得到调节，血出即止。《素问·诊要经终论》云："故春刺散俞，及与分理，血出而止……夏刺络俞，见血而止。"

8. 六经刺血的规律 由于各经气血多少不同，故刺经出气血多寡也不同。古人已深刻认识到各经出气血的不同。一般来说，刺阳明经，可以出血出气；刺太阳、厥阴经，可以出血，而不宜伤气；刺少阳、太阴、少阴经，只宜出气，不宜出血。《素问·血气形志》云："刺阳明出血气，刺太阳出血恶气，刺少阳出气恶血，刺太阴出气恶血，刺少阴出气恶血，刺厥阴出血恶气也。"

五、铍针

《素问·至真要大论》云："诸热瞀瘛，皆属于火。诸痛痒疮，皆属于心。"火热亦皆属于心。铍针为痈脓、火热而设。《灵枢·官针》云："病为大脓者，取以铍针。"铍针主治心火热毒,心主血脉,刺脉术为心之应,故将铍针的应用列为刺脉术。

1. **概念** 《灵枢·九针论》云:"五者音也。音者冬夏之分,分于子午,阴与阳别,寒与热争,两气相抟,合为痈脓者也。故为之治针,必令其末如剑锋,可以取大脓……五曰铍针,取法于剑锋,广二分半,长四寸,主大痈脓,两热争者也。"(图4-3)意思为第五种针铍针,比象于五音,音为五数,位于一、九两数中间。一数代表冬至一阳初生之时,月建在子;九数代表夏至阳气极盛之时,月建在午。而五数正当一到九数的中央,暑往寒来,阴阳消长的变迁,由此可分。这比喻人体阴阳也是处于两端,相互别离,寒热不调,而相互搏结,使肉腐化脓,则形成痈肿。

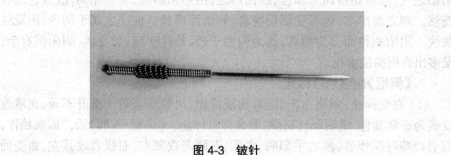

图4-3 铍针

古代人生活条件艰苦,风餐露宿,蚊虫叮咬较多,打猎奔跑易于外伤,猎物咬伤,部落战争更易外伤,开放性损伤较大,医疗条件又差,消毒条件也差,易感染化脓,故痈肿疮脓较多,为多发病、常见病,且病变部位较大,故称"大脓"。铍针末如剑锋,切开过程中对刀口周围牵拉力较小,疼痛较轻,开口又较大,且不易封口,利于脓液彻底外排,使脓液热毒持续排出。铍针为切开排脓的最好器械、最为常用。《灵枢·玉版》云:"故其已成脓血者,其唯砭石铍锋之所取也。"

2. **作用**

(1) 热清泻火、祛毒排脓:铍针的针身锋利较宽,刺入开口大,脓液流出通畅,使热毒脓液持续排出,具有热清泻火、祛毒排脓的作用,是治疗痈脓的专用针具。《灵枢·九针十二原》云:"铍针者,末如剑锋,以取大脓。"《灵枢·玉版》云:"以小治小者其功小,以大治大者多害,故其已成脓血者,其唯砭石铍锋之所取也。"同时,铍针也具有放血排毒的作用,可排除热毒恶血,治疗火毒郁积但未成脓者。《灵枢·终始》云:"重舌,刺舌柱以铍针也。"

(2) 疏通经络、排水消肿:铍针具有刺破脓腔的作用,同时也具有刺破囊腔、水腔的作用,用于治疗囊腔、水腔病,如徒㾪、阴囊积液等。《灵枢·四时气》

云:"徒疚,先取环谷下三寸,以铍针针之,已刺而箭之,而内之,入而复之,以尽其疚,必坚。"《灵枢·刺节真邪》云:"故饮食不节,喜怒不时,津液内溢,乃下留于睾,水道不通,日大不休,俯仰不便,趋翔不能。此病荥然有水,不上不下,铍石所取,形不可匿,常不得蔽,故命曰去爪。"

3. 主治

(1)《灵枢》铍针治疗病证:《灵枢》铍针治病有7处,治疗4种病证。

1) 痈脓:《灵枢·官针》云:"病为大脓者,取以铍针……大泻刺者,刺大脓以铍针也。"《灵枢·九针十二原》云:"铍针者,末如剑锋,以取大脓。"《灵枢·玉版》云:"以小治小者其功小,以大治大者多害,故其已成脓血者,其唯砭石铍锋之所取也。"《灵枢·刺节真邪》云:"刺痈者用铍针。"

2) 重舌:《灵枢·终始》云:"重舌,刺舌柱以铍针也。"

3) 徒疚:《灵枢·四时气》云:"徒疚,先取环谷下三寸,以铍针针之,已刺而箭之,而内之,入而复之,以尽其疚,必坚。来缓则烦悗,来急则安静,间日一刺之,疚尽乃止。饮闭药,方刺之时徒饮之,方饮无食,方食无饮,无食他食,百三十五日。"

4) 去爪:《灵枢·刺节真邪》云:"腰脊者,身之大关节也。肢胫者,人之管以趋翔也。茎垂者,身中之机,阴精之候,津液之道也。故饮食不节,喜怒不时,津液内溢,乃下留于睾,血道不通,日大不休,俯仰不便,趋翔不能。此病荥然有水,不上不下,铍石所取,形不可匿,常不得蔽,故命曰去爪。"

(2) 铍针治疗病证:《灵枢》铍针已基本不用,现在用的为改进型,变小、变窄,如微铍针等,治疗病证由刺破脓腔改为刺破筋膜腔、关节囊腔,用以治疗筋、关节的疼痛、肿胀等,尤其针对部位较大的疼痛。

4. 刺法

(1) 大泻刺:《灵枢·官针》云:"大泻刺者,刺大脓以铍针也。"大泻刺就是针对热壅血瘀而致大脓的治法。治疗时,常规消毒,局麻后快速进针,刺破排脓,使热毒外出,相当于外科的切开排脓。《素问·长刺节论》云:"治痈肿者,刺痈上,视痈小大深浅刺。刺大者多血,小者深之,必端内针为故止。"随着经济的发展,卫生条件的改善,痈脓已很少见到,即使有也多被外科其他方法代替,很少见到用铍针治大脓者。

(2) 松解筋膜:为近年来铍针的新用途,具有松解粘连、舒筋活络、活血化瘀、通经止痛的作用。通过铍针对皮下组织、筋膜和滑囊的切割,使筋膜腔内压力降低,筋膜表面张力降低,紧张、挛缩解除,松解粘连,从而消除神经所受的刺激、牵拉和压迫,缓解疼痛、麻木等。常用于治疗筋膜、肌肉的紧张、挛缩、粘连引起的颈肩腰腿痛,临床多用纵切,刺入不可过深,以防损伤神经、血管等。

六、三棱针刺络放血法

三棱针是除锞针、锋针、铍针以外的刺脉针具,其实就是古代锋针,几乎没有区别,是现在最常用的刺脉针具之一,运用较广,涉及各科病证。

1. 刺络放血法的治疗作用

(1) 活血化瘀、祛瘀生新:刺络放血法使瘀血随之外排而去,瘀血得去,新血得以布达,血运加快,起到了活血化瘀、祛瘀生新,改善局部微循环的作用。

(2) 舒筋活络、通脉止痛:刺络放血法可排出经络中郁滞的病邪,使经络通畅,起到舒筋活络、通脉止痛的作用,使疼痛消除。

(3) 祛风逐痹、强化筋骨:刺络放血法可使风寒湿邪随血外出,局部血运丰富,筋骨得以滋润濡养,而起到祛风逐痹、强壮筋骨的作用。

(4) 清热解毒、消肿祛腐:刺络放血法使热毒瘀血随瘀血而外排,为热毒腐脓提供了较好的外出通道,局部蓄积瘀血随之排出,起到了清热泻火、解毒消肿、祛腐排脓、祛瘀生新的作用。

(5) 调节脏腑的功能:脏腑功能活动失常,气化失职,气机失调,经脉气血运行紊乱,脏腑功能活动减退,运用刺络放血法并配以放血特定穴位,一方面使经脉郁滞紊乱得除,气机升常有序,另一方面穴区的刺激有利于脏腑功能的调整,使脏腑功能趋于正常,而起到镇静安神、止咳平喘、健脾和胃、疏利肝胆、补肾壮阳、调经止血、利水消肿等作用。

2. 刺络放血法的适应证
刺络放血疗法治疗范围较广、病证较多,几乎涉及内外妇儿五官各科疾病。

(1) 传染性疾病:如流行性感冒、流行性腮腺炎、结核病、病毒性肝炎、病毒性胃肠炎等。

(2) 细菌感染性疾病:如咽炎、扁桃体炎、白喉、肺炎、丹毒、败血症等。

(3) 结缔组织病:如风湿性关节炎、类风湿关节炎、皮肌炎、干燥综合征、筋膜炎、红斑狼疮。

(4) 运动系统疾病:如颈椎病、肩关节周围炎、腱鞘炎、腰肌扭伤、腰椎间盘突出症、腰椎管狭窄症、股骨头坏死、强直性脊柱炎等。

(5) 神经系统疾病:如面神经炎、面肌痉挛、三叉神经痛、坐骨神经痛、臂丛神经痛、桡尺神经麻痹、腓总神经损伤、末梢神经炎、多发性神经炎、脊髓炎等。

(6) 此外,还有呼吸系统、循环系统、消化系统、泌尿系统、内分泌系统等病变。

3. 刺络放血的操作

(1) 选放血处:一是选穴,同毫针针刺法而辨证选穴;二是观察患处大小静脉有否曲张、怒张,血络显现处即为放血处;三是寻找病变压痛点,压痛明显处即为放血点;四是对于足背、足趾麻木者,可于趾尖或足部井穴放血。

(2)操作:局部常规消毒后,用三棱针点刺出血,对于腧穴、瘀血血络、压痛点,点刺出血后用手挤压,使瘀血尽出,也可加拔火罐,以使瘀血尽量外排。对于下肢显现静脉,用压脉带上部结扎,然后放血,尽量使血外排。每次放血选3~5个地方。放血量可达数毫升、数十毫升,甚则更多,每天1次。

4. 注意事项

(1)有凝血机制障碍者禁用。

(2)掌握好出血量,体壮可多出血,体弱、贫血者少出血,总量一般不超过200ml。

(3)孕妇、产后、月经期慎用。

(4)刺血后避免患处接触冷水。

第五章

刺筋术

一、概　念

刺筋术是运用员利针、毫针、大针等针具，针刺筋，通过筋调整脏腑、经络的功能而达到治疗疾病的目的。刺筋术是针灸治病的主体，临床运用最广。《素问·针解》云："四针筋。"《素问·调经论》云："病在筋，调之筋……燔针劫刺其下及与急者。"

二、原　理

（一）刺筋治疗肝病

1. **肝主筋**　筋包括筋膜、肌腱、韧带、神经等，与肝有着密切的关系。《素问·宣明五气》云："肝主筋。"《素问·痿论》云："肝主身之筋膜。"《素问·六节藏象论》云："肝者……其华在爪，其充在筋。"《素问·五脏生成》云："肝之合筋也，其荣爪也。"筋束骨，系于关节，维持正常的屈伸运动，须赖肝血的濡养。《素问·平人气象论》云："脏真散于肝，肝藏筋膜之气也。"肝血充足则筋有所养，刚强有力，关节屈伸有力而灵活。《素问·上古天真论》云："四七，筋骨坚，发长极，身体盛壮。"肝血虚衰则筋失所养，筋力疲惫，屈伸困难。《素问·上古天真论》云："七八，肝气衰，筋不能动。"《素问·气交变大论》云："肝木受邪，民病两胁下少腹痛，目赤痛，眦疡，耳无所闻。肃杀而甚，则体重烦冤，胸痛引背，两胁满且痛引少腹，上应太白星。甚则喘咳逆气，肩背痛，尻阴股膝髀腨骱足皆病……木不及……其脏肝,其病内舍胠胁,外在关节。"《灵枢·五邪》云:"邪在肝,则两胁中痛,寒中,恶血在内,行善掣,节时脚肿。"

胆与肝相表里,与五体的关系与肝相一致,与五体筋相对应。《灵枢·本脏》云:"肝合胆,胆者,筋其应。"胆功能可反映于筋,筋也可反映胆的状况。如《灵枢·本脏》云:"肝应爪。爪厚色黄者胆厚,爪薄色红者胆薄。爪坚色青者胆急,爪濡色赤者胆缓。爪直色白无纹者胆直,爪恶色黑多纹者胆结也。"筋的会穴为足少阳胆经的阳陵泉,进一步说明了胆与筋的密切关系,生理上相互依存,病理上相互影响。

2. 筋之病变,影响及肝　筋虽然在关节处较多,但全身各处皆有存在。浅筋膜位于皮肤与肌肉之间,分布全身体表;微筋膜位于小神经、血管,甚至细胞表面。可以说,筋在身体无处不在、无处不有,起着连结骨节、组织、细胞,形成一体、维系协调、支配运动等作用。筋的功能正常,则刚强有力,机体运动灵活协调,伸缩有序;筋的功能异常,如外邪侵袭于筋,则筋痿软无力、活动失调。《灵枢·九宫八风》云:"风从东方来,名曰婴儿风。其伤人也,内舍于肝,外在于筋纽,其气主为身湿。"《素问·痹论》云:"五脏皆有合,病久而不去者,内舍于其合也……筋痹不已,复感于邪,内舍于肝。"然后内传其他脏腑、组织,而产生相应的病变。《素问·皮部论》云:"邪……留于筋骨之间,寒多则筋挛骨痛,热多则筋弛骨消,肉烁腘破,毛直而败。"

3. 刺筋可治疗肝、肝系病变　筋对应于肝,针刺筋可疏通肝气郁滞,调节肝的功能活动,用以治疗肝的病证。《灵枢·官针》云:"关刺者,直刺左右尽筋上,以取筋痹,慎无出血,此肝之应也。"刺筋术不单治疗肝本身病变所致的烦闷、胁痛等,亦治疗肝所主的组织、器官等病证,胆及其有关病证,我们称为肝系病证,如尻、阴、股、膝、髀、腨、胻痛等,还治疗与肝相关联的其他脏腑病证,但以身体疼痛、影响活动为主。

(二)刺筋治疗脾胃病

1. 筋与脾胃　《素问·经脉别论》云:"食气入胃,散精于肝,淫气于筋。"意思是人以水谷为本,脾胃为水谷之海、气血生化之源。脾胃健旺,化源充足,气血充盈,则肝有所滋,筋有所养。若脾被湿困,或脾胃虚弱,化源不足,筋失所养,可致肢体软弱无力,甚则痿废不用。所以,筋与脾胃也有密切关系。

不但脾胃与筋关系密切,其所属经脉也与筋有密切关系,对筋也有滋润、濡养作用。《素问·痿论》云:"阳明者,五脏六腑之海,主闰宗筋。"

2. 刺筋治疗脾胃病　由于筋与脾胃的关系密切,所以刺筋不但治疗肝胆病变,而且通过员利针等对筋的刺激,对脾胃也有调节作用,可以治疗脾胃病变。《素问·通评虚实论》云:"腹暴满,按之不下,取手太阳经络者,胃之募也,少阴俞去脊椎三寸傍五,用员利针。"

(三) 刺筋可治疗其他病

1. 刺筋治疗足厥阴经、足少阳经病

(1) 筋对应足厥阴经、足少阳经:筋不但与脏腑肝、胆存在着对应关系,与肝、胆所属的经脉足厥阴经、足少阳经也存在对应关系。足厥阴经、足少阳经为筋运输气血,提供营养。就经脉而言,筋与足厥阴经、足少阳经关系最为紧密。足厥阴经、足少阳经功能正常,则运输气血充足,筋的功能正常。如足厥阴经、足少阳经的经气郁滞、瘀滞,则气血运行不畅,筋失所养,发为疾病。《灵枢·经脉》云:"足厥阴气绝则筋绝。厥阴者肝脉也,肝者筋之合也,筋者聚于阴气,而脉络于舌本也。故脉弗荣则筋急,筋急则引舌与卵,故唇青、舌卷、卵缩,则筋先死。"《素问·四时刺逆从论》云:"少阳有余病筋痹胁满,不足病肝痹,滑则病肝风疝,涩则病积时筋急目痛。"

(2) 刺筋治疗足厥阴经、足少阳经病:针刺筋具有疏通经络、解除郁滞、瘀滞、郁结等作用,可治疗经络不通的病证。由于足厥阴经、足少阳经与筋的特殊对应关系,经络病证以足厥阴经、足少阳经病证为主,对于经筋病证,更是针刺筋的适应证。《灵枢·终始》云:"手屈而不伸者,其病在筋;伸而不屈者,其病在骨。在骨守骨,在筋守筋。"

2. 刺筋治疗痹证 运用员利针、毫针、大针等针刺筋,治疗外邪侵袭于筋和劳损伤筋的疼痛痹证等,是针灸科诊治的主要病证。《灵枢·官针》云:"病痹气暴发者,取以员利针。病痹气痛而不去者,取以毫针……病水肿不能通关节者,取以大针。"《素问·长刺节论》云:"病在筋,筋挛节痛,不可以行,名曰筋痹。刺筋上为故,刺分肉间,不可中骨也。病起筋炅,病已止。"《灵枢·九针十二原》云:"员利针者,大如氂,且员且锐,中身微大,以取暴气;毫针者,尖如蚊虻喙,静以徐往,微以久留之而养,以取痛痹……大针者,尖如梃,其锋微员,以泻机关之水也。"

3. 刺筋治疗脏腑病证 筋具有固定脏腑位置、协调脏腑功能活动的作用,通过针刺筋,对筋膜、神经的调节,可调节脏腑的功能活动,治疗脏腑病证,如毫针输刺治疗脏腑病。

4. 刺筋治疗足太阳经病 《素问·生气通天论》云:"阳气者,精则养神,柔则养筋。"即阳气可以温养经筋。足太阳经是阳气最充足的经脉,养筋作用最强,也是养筋最主要的经脉。足太阳经功能正常,则筋得濡养,功能强健。足太阳经阳气不足,则经筋无以濡养,而产生病证。《灵枢·经脉》云:"膀胱足太阳之脉……是主筋所生病者,痔疟狂癫疾,头囟项痛,目黄泪出鼽衄,项背腰尻腘踹脚皆痛,小指不用。为此诸病,盛则泻之,虚则补之,热则疾之,寒则留之,陷下则灸之，不盛不虚，以经取之。"通过足太阳经可以治疗经筋病证，刺筋也可调节足太阳经的功能，治疗足太阳经病证。

三、员利针

1. **概念** 员利针为刺筋术的专用针具。《灵枢·九针论》云："六者律也。律者调阴阳四时而合十二经脉，虚邪客于经络而为暴痹者也。故为之治针，必令尖如氂，且员且锐，中身微大，以取暴气……六曰员利针，取法于氂，针微大其末，反小其身，令可深内也，长一寸六分，取痈痹者也。"（图5-1）《灵枢·九针十二原》云："员利针者，大如氂，且员且锐，中身微大，以取暴气。"《刺灸心法要诀》云："员利针形尖如氂，主治虚邪客于经，暴痹走注历节病，刺之经络实时痛。"《素问·长刺节论》云："病在筋，筋挛节痛，不可以行，名曰筋痹。刺筋上为故，刺分肉间，不可中骨也。病起筋炅，病已止。"氂，犛牛尾也。员利针的针尖如牛尾，多用于治疗筋肉痹痛。

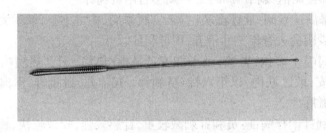

图5-1 员利针

2. **作用**

（1）祛除风寒湿邪：员利针治疗"虚邪客于经络而为暴痹者也"（《灵枢·九针论》），具有祛除风寒湿邪的作用，用于突发痹证。

（2）舒筋活络、通行经络：《灵枢·九针论》云："律者调阴阳四时而合十二经脉，虚邪客于经络而为暴痹者也。"员利针不但能通行足厥阴经、足少阳经，而且"合十二经脉"，能通行十二经脉，治疗"客于经络"之暴痹，具有舒筋活络、通行经络的作用。《素问·调经论》云："病在筋，调之筋。"《灵枢·杂病》云："膝中痛，取犊鼻，以员利针。"

（3）调节脏腑功能：员利针还可调节脏腑功能，尤其针刺背部腧穴，具有较好的调节脏腑功能的作用。《素问·通评虚实论》云："腹暴满，按之不下，取手太阳经络者，胃之募也，少阴俞去脊椎三寸傍五，用员利针。"《灵枢·热病》云："热病嗌干多饮，善惊，卧不能安，取之肤肉，以第六针（员利针）。"

3. 主治

(1)《内经》治疗病证:《内经》论述员利针有 9 处,分别治疗 8 种病证,其中有五证是筋痹疼痛,二证为内脏病证,一为病邪。

1) 痹气暴发:《灵枢·官针》云:"病痹气暴发者,取以员利针。"

2) 痛痹:《灵枢·九针论》云:"六曰员利针,取法于釐针,微大其末,反小其身,令可深内也,长一寸六分,主取痛痹者也。"

3) 暴气:《灵枢·九针十二原》云:"员利针者,大如釐,且员且锐,中身微大,以取暴气。"《灵枢·九针论》云:"六者律也。律者调阴阳四时而合十二经脉,虚邪客于经络而为暴痹者也。故为之治针,必令尖如釐,且员且锐,中身微大,以取暴气。"

4) 髋痛:《灵枢·厥病》云:"足髀不可举,侧而取之,在枢合中,以员利针,大针不可刺。"

5) 膝中痛:《灵枢·杂病》云:"膝中痛,取犊鼻,以员利针,发而间之。针大如釐,刺膝无疑。"

6) 小邪:《灵枢·刺节真邪》云:"刺小者用员利针。"

7) 腹暴满:《素问·通评虚实论》云:"腹暴满,按之不下,取手太阳经络者,胃之募也,少阴俞去脊椎三寸傍五,用员利针。"

8) 热病嗌干多饮,善惊,卧不能安:《灵枢·热病》云:"热病嗌干多饮,善惊,卧不能安,取之肤肉,以第六针(员利针),五十九,目眦青,索肉于脾,不得索之木,木者肝也。"

(2) 员利针治疗病证:员利针刺激较重,针感较强,疗效较快、较好,但针刺疼痛较重,适用于痹证、脏腑病证顽固难愈者的治疗。

1) 躯干、四肢筋、关节的疼痛、麻木:如头痛、颈椎病、肩关节周围炎、肱骨外上髁炎、腰椎病、股骨头缺血性坏死、膝骨关节炎等。

2) 脏腑功能失调病证:如心悸、心痛、胸闷、善惊、咳喘、胃痛、腹泻、便秘、口干等。《素问·通评虚实论》云:"腹暴满,按之不下,取手太阳经络者,胃之募也,少阴俞去脊椎三寸傍五,用员利针。"

4. 刺法

员利针是近年来运用较多的九针之一,刺法也较多,多用于筋肉痹痛。其刺法有:

(1) 关刺:《说文解字》云:"关,以木横持门户也。"《灵枢·官针》云:"凡刺有五,以应五脏……三曰关刺;关刺者,直刺左右尽筋上,以取筋痹,慎无出血,此肝之应也,或曰渊刺,一曰岂刺。"强调的是,针刺组织时,就是直刺肢体关节的筋,但应当注意针刺时不能出血。肝在体为筋,这是适合于肝脏病变的刺法,是员利针最常用的刺法,主治筋痹。局部消毒后,员利针刺入,到达需要的深度,退至皮下,再往左右、上下倾斜后刺入 2~3 下,针刺快进快出,不留针,出针棉签按压,每个部位 3 日 1 次。

(2) 恢刺:《灵枢·官针》云:"凡刺有十二节,以应十二经……三曰恢刺;恢刺者,直刺傍之,举之前后,恢筋急,以治筋痹也。"《说文解字》云:"恢,大也。从心,灰声。"恢刺就是从经筋的挛缩点旁边进针,针刺筋结点及其旁边,并向前向后做抬举的针法,以恢复经筋原来的状态,用以治疗筋痹。

四、毫 针

毫针为现在临床最常用的针具,也是《灵枢》针刺的主体,其古今治疗皆以痹证疼痛、麻木等为主,为筋的病变范围,故将其应用列为刺筋术。

1. **概念** 《灵枢·九针论》云:"七者星也。星者人之七窍,邪之所客于经,而为痛痹,舍于经络者也。故为之治针,令尖如蚊虻喙,静以徐往,微以久留,正气因之,真邪俱往,出针而养者也……七曰毫针,取法于毫毛,长一寸六分,主寒热痛痹在络者也。"《灵枢·九针十二原》云:"毫针者,尖如蚊虻喙,静以徐往,微以久留之而养,以取痛痹。"(图 5-2)《刺灸心法要诀》云:"毫针主治虚痹缠,养正除邪在徐缓;寒热痛痹浮浅疾,静入徐出邪正安。毫针者,因取法于毫毛,故名之也。主刺邪客经络,而为痛痹邪气轻浅者也。凡正气不足之人,用此针刺之,静以徐往,渐散其邪,微以久留,缓养正气,则寒邪痛痹浮浅之在络者,皆可平也。"毫针即我们所说的针灸针,是九针中最常用者。

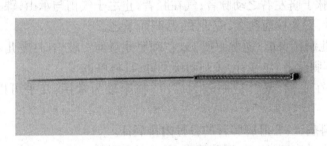

图 5-2 毫针

2. **作用**

(1) 驱除外邪:毫针具有驱除外邪、祛风散寒等作用,尤其对于邪侵经络者,治疗"邪之所客于经"(《灵枢·九针论》)。

(2) 舒筋通络:毫针具有舒筋活络、通痹止痛的作用,用于治疗痛痹。如《灵枢·九针十二原》云:"毫针者,尖如蚊虻喙,静以徐往,微以久留之而养,以取痛痹。"《素问·缪刺论》云:"邪客于足少阳之络,令人留于枢中痛,髀不可举,刺枢中以毫针,寒则久留针。"

(3) 温经散寒：毫针具有温经散寒、扶助阳气的作用，用于寒证的治疗。《灵枢·刺节真邪》云："刺寒者用毫针也。"

(4) 调节脏腑、补益虚弱：毫针具有调节脏腑、补益虚弱、充实正气的作用，用于治疗脏腑虚弱病。《灵枢·九针十二原》云："毫针者……静以徐往，微以久留之而养。"《灵枢·九针论》云："故为之治针……静以徐往，微以久留，正气因之，真邪俱往，出针而养者也。"

3. 主治

(1)《内经》毫针治疗病证：《内经》毫针治病有 7 处，其中 4 处治疗痹证疼痛，各有 1 处治疗寒证、气街病、婴儿病。

1) 痛痹：《灵枢·九针十二原》云："毫针者，尖如蚊虻喙，静以徐往，微以久留之而养，以取痛痹。"

2) 痹气痛：《灵枢·官针》云："病痹气痛而不去者，取以毫针。"

3) 寒热痛痹在络：《灵枢·九针论》云："七曰毫针，取法于毫毛，长一寸六分，主寒热痛痹在络者也。"

4) 枢中痛，髀不可举：《素问·缪刺论》云："邪客于足少阳之络，令人留于枢中痛，髀不可举，刺枢中以毫针，寒则久留针。"

5) 寒证：《灵枢·刺节真邪》云："刺寒者用毫针也。"

6) 气街病：《灵枢·卫气》云："请言气街：胸气有街，腹气有街，头气有街，胫气有街。故气在头者，止之于脑；气在胸者，止之膺与背腧；气在腹者，止之背腧，与冲脉于脐左右之动脉者；气在胫者，止之于气街与承山，踝上以下。取此者用毫针，必先按而在久，应于手，乃刺而予之。"

7) 婴儿病：《灵枢·逆顺肥瘦》云："刺婴儿奈何？岐伯曰：婴儿者，其肉脆，血少气弱。刺此者，以毫针，浅刺而疾发针，日再可也。"

(2) 现在主治：毫针应用较为广泛，临床最为常用，几乎可以治疗各科疾病。

1) 内科病证：心肝脾肺肾的各种内科病证。

2) 骨伤科病证：躯干、四肢筋肉、关节的各种病证。

3) 神经科病证：各种中枢、周围神经病变，如麻木、无力等。

4) 妇科病证：妇科炎症、痛症、内分泌紊乱等。

5) 五官科病证：鼻炎、咽痛、眼病等。

6) 儿科病证：小儿腹泻、消化不良、咳嗽等。

4. 毫针《灵枢》刺法 　根据症状辨证分经，循经取穴。局部消毒后，毫针刺入，到达所需深度，留针，时间根据病证而定。留针为毫针的针刺特点。《灵枢·九针十二原》云："毫针者……静以徐往，微以久留之而养。"《灵枢·九针论》云："故为之治针……静以徐往，微以久留，正气因之，真邪俱往，出针而养者也。"

（1）输刺：《灵枢·官针》云："凡刺有九，以应九变……输刺者，刺诸经荥输脏腧也。"输刺强调的是针刺腧穴，就是通过针刺腧穴，治疗脏腑、经络病变的刺法；辨证分经，循经取穴，为最常用的针刺方法，不但用于内科病证，也用于其他各科病证。

（2）远道刺：《灵枢·官针》云："凡刺有九，以应九变……远道刺者，病在上，取之下，刺府腧也。"针刺腧穴治疗脏腑经络病变，病位在上，取之下，病位在下，取之上，强调的是远距离取穴。远道刺亦为重要的选穴原则、针刺方法，多取得较好疗效。

（3）经刺：《灵枢·官针》云："凡刺有九，以应九变……经刺者，刺大经之结络经分也。"经刺强调的是针刺大经结络的部位，就是经脉气血郁结而形成的经筋结聚处，如压痛、硬结、条索等阳性反应点。

（4）巨刺：《灵枢·官针》云："凡刺有九，以应九变……巨刺者，左取右，右取左。"巨刺强调的是针刺对侧，指机体一侧有病，而于对侧选取经穴治疗的交叉针刺法，是治疗损伤疼痛的重要刺法。本法是刺经而不是刺络，不放血，与刺络的缪刺法相似。《素问·调经论》云："痛在于左而右脉病者，巨刺之。"

（5）焠刺：《灵枢·官针》云："凡刺有九，以应九变……焠刺者，刺燔针则取痹也。"焠刺强调的是用热针治疗寒性痹证，是针前先热针的刺法。《灵枢·经筋》云："手少阴之筋……其病内急心承伏梁，下为肘网。其病当所过者支转筋，筋痛。治在燔针劫刺，以知为数，以痛为输。"《素问·调经论》云："燔针劫刺其下及与急者；病在骨，焠针药熨。"《类经》注："燔针者，盖纳针之后，以火燔之使暖也。此言焠针者，用火先赤其针而后刺之，不但暖也，寒毒阴结，非此不可。"张景岳所言燔针，针前加热，以加强温热散寒作用，治疗痹证，也可针后加热。

（6）偶刺：《灵枢·官针》云："凡刺有十二节，以应十二经。一曰偶刺；偶刺者，以手直心若背，直痛所，一刺前，一刺后，以治心痹，刺此者，傍针之也。"偶刺强调的是前后同时治疗，即直对病痛所在，一刺前，一刺后，于胸脘部及背部进行针刺，阴阳同调，用以治疗心胸痛痹。由于这种刺法是前后对偶，所以称偶刺。

（7）报刺：《灵枢·官针》云："凡刺有十二节，以应十二经……二曰报刺；报刺者，刺痛无常处也，上下行者，直内无拔针，以左手随病所按之，乃出针复刺之也。"根据患者所报之处下针，施行手法后，询问患者针处是否痛止，另在其他痛处下针，即根据针刺后出现的疼痛位置再决定再次下针位置。报，亦作"复"解，即出针后复刺的意思，用以治疗痛无定处者。

（8）齐刺：《说文解字》云："齐，禾麦吐穗上平也。"齐刺就是对病变处直刺一针,再对病变处上下或左右刺两针,三针平齐,加强针感,用于痹气小、较深的病变,且病位在经络。齐刺又称三针。《灵枢·官针》云:"齐刺者,直入一,傍入二,以治寒气小深者。或曰三刺;三刺者,治痹气小深者也。"

(9) 输刺:《灵枢·官针》云:"凡刺有十二节,以应十二经……七曰输刺;输刺者,直入直出,稀发针而深之,以治气盛而热者也。"输刺就是垂直刺入较深处,得气后将针退出,乃从阴引阳、输泻热邪的一种手法,用针较少,以治气盛而热的病证。

(10) 扬刺:《说文解字》云:"扬,飞举也。"扬刺用于治疗病浅在表,寒气在表皮,面积较大的病证;直刺一针,旁刺四针,针刺较浅,强调的是针刺深度及针的形状,且病浅宜浅刺。《灵枢·官针》云:"扬刺者,正内一,傍内四,而浮之,以治寒气之博大者也。"

(11) 阴刺:《灵枢·官针》云:"凡刺有十二节,以应十二经……十曰阴刺;阴刺者,左右率刺之,以治寒厥,中寒厥,足踝后少阴也。"阴刺是《灵枢》五刺法、九刺法、十二刺法中唯一决定针刺腧穴的针刺方法,也是左右并刺的刺法,用以治疗阴寒内盛的寒厥证。由于寒厥证与足少阴经有关,所以取足踝后的太溪穴。

(12) 傍针刺:《灵枢·官针》云:"凡刺有十二节,以应十二经……十一曰傍针刺;傍针刺者,直刺傍刺各一,以治留痹久居者也。"傍针刺强调的是针刺位置,就是在病所直刺一针,再在其旁边刺一针的针刺法,用以治疗邪气久居不散的留痹证。

毫针是《灵枢》中运用刺法最多的针具。其他刺法,如分刺、恢刺、浮刺、关刺、合谷刺等也可运用毫针。

5.《灵枢》毫针运用

(1) 根据脉象确定经络病变

1) 人迎候阳经病,寸口候阴经病:手足三阳经病变候人迎,手足三阴经病变候寸口。《素问·阴阳别论》云:"三阳在头,三阴在手。"

2) 一盛在少阳、厥阴,二盛在太阳、少阴,三盛在阳明、太阴:人迎较寸口一盛病在少阳,人迎较寸口二盛病在太阳,人迎较寸口三盛病在阳明;寸口较人迎一盛病在厥阴,寸口较人迎二盛病在少阴,寸口较人迎三盛病在太阴。《素问·六节藏象论》云:"故人迎一盛病在少阳,二盛病在太阳,三盛病在阳明……寸口一盛病在厥阴,二盛病在少阴,三盛病在太阴。"

3) 阳盛则阴虚、阴盛则阳虚:阳经盛则与其相表里的阴经虚,阴经盛则与其相表里的阳经虚。《素问·血气形志》云:"足太阳与少阴为表里,少阳与厥阴为表里,阳明与太阴为表里,是为足阴阳也。"足少阳盛则足厥阴虚,足太阳盛则足少阴虚,足阳明盛则足太阴虚;足太阴盛则足阳明虚,足少阴盛则足太阳虚,足厥阴盛则足少阳虚。

（2）经络病的治疗

1）阴阳表里两经同时治疗,阴经取 1 个穴位,阳经取 2 个穴位:阳经盛补 1 个阴经穴位,泻 2 个阳经穴位;阴经盛补 2 个阳经穴位,泻 1 个阴经穴位。《灵枢·始终》云:"人迎一盛,泻足少阳而补足厥阴,二泻一补,日一取之,必切而验之,疏取之上,气和乃止。人迎二盛,泻足太阳,补足少阴,二泻一补,二日一取之,必切而验之,疏取之上,气和乃止。人迎三盛,泻足阳明而补足太阴,二泻一补,日二取之,必切而验之,疏取之上,气和乃止。脉口一盛,泻足厥阴而补足少阳,二补一泻,日一取之,必切而验之,疏而取之上,气和乃止。脉口二盛,泻足少阴而补足太阳,二补一泻,二日一取之,必切而验之,疏取之上,气和乃止。脉口三盛,泻足太阴而补足阳明,二补一泻,日二取之,必切而验之,疏而取之上,气和乃止。"

2）先补后泻:所有病证皆先取虚弱经的穴位,后取实盛经的穴位,即先用补的穴位,后用泻的穴位。《灵枢·始终》云:"阴盛而阳虚,先补其阳,后泻其阴而和之。阴虚而阳盛,先补其阴,后泻其阳而和之。"

3）治疗时间:一盛一日 1 次,二盛二日 1 次,三盛一日 2 次。

4）取穴必切而验之,寻找压痛等敏感点:必须寻找压痛等敏感点,才能保证疗效,为针刺治疗的重要原则。《灵枢·背腧》云:"欲得而验之,按其处,应在中而痛解,乃其腧也。"《灵枢·刺节真邪》云:"用针者,必先察其经络之实虚,切而循之,按而弹之,视其应动者,乃后取之而下之。"

（3）热厥、寒厥:刺治热厥的病,应当刺阴经 2 次,刺阳经 1 次;刺治寒厥的病,应当刺阳经 2 次,刺阴经 1 次。二阴的意思,是指在阴经针刺 2 次;一阳的意思,是指在阳经针刺 1 次。《灵枢·终始》云:"刺热厥者,二阴一阳;刺寒厥者,二阳一阴。所谓二阴者,二刺阴也;一阳者,一刺阳也。"

（4）治疗标准

1）治愈结果以脉搏是否"坚"与"不坚"为标准,不以症状是否缓解为标准。脉搏恢复正常,即使尚有症状,也为病愈。脉搏没有恢复"坚"与"不坚",即使症状缓解,也认为病不愈。《灵枢·始终》云:"所谓气至而有效者,泻则益虚,虚者脉大如其故而不坚也,坚如其故者,适虽言故,病未去也。补则益实,实者脉大如其故而益坚也,夫如其故而不坚者,适虽言快,病未去也。故补则实,泻则虚,痛虽不随针,病必衰去。"

2）以气"至"与"不至"为标准:《灵枢·九针十二原》云:"刺之而气不至,无问其数。刺之而气至,乃去之,勿复针……刺之要,气至而有效。"

（5）经筋病的治疗:经筋病也属毫针治疗范围。"治在燔针劫刺,以知为数,以痛为输。"（《灵枢·经筋》)《说文解字》云:"燔,爇也。从火番声。""热,温也,从火埶声。"故燔一是炙、烤,二是焚烧。燔针即烧针。《说文解字》云:"劫,人欲去,以力胁止曰劫。"劫刺即快刺快出。

1)"燔针劫刺"为针烧后快速进入,快速拔出,以取温热刺激,增强温经散寒作用,既非针刺后针柄加艾灸,也非火针焠刺。

2)"以知为数"是说以患者的感觉判断疾病的转归来决定治疗的次数。

3)"以痛为输"是以经筋病的痛点、压痛点为针刺腧穴。

经筋病的病痛部位为治疗腧穴,可为一点,也可为多点,可为一经,也可为多经。局部常规消毒,毫针烧热后刺入,行针后拔出,按压针眼,各腧穴依次治疗。

五、大 针

《灵枢·官针》云:"病水肿不能通关节者,取以大针。"《灵枢·九针十二原》云:"大针者,尖如梃,其锋微员,以泻机关之水也。"关节肿胀是筋的病变。大针治疗的主要是筋病,故将大针的应用列为刺筋术。

1. **概念** 《灵枢·九针论》云:"九者野也。野者人之节解皮肤之间也。淫邪流溢于身,如风水之状而溜,不能过于机关大节者也。故为之治针,令尖如梃,其锋微员,以取大气之不能过于关节者也……九曰大针,取法于锋针,其锋微员,长四寸,主取大气不出关节者也。"(图5-3)《灵枢·九针十二原》云:"大针者,尖如梃,其锋微员,以泻机关之水也。"《灵枢·官针》云:"病水肿不能通关节者,取以大针。"大针主要用于关节积液的治疗,尤其是髋、膝关节积液。

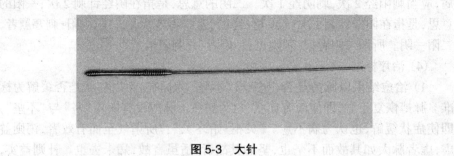

图 5-3 大针

2. **作用**

(1)祛除外邪:大针可以祛除流溢于身之淫邪,《灵枢·九针论》云:"野者人之节解皮肤之间也,淫邪流溢于身。"

(2)通行经络、利水消肿:大针可以通利不通之经络,疏通肿胀之囊腔,"泻机关之水",通利水道,利水消肿。《灵枢·官针》云:"病水肿不能通关节者,取以大针。"《灵枢·九针十二原》云:"大针者,尖如梃,其锋微员,以泻机关之水也。"

3. 主治

(1)《内经》大针治疗有5处,治疗4种病证,以关节积水为主。

1) 机关之水:《灵枢·九针十二原》云:"大针者,尖如梃,其锋微员,以泻机关之水也。"

2) 水肿不能通关节:《灵枢·官针》云:"病水肿不能通关节者,取以大针。"

3) 气之不能过于关节:《灵枢·九针论》云:"故为之治针,令尖如梃,其锋微员,以取大气之不能过于关节者也……九曰大针,取法于锋针,其锋微员,长四寸,主取大气不出关节者也"。

4) 虫瘕及蛟蛔:《灵枢·厥病》云:"肠中有虫瘕及蛟蛔,皆不可取以小针。心肠痛,㤖作痛,肿聚,往来上下行,痛有休止,腹热喜渴涎出者,是蛟蛔也。以手聚按而坚持之,无令得移,以大针刺之,久持之,虫不动,乃出针也。悲腹㤖痛,形中上者。"

5) 偏枯:《灵枢·热病》云:"偏枯,身偏不用而痛,言不变,志不乱,病在分腠之间,巨针取之,益其不足,损其有余,乃可复也。"

(2) 大针治疗病证

1) 关节积液:主要是髋、膝关节积液。

2) 颈肩腰腿疾病:颈椎病、肩关节周围炎、腰椎间盘突出症、腰椎管狭窄症、膝骨关节炎等。

4. 刺法

(1) 关节透刺、利水消肿:大针透刺关节。局部常规消毒,锋针开皮,大针穿过皮肤后,纵行或横行松解关节囊,主要用于膝关节、髋关节等积液的治疗。治疗时,直刺关节囊上下、左右以通透关节囊,以通透下壁关节囊为主,使积液从通道外排于组织间,慢慢吸收,起到内引流的作用。《灵枢·官针》云:"病水肿不能通关节者,取以大针。"既缓解了积液对滑膜刺激的恶性循环,又使病理产物积液流入组织间,消除了肿胀、疼痛。膝关节透刺从血海、梁丘进针,向下通透膝关节,刺破关节囊下壁,与下部软组织相通透。髋关节在腹股沟韧带下2cm与股动脉外侧2cm的交点处进针,垂直刺破关节囊,使囊内外通透;也可在股骨大转子外上进针,垂直刺破关节囊,使囊内外通透。

(2) 关刺:可代替员利针行关刺,刺激部位较深或较长,适用于面积较大的筋病,尤其是深部筋病。《灵枢·官针》云:"关刺者,直刺左右尽筋上,以取筋痹,慎无出血,此肝之应也。"

(3) 皮下透刺(浮刺):大针透刺皮下筋膜同员针。局部常规消毒,锋针开皮,大针刺入穿过皮肤后,可以顺经络走行方向在皮下通透,也可多个方向透刺,使皮下筋膜有疏通感,治疗颈肩腰腿痛等浅筋膜粘连者。

六、员利针、毫针、大针以外的刺筋术

员利针、毫针、大针等是临床常用的刺筋工具,获得了较好疗效,除此之外,现在临床上还有一些针具用于刺筋术,多是上述刺法的发展,如体针、温针、火针、透筋针、小针刀等。

(一) 体针

体针治疗 体针治疗为针灸治疗的主体,根据病变部位、活动受限方向、压痛点位置,四诊合参,进行辨证分经,循经取穴,又分本经取穴法和异经取经法等。

(1) 本经取穴法:本经病变,遵循"宁失其穴,勿失其经"的原则,主选本经腧穴进行治疗。《灵枢·刺节真邪》云:"用针者,必先察其经络之实虚,切而循之,按而弹之,视其应动者,乃后取之而下之。"

(2) 异经取穴法:人体是一个有机的整体,各经脉之间相互联系、相互影响,一经有病变,除选择本经腧穴外,还可选择与其联系密切的经脉腧穴进行治疗。主要有同名经选穴、表里经选穴。

1) 同名经选穴:本经病变,除选择本经腧穴外,还选择与之同名的经脉腧穴进行治疗,如足太阴脾经病,选手太阴肺经腧穴。

2) 表里经选穴法:本经有病,除本经腧穴治疗外,还选与之相表里的经脉腧穴进行治疗,如足太阴脾经病,选足阳明胃经腧穴。

(3) 经验选穴法:根据临床经验选取穴位。

(4) 阳性反应点:选择压痛、颜色改变、形状改变等阳性反应点治疗。

(二) 温针

温针疗法是将针灸针与艾灸有机结合的疗法。

1. **治疗作用** 温针疗法具有针刺与艾灸的双重作用,能温补阳气、祛风散寒、舒筋活络、活血化瘀、解痉止痛。

2. **治疗方法** 与体针相同,选用相应的穴位,毫针刺入得气后,将艾绒捏在针柄上或将小段艾条穿孔套在针柄上,点燃施灸,使热力通过针身传入体内,发挥针刺与艾灸的双重作用,每次20~30分钟,每日1次,10次为1个疗程。

(三) 火针

火针疗法是将火针用火烧红后迅速刺入人体的穴位或患处,借其温热刺激,从而达到祛除疾病目的的一种针刺方法。火针疗法是在《灵枢》燔针、焠刺等基础上发展而成的。

1. 火针的作用

（1）祛寒除湿、温经止痛：火针具有热力，能鼓动人体阳热之气，使经脉得以温通，以祛除寒气、攻散湿邪，使经脉调和、气机畅达而疼痛自止。

（2）运行气血、解痉止痛：火针的温热刺激可促进气血运行，增加血液供给，营养筋脉，祛除风邪，使拘急、抽搐等症自除。

（3）温通经络、祛风止痒：火针疗法具有温通经络、行气活血之功，促进体表气血流动，使营养加强，则风邪无处存留，血足风散痒止。

（4）助阳益气、祛除麻木：麻木为脉络阻滞，阳气不能统帅营血、濡养经脉肌肤所致。火针能温通助阳，引阳达络，使气血畅通，经脉肌肤得养而麻木自除。

（5）补脾益气、通利经脉：火针能助阳气，行气血，刺脾胃腧穴则使脾胃气盛，气血生化充足，筋脉得以濡养而坚韧，肌肉得以濡养而丰满，强壮有力。

（6）壮阳补肾、升阳举陷：火针能增强人体阳气，激发经气，调节脏腑功能，具有外助阳气、升阳举陷的作用。

（7）攻散痰结、消除瘰疬：火针能温通阳气，温化痰饮，攻散痰结，疏通气血，消积化痰，可治疗瘰疬、结核等。

（8）引热外达、清热解毒：火针疗法有发散、引气之功，使火热毒邪从针孔外散，而达到清热解毒、泻火排毒的目的。

（9）生肌敛疮、祛腐排脓：火针能温通经络，运行气血，使气血流通加速，疮口瘀积的气血得以消散，脓毒从针孔排出，腐肉得以外排，增加了病灶周围的营养，促进了组织再生，促使疮口愈合。

2. 火针的适应证

（1）风湿性关节炎、类风湿关节炎、膝关节骨质增生症、腰椎间盘突出症、足跟痛、肩关节周围炎、颈椎病、腱鞘炎等疾病，以虚寒、受凉怕冷者尤为适宜。

（2）肛裂、痔疮、急性乳腺炎、下肢静脉曲张等外科疾病。

（3）急慢性胃肠炎、咳嗽、气喘、阳痿、内脏下垂等内科疾病。

（4）斑秃、白癜风、带状疱疹等皮肤病。

（5）乳腺增生、腱鞘囊肿、瘰疬痰核等病证。

3. 火针操作

（1）选穴：根据症状不同而辨证分经，可为一经，也可为多经，再取相应的腧穴。

（2）消毒：局部常规消毒。

（3）烧针：用酒精灯烧针，根据针刺的深度，决定针体烧红的长度，将针烧红或发白。

(4) 进针：迅速将针刺入穴位或病变部位。

(5) 出针、留针：一般快速出针，出针后即刻用干棉球按压一下孔眼。

3 天 1 次，可根据病情选择原有腧穴，也可另选腧穴。

4. 注意事项

(1) 精神过于紧张、过饥、过饱、过劳、大醉等禁用火针。

(2) 发热性疾病不宜用火针。

(3) 血液病、糖尿病患者禁用火针。

(4) 血管、主要神经分布部位不宜火针。

(5) 面部慎用火针。

(6) 火针治疗后当天不要洗澡。

（四）透筋针

透筋针是在《内经》"大针""员针"基础上演变而来刺筋的专用针具，针头为扁钝状，针体为圆柱形，针体设有刻度以便操作者控制进针深度，针柄为八棱圆锥形（图 5-4）。《灵枢·九针十二原》云："大针者，尖如梃，其锋微员，以泻机关之水也。"《灵枢·九针论》云："九者野也。野者人之节解皮肤之间也。淫邪流溢于身，如风水之状而溜，不能过于机关大节者也。故为之治针，令尖如梃，其锋微员，以取大气之不能过于关节者也……九曰大针，取法于锋针，其锋微员，长四寸，主取大气不出关节者也。"《灵枢·九针十二原》云："员针者，针如卵形，揩摩分间，不得伤肌肉，以泻分气。"透筋针适用于顽固性骨伤病。

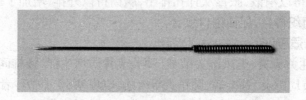

图 5-4　透筋针

1. 治疗作用

(1) 解除过大应力、缓解紧张痉挛：通过疏通弹拨使紧张的筋腱纤维、筋膜、腱膜、肌腱解除牵拉应力，恢复力的正常平衡状态，松解关节周围损伤痉挛的肌肉韧带等软组织，改善局部微循环，达到舒筋理筋、通关过节的目的。

(2) 松解紧张筋膜韧带的神经出口，缓解对神经的压迫：松解深筋膜、纤维结缔组织、高压的关节囊或高压滑液囊等的过高张力；减压消除涨应力，使病变组织重构和调整。

2. **治疗部位** 骶髂关节、膝关节、踝关节、腰部、髋关节、肩关节等。

3. **治疗方法**

(1) 局部常规消毒、麻醉。

(2) 用三棱针或者粗针头在进针点开皮,以便透筋针进入皮下。

(3) 透筋针直刺入筋,然后通过手法舒筋理筋,以达到治疗效果。

4. **治疗病证** 强直性脊柱炎、脊髓型颈椎病、顽固性肩关节周围炎、肱骨外上髁炎、腰椎管狭窄症、股骨头缺血性坏死、膝关节骨质增生症。

5. **注意事项**

(1) 严格无菌操作,以防感染。

(2) 全身发热性疾病、传染性疾病等禁用。

(3) 精神过度紧张、严重晕针及重度高血压、冠心病、心肌梗死等患者慎用。

(五) 小针刀

小针刀疗法是随着中西医结合而产生的一种治疗方法,由朱汉章发明创立,是根据生物力学原理,将针灸针与外科手术刀有机地结合在一起,具有针灸针与手术刀的双重功能。小针刀直径约 1mm,长 5.5~10mm,尖有刀刃,可剥削、松解粘连,效同手术刀,但避免了手术切开、操作面积大所带来的创伤及遗留瘢痕和再粘连等后遗症。于穴位处顺经络方向纵行剥离,起到针灸针刺激的作用,但其刺激量大,疏通经气滞结和结节样、条索样反应物等所致气滞血瘀迅速而完全,可收到针灸针无法比拟的效果,且操作时间短,不易晕针。小针刀是刺筋的用具,而大号针刀可作为刺骨的用具。

1. **治疗原理** 人体在静止状态时,所有组织器官都有相对稳定的位置关系,以维持正常的力学关系,即静态平衡。如果组织器官某一部位相对稳定的关系遭到破坏,不能维持其正常的力学状态,失于平衡,即为静态平衡失调。

人体活动时,所有组织器官都有不同的活动范围,以维持其正常的力学状态,即为动态平衡。如果某一组织器官的正常活动范围遭到破坏,不能维持正常的力学状态,即为动态平衡失调。

人体软组织如筋膜、韧带等因反复受凉、无菌性炎症、外伤等,使软组织间形成粘连、硬结、紧张、挛缩等,打破了静态平衡和动态平衡,肌肉、肌腱等活动失于协调、配合,影响神经产生疼痛、麻木等,形成各种病证。

2. **进针规程**

(1) 定点:在确定病变部位(施术部位)和摸清该处解剖结构后,在进针部位用甲紫溶液或其他方法做一标记,局部碘酊消毒后再用酒精脱碘,医者戴无菌手套,覆盖无菌洞巾。

(2) 定向:为了有效地避开神经、血管和重要脏器,使刀口线与大血管、神经及肌肉、韧带纤维走向平行,将刀口压在进针点上。

(3) 加压分离:右手拇、食指捏住把柄,其余二指拖住针体,稍加压力不使其刺破皮肤,使进针点处形成一个长形凹陷,且刀口线与重要血管、神经和肌纤维走向平行,血管、神经、肌肉等就被分离在刀刃两侧。

(4) 刺入:右手拇、食指捏住针柄,中、无名二指抵住针体并作为支点,压在进针点附近皮肤上,防止刀锋刺入皮肤后超过深度而损伤深部重要神经、血管和脏器,或深度超过病灶,损伤健康组织;继续加压,感到一种坚硬感,说明刀口下皮肤已被推挤到接近病变部位或骨质,稍一加压,即穿过皮肤,进针点处凹陷基本消失,神经、血管即膨起在针体两侧,即可根据需要施行手术,进行治疗。

3. 常规操作方法

(1) 纵行疏通剥离法:粘连发生于肌腱、韧带附着点时,将刀口线与肌肉、韧带走向平行刺入患处,当刀口接触骨面时,按刀口线方向疏剥,附着点宽时,可分几条线疏剥。周围腧穴和/或有条索状、结节状反应物等经气凝滞、聚结时,将针刀刺入经气滞结处(不是在骨面上),沿肌纤维走行或经络循行方向进行剥离。纵行疏通剥离法为最基本、最常用的方法。

(2) 横行剥离法:肌肉、韧带和骨发生粘连,将刀口线接触骨面时,做与肌肉、韧带走向垂直的铲剥,将肌肉或韧带从骨面上部分铲起,至感觉针下有松动感。

(3) 切开剥离法:几种软组织互相粘连,如肌肉与韧带、韧带与韧带、韧带与肌腱等互相粘连时,将刀口线与肌肉、韧带走向平行刺入患处,将互相间的粘连切开,髋关节囊增厚、紧张,可切开,如有滑囊,将滑囊壁的下端纵行切开数刀,再横行分离,使滑液流出,并尽可能使内流通道通畅,起到内引流的作用。

(4) 通透剥离法:范围较大的粘连板结,无法进行逐点剥离,在板结点处可取数点进针,进针应选肌肉和肌肉等软组织相邻的间隙处,当针接触骨面时,除软组织在骨上的附着点之处,都将软组织从骨面上铲起,并将软组织间的粘连疏剥开来。

(5) 切割肌纤维法:部分肌纤维紧张,引起疼痛和功能活动障碍,将刀口线和肌纤维垂直刺入,切断少量紧张的肌纤维,可迅速缓解症状。对于部分韧带紧张者,也可用此法切割部分以缓解症状,如髋关节外展受限。

(6) 筋膜切开松解法:筋膜紧张者,在紧张部位行纵向或横向垂直切割,或十字切割,使筋膜得以松解。由于人体筋膜是一个有机多维的筋膜网,通过体表、软组织内筋膜的松解,全身的筋膜得以不同程度的松解,从而恢复人体力的平衡。

4. 治疗方法　根据症状、体征，诊断病情并选取治疗部位，再根据治疗部位选择适宜的针刀，刺入后行适宜的手法，多个治疗点依次进行，创可贴覆盖。小针刀通过松解软组织紧张、痉挛、粘连等，恢复肌肉、肌腱活动的协调、配合，恢复了人体的动态平衡和静态平衡。

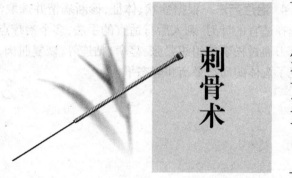

第六章

刺骨术

一、概　念

刺骨术是运用大针等针具,通过针刺骨,来调整脏腑、经络的功能而达到治疗疾病的目的。《素问·针解》云:"五针骨。"《素问·长刺节论》云:"病在骨,骨重不可举,骨髓酸痛,寒气至,名曰骨痹。深者刺,无伤脉肉为故,其道大分、小分,骨热病已止。"

二、原　理

(一) 刺骨治疗肾病

1. 肾主骨　《素问·宣明五气》云:"肾主骨。"《素问·痿论》云:"肾主身之骨髓。"《素问·六节藏象论》云:"肾者主蛰,封藏之本,精之处也;其华在发,其充在骨。"肾藏精,精生髓,髓又能充养于骨,所以骨骼的生理功能与肾精有密切关系。《素问·五脏生成》云:"肾之合骨也,其荣发也。"髓藏于骨骼之中,称为骨髓。《素问·平人气象论》云:"肾藏骨髓之气也。"肾精充足,则骨髓充盈,骨骼得到骨髓的滋养,才能强劲坚固。如果肾精虚少,骨髓空虚,就出现骨骼软弱无力,甚至骨骼发育障碍。《灵枢·海论》云:"髓海有余,则轻劲多力,自过其度;髓海不足,则脑转耳鸣,胫酸眩冒,目无所见,懈怠安卧。"《素问·痿论》云:"肾气热,则腰脊不举,骨枯而髓减,发为骨痿。"《素问·气交变大论》云:"岁水不及……民病腹满身重,濡泄,寒疡流水,腰股痛发,腘腨股膝不便,烦冤，足痿清厥，脚下痛，甚则跗肿……水不及……其脏肾，其病内舍腰脊骨髓，外在溪谷踹膝。"《素问·长刺节论》云："病在骨，骨重不可举，骨髓酸痛，寒气至，名曰骨痹。深者刺，无伤脉肉为故，其道大分、小分，骨热病已止。"

膀胱与肾相表里，与五体的关系与肾相一致，与五体骨相对应。膀胱功能可反映于骨，骨也可反映膀胱的状况。《灵枢·本脏》云："肾应骨，密理厚皮者三焦膀胱厚，粗理薄皮者三焦膀胱薄，疏腠理者三焦膀胱缓，皮急而无毫毛者三焦膀胱急，毫毛美而粗者三焦膀胱直，稀毫毛者三焦膀胱结也。"

2. 骨病影响及肾 外邪侵袭皮肤、内传于骨，或外邪侵袭于骨，影响肾的功能，出现肾功能失常的症状。《灵枢·九宫八风》云："风从北方来，名曰大刚风。其伤人也，内舍于骨，外在于骨与肩背之膂筋，其气主为寒也。"《素问·痹论》云："五脏皆有合，病久而不去者，内舍于其合也。故骨痹不已，复感于邪，内舍于肾。"《灵枢·九针论》云："八者风也。风者人之股肱八节也。八正之虚风，八风伤人，内舍于骨解腰脊节腠理之间，为深痹也。"《素问·皮部论》云："邪之始入于皮也，泝然起毫毛，开腠理；其入于络也，则络脉盛色变；其入客于经也，则感虚乃陷下；其留于筋骨之间，寒多则筋挛骨痛，热多则筋弛骨消，肉烁䐃破，毛直而败。"

3. 刺骨可治疗肾、肾系病变 骨对应于肾，针刺骨可调节肾气，治疗肾的病证。《灵枢·官针》云："五曰输刺；输刺者，直入直出，深内之至骨，以取骨痹，此肾之应也。"刺骨术不单治疗肾本身病变所致腰痛、耳鸣、胫酸眩冒、目无所见、懈怠安卧等，也治疗肾所主的组织、器官等病证，膀胱及其有关病证，我们称为肾系病证，如腹满身重、濡泄、寒疡流水、腰股痛发、腘腨股膝不便、烦冤、足痿清厥、脚下痛、跗肿等，还治疗与肾相关联的其他脏腑病证。《灵枢·五邪》云："邪在肾，则病骨痛阴痹，阴痹者，按之而不得，腹胀腰痛，大便难，肩背颈项痛，时眩。"

（二）刺骨可治疗其他病

1. 刺骨治疗足少阴经、足太阳经病 骨不但与脏腑肾、膀胱存在着对应关系，其与肾、膀胱所属的经脉足少阴经、足太阳经也存在对应关系。足少阴经、足太阳经为骨运输精血，提供营养。就经脉而言，骨与足少阴经、足太阳经关系最为紧密，生理上相互联系，病理上相互影响。足太阳经背部大杼为骨之会，用以治疗骨病即是很好的明证。《灵枢·经脉》云："足少阴气绝则骨枯。少阴者冬脉也，伏行而濡骨髓者也。故骨不濡则肉不能著也，骨肉不相亲则肉软却，肉软却故齿长而垢，发无泽。发无泽者，骨先死。"针刺骨骼深刺激，可以疏通足少阴经、足太阳经郁滞，治疗足少阴经、足太阳经病。《素问·四时刺逆从论》云："太阳有余病骨痹身重，不足病肾痹，滑则病肾风疝，涩则病积善时巅疾。"

2. 刺骨治疗足少阳胆经病 骨为干,其质刚;胆为中正之官,其气亦刚。同气相求,胆有病,会影响及骨。足少阳胆经腧穴绝骨(悬钟)为髓会,髓又生骨,也可以说明足少阳胆经与骨的关系密切。通过足少阳胆经可治疗骨病,而刺骨也可以治疗足少阳胆经病变。《素问·热论》云:"少阳主胆,其脉循胁络于耳,故胸胁痛而耳聋。"《灵枢·经脉》云:"胆足少阳之脉……是主骨所生病者,头痛,颔痛,目锐眦痛,缺盆中肿痛,腋下肿,马刀侠瘿,汗出振寒,疟,胸胁肋髀膝外至胫、绝骨外踝前及诸节皆痛,小指次指不用。"

3. 刺骨治疗骨痹 骨痹为病邪进入较深、时间较长,已入骨内的病证,治疗必须深刺至骨,上下摩骨,才能取得较好疗效。《素问·长刺节论》云:"病在骨,骨重不可举,骨髓酸痛,寒气至,名曰骨痹。深者刺,无伤脉肉为故,其道大分、小分,骨热病已止。"

4. 刺骨治疗久病、重证 对于病位较深者,浅刺不及病位,不能解决病深的问题,必须深刺,且深刺至骨,上下摩骨,进行强刺激,才能取得较好疗效。疑难重症患者,或病程较长等,病变部位也较深,也需用长针深刺至骨,上下摩骨,且实践证明已取得了较好疗效。《灵枢·卫气失常》云:"黄帝曰:取之奈何?伯高曰:夫病变化,浮沉深浅,不可胜穷,各在其处,病间者浅之,甚者深之,间者小之,甚者众之,随变而调气。"

三、长 针

长针为《内经》治疗深邪远痹的针具,是刺骨术的专用针具。骨痹即属深邪远痹。

1. 概念 《灵枢·九针论》云:"八者风也。风者人之股肱八节也。八正之虚风,八风伤人,内舍于骨解腰脊节腠理之间,为深痹也。故为之治针,必长其身,锋其末,可以取深邪远痹……八曰长针,取法于綦针,长七寸,主取深邪远痹者也。"(图6-1)《灵枢·九针十二原》云:"长针者,锋利身薄,可以取远痹。"长针的功效是除八风。风在哪里?舍于"骨解腰脊节腠理之间",部位较深。长针用于治疗骨痹。《素问·长刺节论》云:"病在骨,骨重不可举,骨髓酸痛,寒

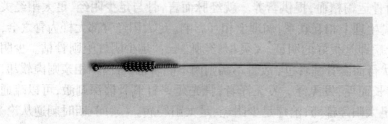

图 6-1 长针

气至，名曰骨痹。深者刺，无伤脉肉为故，其道大分、小分，骨热病已止。"

2. 作用

（1）祛除深邪：长针的针体较长，可以祛除"内舍于骨解腰脊节腠理之间"的"深痹"。《灵枢·九针论》云："八正之虚风，八风伤人，内舍于骨解腰脊节腠理之间，为深痹也。"

（2）疏通经络、通痹止痛：长针较长，可以通行经络、疏通"深邪远痹"郁滞。《灵枢·九针论》云："八曰长针，取法于綦针，长七寸，主取深邪远痹者也。"《灵枢·九针十二原》云："长针者，锋利身薄，可以取远痹。"

（3）通行骨痹：长针通过"致针骨所，以上下摩骨"，治疗"骨解腰脊"等骨病，具有通行骨痹的作用。《素问·调经论》云："病在骨，调之骨。"

3. 主治

（1）《灵枢》长针治疗有4处，治疗3种病。

1）深邪远痹：《灵枢·九针十二原》云："长针者，锋利身薄，可以取远痹。"《灵枢·九针论》云："故为之治针，必长其身，锋其末，可以取深邪远痹……八曰长针，取法于綦针，长七寸，主取深邪远痹者也。"

2）内闭不得溲：《灵枢·癫狂》云："内闭不得溲，刺足少阴、太阳与骶上以长针。"

3）病位较深：病位较深者，选用长针治疗。《灵枢·官针》云："病在中者，取以长针。"

（2）治疗病证

1）骨痹：《灵枢·官针》云："短刺者，刺骨痹……输刺者，直入直出，深内之至骨，以取骨痹。"

2）顽固性疼痛：多病程较长，其病位较深。《灵枢·九针论》云："八曰长针……主取深邪远痹。"

3）疑难病证：病程较长、病位较深的其他病证，即疑难病证。《灵枢·官针》云："病在中者，取以长针。"

4. 刺法

（1）短刺：《说文解字》云："短，有所长短，以矢为正。从矢豆声。"短刺可以治疗骨痹，方法是局部常规消毒后，缓慢进针，同时稍稍摇动针体，使针渐渐深入骨部，再上下提插摩擦骨部，以加强刺激作用。《灵枢·官针》云："凡刺有十二节，以应十二经……短刺者，刺骨痹，稍摇而深之，致针骨所，以上下摩骨也。"

（2）输刺：输刺是直入直出，刺入深到骨，可以治疗骨痹。这是和肾相应的刺法，局部常规消毒后，直接刺入至骨，加压对骨进行刺激。《灵枢·官针》云："凡刺有五，以应五脏……五曰输刺；输刺者，直入直出，深内之至骨，以取骨痹,此肾之应也。"输刺与短刺都是刺骨的方法,只是手法稍有不同。

(3) 皮下透刺:近年来的皮下透刺,如芒针、莽针、巨针等,都可见到这类长针用法,治疗筋肉疾病有很好的疗效,且用长针只松解病变局部浅层筋肉,即可缓解症状,取得较好疗效。由于筋膜是一个多维网络,皮下透刺时,深筋膜也得到不同程度的放松,也有一定的治疗作用,故皮下透刺为常用的治疗方法。

四、长针以外的刺骨术

(一) 微铍针

微铍针是在《灵枢》铍针的基础上加以改进而成,主要用以刺骨,也用以刺筋。《灵枢》铍针"广二分半,长四寸",约合现代的宽 5.75mm,长 92mm。古代人风餐露宿,外伤较多,作为切开痈脓尚且可以。一是痈脓位置多表浅,尤其脓成熟后位置更浅;二是痈脓面积较大,一般为数厘米至数十厘米,甚至更大,从"以取大脓"可知;三是铍针口大,不易封口,脓液外排通畅,利于脓毒排尽。

作为现代人,生活条件优越,外伤较少,痈脓更少,治疗"大脓"早已用不到。随着治疗范围的扩大,铍针可用于切开囊壁、筋膜等,但切开囊壁、筋膜就显得太大,容易造成损伤,尤其部位较深者,同时针具过大时患者畏惧,所以将尺寸适当缩小,宽缩小 3~5 倍,长缩小近 1 倍,较古代铍针小得多,故称为"微铍针",以 1~2mm 宽,5~6cm 长为宜。微铍针的针身较短,便于加压用力。施术部位不同,针具大小有别,故做成大小不同型号。为了更好地掌握进针深度,使微铍针的针尖部达到同一深度,将其针尖做成稍平的,避免只有尖部局部进入过深,而大部分不能达到同一深度;为便于纵向切割,保留尖部两边"剑状"刃面(图 6-2)。

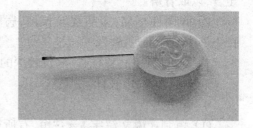

图 6-2 微铍针

尖部两侧、前面有刃,便于在进针过程中进行不同层次的切割。

1. 微铍针的作用 微铍针作为刺骨术的主要针具,对骨进行手法刺激,通过脏腑、经络而发挥其综合治疗作用。

(1) 疏通经脉、调节经络:微铍针通过对经脉易于郁滞部位的切割,若针具大、手法重,可解除筋膜压迫,疏通局部狭窄,扩大经脉运行路径,使经脉内径增大，经气运行更加畅通，郁滞消除，起到直接的作用；若针具小、手法轻，可刺激穴位，通过穴位对经脉进行调节，使经络运行通畅，并通过经络系统调节脏腑及全身，从而达到全身治疗作用。一般来说，病程短、病情轻用小针具、轻手法，只起刺激作用；病程长、病情重、疑难杂症等用大针具、重手法切割松解治疗，直接疏通。

（2）切开郁结、疏通经络：经络是运行气血、联系脏腑和体表及全身各部的通道。正常情况下，经络是畅通的，其循行路线上的肌肤正常。由于各种原因引起经络不畅、不通，经气郁结、郁滞，日久则会在经络循行路线上或其周围出现病理性结节状、条索状、高起、凹陷等反应物，而局部血液供应差也会表现为色素沉着、粗糙等；反过来，病理性结节状、条索状、高起、凹陷等反应物和色素沉着、粗糙等，又影响、阻滞经气的运行，使经气郁结、郁滞更重，如此形成恶性循环。在郁结、郁滞部位顺着经络走行、走向疏剥、疏通，可快速疏导结节状、条索状反应物郁滞，增加局部气血供应，消除其对气血运行的影响，快速疏通经气郁滞，畅通经络。

（3）刺激骨骼、调节机体：针刺骨是微铍针常用的针刺方法之一，治疗时根据患者不同的疾病，选择相应的穴位、部位进行针刺至骨膜、骨皮质、骨髓质，由于刺激较深较重，在临床上常用于治疗一些慢性疼痛、脊柱相关性疾病以及脑瘫、中风后遗症等疑难病证，即时、远期疗效十分显著。

1）针刺骨骼、调节肾气：用微铍针对头、脊柱等处骨骼进行短刺、输刺，因肾应骨，通过对骨的刺激调节，可调节先天之本肾的功能，进而调节有关脏腑的功能活动。

骨在五体中处于最深层的部位。骨和骨髓与肾的关系最为密切，均由肾精所生。肾在体为骨、藏精生髓、主骨，髓居于骨中，骨赖髓以充养。肾气的盛衰影响骨髓的变化。肾也是五脏中最深层次的藏精所在。病邪侵犯人体后的传变，病变及肾大多已在后期虚损阶段；病邪深入及骨，其病最甚；肾虚精亏，多可累及于骨，如小儿囟门迟闭、骨软无力或骨脆易折或骨折后不易愈合等肾中精气渐亏之象。肾虚精亏，髓衰骨弱，则支撑人体的能力减退，势必出现腰膝酸软无力、不耐久行久立等症。肾不但对骨至关重要，且肾为先天之本，对全身其他脏腑亦具有调节作用。肾的病证可引起骨及其他脏腑病证。针刺骨可治疗肾及其他脏腑病证，而且深刺到骨，刺激量大，其效更显。《素问·长刺节论》云："刺家不诊，听病者言。在头头疾痛，为藏针之，刺至骨，病已止，无伤骨肉及皮，皮者道也。"说明针灸治疗痛症时，针刺深入骨有显著的止痛效果，因此运用刺骨针法可治疗各种急慢性痛症。

2）针刺骨膜、调节筋膜：通过对骨膜的刺激，调节机体筋膜，再通过筋膜调节深部脏腑、组织、器官等的功能活动。骨膜在解剖学中属最深层、最致密的结缔组织之一,覆盖于骨组织表面,具有营养、保护、传递、运输、支持等功能。各肌肉、腱、韧带等组织的起、止点均附着于骨组织,即骨膜上,因此所有软组织急、慢性劳损均能在骨膜上产生病变点、区,即疼痛、酸胀、麻木、肢冷等临床症状,如腰椎间盘突出症、颈椎病、骨关节炎、肩关节周围炎、肱骨外上髁炎等。通过针刺骨膜产生的治疗反应,称为刺骨术的骨膜效应。骨膜效应在急慢性软组织劳损疾病的治疗中有着特有的"效应值"。它将细胞膜的传递、转运,组织液的调节和神经系统阈值的强弱等,进行新的、规律性的应答反应。它的"效应值"远远大于其他结缔组织,即"骨膜效应值"大于深层结缔组织效应值,更远大于浅层结缔组织效应值。

3) 调节结构、改变功能:人体各组织、器官结构决定功能,而功能也可改变结构。骨、肌腱与筋膜是直接劳损的组织,损伤后产生结构改变,但其结构改变具有可塑性。其他病变也可出现结构改变,且其改变也多是可塑的。人体损伤部位结构上发生改变,可导致支配它的大脑中枢神经区域的结构发生变化(神经的易化及可塑性)。刺骨术刺激骨膜、骨骼,使其结构发生变化,这种变化又可以瞬间影响支配它的大脑功能区,使大脑功能区神经的敏感性发生变化,而中枢神经的敏感性发生变化可直接导致它所支配的组织功能的改变,进而引起结构的改变,使症状缓解或消失。

4) 针刺骨质、调节压力:手法较重者可刺入骨皮质甚至骨髓质,骨内高压得以释放、恢复,改善了骨的静脉引流、血液流变学状态、减压孔处新生血管形成,增加了骨内外血液循环的通道,打破了骨内高压形成的恶性循环,从而使骨内血液循环状态和代谢水平恢复正常。骨内容物组织、器官的压力随着减小,渗透压进行了调节,趋于平复。颅骨矢状缝的短刺、输刺,开通、开大了颅骨内外进行人与自然压力释放、物质交换、信息交换、能量交换的通道,有利于大脑外排邪浊郁滞之气,进而人体中枢得以调节,外周亦随之调节。

5) 传递压力、调节机体:刺骨术通过上下摩骨等按压力的直接传导,作用于骨及骨深层,通过骨将力传导至内部组织脑、脊髓等,对脑、脊髓等具有调节作用,进而调节全身的功能活动

(4) 皮肉筋骨脉同治:微铍针在针刺过程中,首先刺皮,对皮具有调节作用;由于有刀面,对筋松解直接而彻底,故对筋具有很好的调节作用;最后刺骨,刺入骨膜、骨皮质、骨髓质,对骨亦具有调节作用。在刺入过程中,多刺到肌肉,同时筋的松解,对肌肉也有较好的调节作用。脉无处不在,调节皮肉筋骨时,脉也得到了调节。故微铍针具有皮肉筋骨脉同治的作用。

2. 微铍针的治疗方法

(1) 选穴:根据临床症状进行辨证分析,确定病变部位、涉及脏腑及性质、深浅、轻重,再观察经脉循行部位的色泽、粗糙度、色素沉着度、有无出血点、形

状的变化，局部有无压痛、酸胀，以帮助诊断疾病。以辨证分经为主，综合考虑，确定病变经脉、治疗点。先选分析确定的穴位，次选相关穴位，做好标记。每次 1~2 穴，2 天 1 次。

（2）备皮：治疗前按手术要求备皮，尤其头颈部、骶尾部，以便于消毒、防止感染，同时治疗时视野较好、有利于操作治疗，治疗后也利于创可贴覆盖。

（3）消毒：微铍针按手术要求严格消毒，治疗时要在无菌手术室，医务人员要戴口罩、帽子、手套，局部消毒要规范、严格，范围要适当大，以防感染。

（4）麻醉：微铍针治疗时，要求每个患者治疗前必须打局麻药。局麻药多用 0.5%~1% 利多卡因溶液，每个点 2~4ml。局部消毒后，医者左手拇指按住进针点上方，用 5 号注射针先在各进针点打一皮丘，再将各点分别麻醉，将注射针头刺至骨面。

（5）治疗：治疗手法以大泻刺切割为基础，以切割为主要手法。《灵枢·官针》云："六曰大泻刺；大泻刺者，刺大脓以铍针也。"随着治疗范围的扩大，手法稍作变动，同时配合短刺、输刺、关刺、经刺、分刺、合谷刺等。具体为：

1）头部、颈椎、胸椎、腰椎棘突、尾椎下、胸骨、肱骨结节、肱骨内外上髁、腕关节、股骨颈、胫骨粗隆内侧、踝关节、耻骨联合等处：刺入皮肤后直至骨面，采用短刺、输刺，也可先纵行切割 10~20 针、横行切割 3~5 针，再至骨加压短刺，可刺骨内。《灵枢·官针》云："短刺者，刺骨痹，稍摇而深之，致针骨所，以上下摩骨也……五曰输刺；输刺者，直入直出，深内之至骨，以取骨痹，此肾之应也。"

2）结节状、条索状、线状、点状、片状反应物：沿着经脉走向行关刺、经刺、分刺。《灵枢·官针》云："三曰经刺；经刺者，刺大经之结络经分也……五曰分刺；分刺者，刺分肉之间也……三曰关刺；关刺者，直刺左右尽筋上，以取筋痹，慎无出血，此肝之应也，或曰渊刺，一曰岂刺。"在结节状、条索状反应物中心线纵向切割，一针紧挨一针，突破结节、条索即可。

3）皮肤变厚、粗糙、丘疹、出血、色素沉着、脱屑等皮肤改变：皮肤变厚、粗糙、色素沉着等皮肤改变说明局部血液循环较差，血运障碍，治疗应顺经脉或平行经脉皮肤切割，将筋膜切开，面积较大者可分次治疗，以疏散郁滞，畅通经气。

腧穴、阳性反应点为经气聚结处，治疗宜用微铍针顺经脉行合谷刺。《灵枢·官针》云："四曰合谷刺；合谷刺者，左右鸡足，针于分肉之间，以取肌痹，此脾之应也。"即直刺一下，在上下斜刺一下，可有酸、胀、沉等针感，出针不留针。

出针后，局部按压 3~5 分钟以压迫止血，然后创可贴覆盖。

3. 微铍针的特点

（1）微铍针具有铍针、小针刀、普通针灸针的多重作用：微铍针取其铍针切开脓肿引流的作用,切开高压组织,外排压力,释放压力,恢复压力平衡;取其小针刀松解软组织的作用,通过切开松解,恢复动态、静态力的平衡;同时顺经络循行纵行疏离,类似针灸针的作用,疏通经气郁滞,但疏通经气效果比针灸针好得多。《灵枢·九针十二原》云:"皮肉筋脉,各有所处,病各有所宜,各不同形,各以任其所宜,无实无虚……针各有所宜,各不同形,各任其所为。刺之要,气至而有效,效之信,若风之吹云,明乎若见苍天,刺之道毕矣。"

(2) 手法刺激量要适当大:《灵枢》九针时代,针灸治疗效如桴鼓,疗效迅速。如《灵枢·九针十二原》云:"今夫五脏之有疾也,譬犹刺也,犹污也,犹结也,犹闭也。刺虽久,犹可拔也;污虽久,犹可雪也;结虽久,犹可解也;闭虽久,犹可决也。或言久疾之不可取者,非其说也。夫善用针者,取其疾也,犹拔刺也,犹雪污也,犹解结也,犹决闭也。疾虽久,犹可毕也。言不可治者,未得其术也。"当今针灸治疗,疗效有时不好,究其原因,一是针具的原因,现代人生活优越,治病不愿受皮肉之苦,比起古九针,针具小得多,决定了其刺激量小,疗效也随之降低;二是手法轻、刺激量小,机体的反应就小,调节效果也就减小,当然与医师的医疗水平亦有关。所以刺激量决定治疗效果,治疗要用适宜的针具、强刺激手法,才能达到满意的疗效。

(3) 纵切为主、兼顾横切:如果只纵行切割,要达到充分松解的效果,局部损伤较大,过后疼痛较重,部分患者因畏针不敢治疗或中断治疗,影响治疗的顺利进行。为了减轻疼痛,消除患者畏惧心理,宜采取纵行切割为主、横行切割为辅的方法。在纵行切割的中点两侧,稍做横行切割松解,能达到充分松解的目的,可收到预期效果,且损伤大为减轻,治疗后疼痛也大为减轻。

(4) 治疗过的部位不再重复治疗:由于微铍针手法较重,松解较为彻底,故一个部位治疗后,一般不再重复治疗,而是选取其他部位依次治疗。

(5) 疏通经气郁滞迅速而完全:经气郁滞为经络系统不通的原因,通过穴区的刺激可疏通经气。微铍针相对其他针具,进行纵行切割疏通经气郁滞迅速而完全彻底,疗效快捷,为疏通经络的较好方法。

(6) 皮肉筋骨脉同时治疗:针刺治病一般只刺软组织,而微铍针可对皮肉筋骨脉同时治疗。首先刺入的是皮;其次是筋,通过切割,使筋得到松解,消除紧张,经脉通畅;最后刺到的是骨,通过对骨的强刺激,上下摩骨,以调节骨的功能;脉无处不在,调节皮筋时,脉也得以调节;在刺筋、骨时,也不同程度地刺激肌肉,同时筋的松解,缓解了对肌肉的牵拉刺激,使肌肉放松,间接调整了肌肉。治疗时以筋骨为主,筋是彻底松解,骨是刺入骨膜、骨皮质甚至骨髓质中。

4. 治疗病证 软组织损伤性病证、骨病、风湿病,以及内科、妇科、五官科等疑难病证。

5. 微铍针注意事项

（1）严格消毒，以防感染。

（2）发热患者不能用微铍针治疗。

（3）颈部治疗不可过深，以防损伤蛛网膜、延髓、脊髓。

（4）术前必须摄 X 线片或做 CT 检查，以诊断是否有骨质破坏或骨质疏松。对于肿瘤、结核等骨质破坏者，局部要慎用；头部有蛛网膜颗粒压迹部位禁用。

（5）血友病、再生障碍贫血等疾病不能做微铍针治疗，以防造成出血。治疗期间停服阿司匹林等抗血凝药。

（6）局部有皮损或感染者禁用，以防发生感染。

（7）有高血压、心脏病者要慎用，以免出现并发症。高血压、心脏病等严重内脏疾病可服药后再治疗。

（8）畏针者慎用微铍针。

（9）微铍针治疗时要严格无菌操作，以免发生感染。

（10）治疗后当天不能洗澡，以防感染。

（11）胸腹部宜浅刺。

（二）刺骨针

刺骨针是长针与锋针有机结合的产物，是用特种钢材制作的刺骨专用针具（图 6-3）。刺骨针的针尖三面有刃，针身较粗，针柄较长，便于加压用力、刺入骨内，较微铍针刺骨作用强。《灵枢·九针论》云："八曰长针，取法于綦针，长七寸，主取深邪远痹者也。"《灵枢·九针十二原》云："锋针者，刃三隅，以发痼疾。"其治疗病证为长针、锋针的病证，长针治疗深邪远痹，锋针治疗痼疾，刺骨针用于治疗深邪远痹和痼疾。

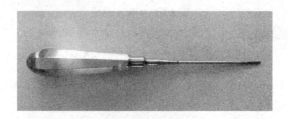

图 6-3　刺骨针

1. **治疗部位**　头骨、脊柱棘突、股骨大转子、髌骨、胫骨近端、肱骨近端、肱骨内外上髁、腕骨、踝骨、手足骨等处。此部位软组织较少，刺皮后即到骨，可达到刺骨不伤肉筋脉的目的。

2. 治疗作用

(1) 释放压力、缓解高压：骨痹多有骨内高压，靠毫针刺激调节力量弱，难以取得较好疗效。刺骨针直刺入骨，刺激性强，调节力量大，给予骨高压外排通道，使压力释放，快速解除骨高压，疗效迅速。

(2) 活血化瘀、祛瘀生新：刺骨针刺入骨髓腔，使骨内瘀滞骨髓流出，顽固之瘀血随之排出，瘀血祛除，新血流入，起到了活血化瘀、祛瘀生新的作用，且作用迅速而完全，疗效较好。

(3) 具有锋针的作用：刺骨针的针尖有三棱，即是硬度较高的高质量锋针，可作为锋针使用，具有锋针的作用。

(4) 员针开皮：为员针开皮用。

3. 治疗方法 局部常规消毒，局部麻醉，刺骨针快速进皮，输刺直接刺骨，然后加压强刺激，可以刺至骨膜，也可刺至骨皮质甚至骨髓腔，可以使骨髓内瘀血流出。治疗结束后，敷料覆盖，压迫止血。多个部位治疗依次进行。

4. 治疗病证 深邪远痹和痼疾，如脊髓型颈椎病、顽固性肩关节周围炎、肱骨外上髁炎、腰椎管狭窄症、股骨头缺血性坏死、膝关节骨质增生症、跟腱炎、跟痛症等，以及其他各科重证、疑难病证等。

5. 注意事项

(1) 严格无菌操作，以防感染。

(2) 治疗前必须做 X 线或 CT、磁共振等检查，有骨缺损、破坏者慎用。

(三) 大号小针刀

大号小针刀也可用于刺骨。

下篇　各论

一、中风后遗症

(一) 概述

中风后遗症是由出血性中风（脑出血或蛛网膜下腔出血）、缺血性中风急性期治疗后遗留的半侧肢体障碍、肢体麻木、偏盲、失语、记忆力下降、口眼歪斜、吞咽困难、呛食呛水、共济失调、头晕头痛等病证。多发生于 50 岁以后，男性略多于女性。中风及后遗症既为脑部病变，也为督脉病变。五体针刺疗法治疗中风后遗症疗效较好，是其主要的康复治疗方法之一，对于新发病者，也有较好疗效。

(二) 病因病机

1. **七情内伤、气机郁滞** 七情内伤，肝失疏泄，气机郁滞，肝气郁结，气滞则血瘀，瘀血结于脑络而发病。或恼怒伤肝，肝阳上亢，引动心火，火盛生风。或五志过极，郁而化火，肝风内动，肝火上扰，风火上扇，气血上冲。或肝火伤阴，肝肾阴虚，水不涵木，肝风妄动，发为本病。

2. **饮食不节、痰浊内生** 饮食不节，暴饮暴食，损伤脾胃，脾失健运，水湿内停，聚湿为痰，痰郁化热。或过食肥甘厚味，内蕴湿热，痰浊内生，痰浊上蒙清窍。或脾失健运，化源不足，气血亏虚，脑失所养。

3. **劳欲过度、精血亏损** 劳则气耗，劳力过度，损伤中气，中气不足，气血推动无力，脑神失养。或烦劳过度，耗气伤阴，阴虚阳亢，引动内风，风动于上，气血上逆,壅塞清窍。或纵欲过度,房事不节,耗伤肾精,肾阴亏虚,水不制火,阳亢风动。

可见本病病位在脑,与心、肝、肾密切相关,与督脉关系密切。风、火、痰、瘀等顺督脉上扰清窍,气血逆乱,导致督脉瘀阻,中风发生。既病之后,虽然疾病已发,但各种病理基础仍在,督脉仍然瘀阻,加之肝肾阴虚,水不涵木,肢体麻木,气血不足,推动无力,肢体无力或力量减弱,半身不遂,瘀血痰浊内阻,血脉涩滞,运行不畅,影响清阳上升,脑髓失养。《灵枢·邪气脏腑病形》云:"邪之中人,或中于阴,或中于阳,上下左右,无有恒常……中于面则下阳明,中于项则下太阳,中于颊则下少阳,其中于膺背两胁亦中其经。"《灵枢·刺节真邪》云:"虚邪偏客于身半,其入深,内居荣卫,荣卫稍衰,则真气去,邪气独留,发为偏枯。"

(三)诊断

中风后遗症的轻重,因患者发病轻重、体质和并发症而异。常见的后遗症表现如下:

1. 出血性中风

(1)患侧肢体麻木、无力,活动困难或不能活动,口眼歪斜。

(2)认知和精神症状:较大范围或多次复发的脑出血,可留有精神和认知障碍,如性格改变、消极悲观、抑郁寡欢、精神萎靡、易激动等。

(3)言语障碍,说话不清或不流利。

(4)吞咽不利。

(5)其他症状:头痛、眩晕、恶心、失眠、多梦、注意力不集中、耳鸣、眼花、多汗、心悸、步伐不稳、颈项酸痛疲乏、无力、食欲不振、记忆力减退、痴呆、抑郁等。

2. 缺血性中风

(1)偏瘫:一侧肢体肌力减退、活动不利或完全不能活动。常伴有同侧肢体的感觉障碍如冷热不知、疼痛不觉等,有时还可伴有同侧的视野缺损。

(2)失语:运动性失语表现为患者能听懂别人的话语,但不能表达自己的意思。感觉性失语则无语言表达障碍,听不懂别人的话,也听不懂自己所说的话,表现为答非所问。命名性失语则表现为看到一件物品,能说出它的用途,但却叫不出名称。

(3)较大范围或多次复发,脑血栓后遗症可留有精神和智力障碍,如性格改变、消极悲观、抑郁寡欢、精神萎靡、易激动等。

(4)其他症状:头痛、眩晕、恶心、失眠、多梦、注意力不集中、耳鸣、眼花、多汗、心悸、步伐不稳、颈项酸痛疲乏、无力、食欲不振、记忆力减退、不能耐受噪声等。

（四）鉴别诊断

1. **痉证** 痉证是以项背强直，四肢抽搐，甚则角弓反张为主症的病证，并可见于多种疾病的过程中。而中风可兼有筋脉拘急的抽搐症状，但同时可见口眼歪斜，半身不遂，清醒后多有后遗症。

2. **颅内占位性病变** 颅内肿瘤或脑脓肿也可急性发作，引起局灶性神经功能缺损，类似于脑梗死；脑脓肿可有身体其他部位感染或全身性感染的病史。头部 CT 及 MRI 有助于明确。

（五）治疗

五体针刺疗法是中风后遗症主要的康复方法之一，疗效肯定，但要坚持，并配合功能锻炼，多能收到较好疗效。治疗越早疗效越好，久病患者已经定型，难以取效者，用刺骨术也有较明显疗效。

1. **刺皮术**

（1）镵针毛刺法：临床各期都可运用。循任督二脉，头部、背部足太阳经，患侧手足三阳经、三阴经，用镵针行毛刺法，每隔 2~3cm 选一针刺点，以不出血为度，每日 1 次，1 周 1 个疗程。

（2）镵针半刺法：用于中风后遗症。于颈部、上背部寻找反应点，在褐色、红色反应点处行半刺法，以挑出白色纤维状物为度，1 周 1 次。

2. **刺肉术** 用于中风后遗症。

员针：取后正中线、C_2~L_2 夹脊穴，根据病情酌用分刺法、浮刺法、合谷刺法，既可以调节分肉、肌力，也可调节脏腑功能，1 周 1 次。

3. **刺筋术**

（1）员利针：用于中风后遗症。取 C_2~L_2 夹脊穴，用关刺针法调节脏腑，1 周 1 次。中风时间长而出现局部关节挛缩固定者，可以在局部挛缩关节附近相关挛缩痉挛的肌肉处用员利针关刺，一般选 3~5 个治疗点，1 周治疗 1 次。

（2）毫针：是治疗中风后遗症最通用的治疗方法。主穴取任督二脉、手足三阳经、手足三阴经腧穴，可辨证分经，循经取穴，也可辨证分型，根据功效，选取相应的穴位。腧穴较多时可分组治疗，可不留针，多留针 30 分钟，每日 1 次，1 周 1 个疗程。

4. **刺脉术**

（1）锃针：锃针点按患侧肢体腧穴。

（2）锋针：久病头部、患侧肢体腧穴、肿胀手足行赞刺法或豹纹刺法，偶尔用之，不作为常规治疗方法。

5. 刺骨术

(1) 微铍针：主要用于后遗症及病程较长患者的治疗，多有较好疗效。

首先，选取玉枕关、尾闾关治疗。①玉枕关：微铍针快速刺过皮肤，朝内上方纵行切割至骨，进行充分的纵行、横行切割松解；②尾闾关：微铍针快速刺过皮肤，垂直纵行切割至骶骨，进行充分的纵行、横行切割松解。每日或2日1次，每次1~2穴。

其次，在百会(阳窍)、上丹田、下丹田、夹脊关、命门等处进行治疗。

(2) 长针：在环跳穴行输刺法或短刺法，多有强烈的触电感，1周1次。

急性期即可提前介入，用刺皮术、刺脉术、刺筋术等，镵针循经毛刺法，头部、手足井穴锋针点刺放血，毫针穴位针刺，可以缓解病情，减轻后遗症的程度。

二、眩 晕

(一) 概述

眩是指眼花或眼前发黑，晕是指头晕甚或感觉自身或外界景物旋转。二者常同时并见，故统称"眩晕"。轻者闭目即止；重者如坐车船，旋转不定，不能站立，或伴有恶心、呕吐、汗出，甚则昏倒等症状，又称头眩、掉眩、冒眩、风眩等，为各种原因所致经脉不通、不畅，脑失所养所致。本病证多见于西医学中的内耳性眩晕(梅尼埃病、晕动症等)、脑性眩晕(高血压、低血压、动脉硬化等)、神经症、贫血、颈椎病(椎动脉型、交感神经型)等。

(二) 病因病机

1. 情志失调、肝阳上亢 忧郁恼怒太过，肝失条达，肝气郁结，气郁化火，肝阴耗伤，风阳易动，上扰头目，发为眩晕。《类证治裁·眩晕论治》云："良由肝胆乃风木之脏，相火内寄，其性主动主升。或由身心过动，或由情志郁勃。"或素体阴虚阳盛，肝阳上亢，发为眩晕；或肾阴素亏，肝失所养，以致肝阴不足，肝阳上亢，发为眩晕。《素问·至真要大论》云："诸风掉眩，皆属于肝。"

2. 气血亏虚、清窍失养 久病不愈，耗伤气血，导致气血不足，或失血之后，没能及时补充，虚而不复，或脾胃虚弱，化源不足，不能健运水谷，生化气血，以致气血两虚，气虚则清阳不展，血虚则脑失所养，皆能发生眩晕。《灵枢·口问》云："故上气不足，脑为之不满，耳为之苦鸣，头为之苦倾，目为之眩。"明代李中梓《医宗必读》云："一有此身，必资谷气，谷入于胃，洒陈于六腑而气至，和调于五脏而血生，而人资之以为生者也。故曰后天之本在脾。"如脾气亏虚,运化失职,升举乏力,则脑窍失养而发为眩晕。

3. **肾精不足、髓海空虚**　肾为先天之本,藏精生髓。若先天不足,肾阴不充,髓海空虚,或老年肾亏,或久病伤肾,或房劳过度,导致肾精亏耗,肾虚不能生髓,而脑为髓之海,髓海不足,上下俱虚,清窍失养,发生眩晕。《灵枢·海论》曰:"髓海不足,则脑转耳鸣,胫酸眩冒。"

4. **痰湿中阻、蒙蔽清窍**　嗜酒肥甘,饥饱劳倦,伤于脾胃,化源不足,健运失司,以致水谷不化精微,水湿内停,聚湿生痰,痰湿中阻,则清阳不升,浊阴不降,引起眩晕。七情所伤,肝乘脾土,肝郁脾虚,脾失健运,水湿内停,为湿为痰,发为眩晕。《素问·气交变大论》言:"岁木太过,风气流行,脾土受邪,民病飧泄食减……甚则忽忽善怒,眩冒巅疾。"《医学从众录·眩晕》云:"盖风非外来之风,指厥阴风木而言,与少阳相火同居。厥阴气逆,则风生而火发……风生必挟木势而克土,土病则聚液成而痰。"《金匮要略》云:"心下有痰饮,胸胁支满,目眩。"《丹溪心法·头眩》云:"无痰则不作眩,痰因火动。又有湿痰者,有火痰者。"

5. **瘀血内停、阻塞清窍**　跌仆所伤,血溢脉外,瘀血内阻,阻塞经脉,气血不能布达,清窍失养,或情志内伤,气滞血瘀,瘀阻经脉,瘀血阻窍,清窍失养,即可出现眩晕。亦有痰湿阻塞日久形成瘀血者。《医宗必读》曰:"瘀血停蓄,上冲作逆,亦作眩晕。"丹波元坚《杂病广要·眩晕》云:"诸阳上行于头,诸阳上注于目,血死则脉凝泣,脉凝泣则上注之力薄矣,薄则上虚而眩晕生焉。其脉必涩,涩为滞涩,征死血之不流行也。"

本病病位在脑,与肝、脾、肾三脏关系密切,与督脉、足三阴经相关。眩晕的病性以虚者居多,张景岳谓"虚者居其八九",如肝肾阴虚、肝风内动,气血亏虚、清窍失养,肾精亏虚、督脉空虚,脑髓失充。眩晕实证多由痰浊阻遏,气血阻塞,督脉升降失常,或痰火气逆,顺经上犯清窍所致。

(三) 诊断

1. **症状**　头晕目眩,视物旋转,轻者闭目即止,重者如坐车船,甚则仆倒。可伴有恶心呕吐,眼球震颤,耳鸣耳聋,汗出,面色苍白等。

2. **病史**　多慢性起病,反复发作,逐渐加重。也可见急性起病者。

3. **辅助检查**　查血红蛋白、红细胞计数,测血压,做心电图、颈椎 X 线片、头部 CT、MRI 等项检查,有助于明确诊断,排除颅内肿瘤、血液病等。

(四) 治疗

"诸风掉眩,皆属于肝。"眩晕与肝、脾、肾三脏关系密切,与督脉、足三阴经相关。五体针刺疗法治疗眩晕有较好疗效,多选择运用。

1. 刺皮术

(1) 镵针毛刺法:循督脉、足太阳经、足三阴经等,用镵针行毛刺法,每隔2~3cm 选一针刺点,以不出血为度,每日 1 次,1 周 1 个疗程。

(2) 镵针半刺法:于颈部、上背部寻找反应点,在褐色、红色反应点处行半刺法,以挑出白色纤维状物为度,1 周 1 次。

2. 刺肉术 用于颈椎病引起的眩晕。

员针:取 C_2~T_2 旁,根据病情酌用分刺法、浮刺法、合谷刺法,调节颈部分肉,1 周 1 次。病程比较长的患者,可以用员针做风池透风池的针法,行白虎摇头针刺手法,1 周 1 次。

3. 刺筋术

(1) 员利针:对于颈椎病引起的眩晕,于风池、天柱、C_2~T_2 旁用关刺针法,调节颈部筋,1 周 1 次。

(2) 毫针:选取督脉、足太阳经、足三阴经等腧穴,可辨证分经,循经取穴,也可辨证分型,根据功效,选取相应的穴位。多选百会、风池、足三里、丰隆、肾俞、肝俞、太冲等。腧穴较多时可分组治疗,可不留针,多留针 30 分钟,每日 1次,1 周 1 个疗程。也可在头颈结合部、风池、天柱、风府、C_2~C_3 两侧,局部毛刺、浮刺,多有即刻疗效,症状缓解。

(3) 小针刀:以头颈部压痛点、筋结点为治疗点,多在头颈结合部、C_2~C_3 两侧,顺肌肉、血管、神经走行刺入,然后纵向剥离、切割,可在软组织间进行,松解筋,也可刺至骨,筋骨同时调节,5 天 1 次。

4. 刺脉术 可局部锋针刺血,也可循经取穴刺血,行赞刺法或豹纹刺法,以祛瘀生新,偶尔用之,不作为常规治疗方法。

5. 刺骨术

微铍针:主要用于眩晕病程较长、较为顽固者,有较好疗效。

首先,选取玉枕关、尾闾关治疗。①玉枕关:微铍针快速刺过皮肤,朝内上方纵行切割至骨,进行充分的纵行、横行切割松解,加压刺骨;②尾闾关:微铍针快速刺过皮肤,垂直纵行切割至骶骨,进行充分的纵行、横行切割松解,加压刺骨。每日或 2 日 1 次,每次 1~2 穴。

其次,在百会(阳窍)、大椎、夹脊关、上丹田、命门等处进行治疗。

三、头 痛

(一) 概述

头痛又称头风,是指持续性头部闷痛、压迫感、沉重感、紧箍感的统称。大部分患者为两侧头痛,多为两颞侧、后枕部及头顶部或全头部。任督二脉、手足三阳经、足厥阴肝经循行于头,可见头痛与任督二脉、三阳经、足厥阴经相关,而头有"诸阳之会""清阳之府"之说,且督脉为阳经之海,故又与督脉最为紧密。头痛为临床常见病、多发病。头痛病因繁多,如神经痛、颅内感染、颅内占位病变、脑血管疾病、颅外头面部疾病以及全身疾病急性感染、中毒等均可导致头痛。五体针刺疗法主要治疗功能性头痛、颈椎病所致头痛等,多由精神紧张、生气、受凉等引起,对于其他原因引起的头痛,也有临时止痛或较长期效果。

(二)病因病机

1. 感受外邪、阻塞头部 多因起居不慎,坐卧当风,或气候骤变,衣被不适,或涉水雨淋,感受风寒等而致头痛。风、寒、湿、热等外邪,主要以风邪为主。"伤于风者,上先受之。"外邪自肌表侵袭经络,上犯巅顶,使清阳之气受阻,气血凝滞,阻遏络道,而致头痛。风为百病之长,多挟时气而发病,若风挟寒邪,寒凝血滞,阻遏脉络,血郁于内而生头痛;若风挟热邪,火热上炎,侵扰清空,气血逆乱而发头痛;若风挟湿邪,蒙蔽清窍,清阳不升,亦致头痛。《医碥·头痛》说:"六淫外邪,惟风寒湿三者,最能郁遏阳气。火暑燥三者皆属热,受其热则汗泄,非有风寒湿袭之,不为患也。然热甚亦气壅脉满,而为痛矣。"

2. 七情内伤、肝气郁结 多因或情志郁怒,或长期精神紧张、压力过大,肝失疏泄,气机失调,肝气郁结,气滞血瘀,瘀阻于头部而致头痛。肝气郁结,气郁化火,日久肝阴被耗,肝阳失敛而上亢,气血上冲,气壅脉满,清阳受扰而头痛。气郁化火,灼伤阴液,肝肾阴亏,精血不能上荣于头,清窍失养而致头痛。亦有肝气郁结,肝郁脾虚,脾失健运,水湿内停,聚湿成痰,痰浊上蒙清窍而致头痛。

3. 饮食不节、上蒙痰浊 素嗜肥甘厚味,内蕴痰湿,或暴饮暴食,损伤脾胃,或劳力过度,损伤脾胃,皆可致脾胃虚弱,脾阳不振,脾失健运,脾不能运化转输水津,聚而痰湿内生,以致浊阴内阻,清阳不升,清窍为痰湿所蒙而致头痛。或脾胃损伤,化源不足,气血生化无力,而致气血虚弱,不能充营脑海,不荣则痛。或痰阻脑脉,血行受阻,痰瘀痹阻,气血不通,均可致脑失清阳、精血失充,脉络失养而痛。如《丹溪心法·头痛》云:"头痛多主于痰。"

4. 精血不足、不荣则痛 头为神明之府、诸阳之会,脑为髓海,五脏精华之血,六腑清阳之气皆能上注于头,即头与五脏六腑之阴精、阳气密切相关,凡能影响脏腑之精血、阳气的因素皆可成为头痛的病因。先天禀赋不足,或劳欲伤肾,阴精耗损,或年老体虚,气血衰败,或久病不愈,脾胃虚弱,产后失血之后,营血亏损,气血不能上营于脑,髓海不充则可致头痛。

5. 头部外伤、血瘀内阻 外伤跌仆,或久病入络则络行不畅,血瘀气滞,脉络被阻,头部失养而致头痛。亦有瘀血、痰浊相互胶结,阻塞脉络,使头痛顽固难愈。

头痛病位虽在头,但与肝、脾、肾密切相关,与任督二脉、三阳经、足厥阴经关系密切,且督脉为阳脉之海,故亦与督脉最为密切。风、火、痰、瘀、虚为致病之主要因素。邪阻脉络,任督二脉、三阳经、足厥阴经郁滞,清窍不利,精血不能上承或不足,脑失所养,为头痛之基本病机。

(三) 诊断

1. 疼痛 可呈胀痛、刺痛、冷痛、闷痛、压迫感、沉重感。

2. 头痛部位 两侧、后枕部、头顶部、前额或全头部。

3. 压痛 两侧颞部、后枕部等多有压痛。

4. 程度 可以隐痛、微痛,也可剧痛。

5. 时间 可呈阵发性,也可呈持续性。

6. 头痛经脉分类 根据疼痛部位,进行辨证分经,为循经选穴治疗打下基础。

阳明头痛:疼痛部位在前额、眉棱、鼻根部。

少阳头痛:疼痛部位在头侧部。

太阳头痛:疼痛部位在后枕部,下连于项。

厥阴头痛:疼痛部位在巅顶部,下连于目。

7. 伴有症状 头晕、恶心、呕吐、烦躁易怒、心慌、气短、恐惧、耳鸣、失眠、多梦、颈部僵硬等。

8. 诱因 疲劳、生气、失眠、焦虑、忧郁、受凉等诱发或加重头痛。

(四) 治疗

头为诸阳之会,与督脉、手足三阳经、足厥阴经相关。五体针刺疗法对各种头痛都有一定疗效,尤其是由精神紧张、生气、受凉等引起的功能性头痛、颈椎病所致头痛等,即时即可缓解,远期也有较好疗效,多选择运用。

1. 刺皮术

(1) 镵针毛刺法:临床各种头痛都可运用。循督脉、头背部手足三阳经等,用镵针行毛刺法,每隔2~3cm选一针刺点,以不出血为度,每日1次,1周1个疗程。

(2) 镵针半刺法:病程较长者,于颈部、上背部寻找反应点,在褐色、红色反应点处行半刺法,以挑出白色纤维状物为度,1周1次。

2. 刺肉术 用于颈椎病引起的头痛。

员针：取 C_2~T_2 夹脊穴，根据病情酌用分刺法、浮刺法、合谷刺法，调节分肉，1周1次。

3. 刺筋术

(1) 员利针：对颈椎病引起的头痛，于 C_2~T_2 夹脊穴用关刺针法，调节筋及肌肉，1周1次。

(2) 毫针：选取督脉、手足三阳经腧穴，以督脉、足太阳经、手足少阳经为主，可辨证分经，循经取穴，也可辨证分型，根据功效，选取相应的穴位。腧穴较多时可分组治疗，可不留针，多留针30分钟，也可用温针、火针，每日1次，1周1个疗程。

(3) 小针刀：以头颈部压痛点、筋结点为治疗点，顺肌肉、血管、神经走行刺入，然后纵向剥离、切割，可在软组织间进行，以调节筋，也可刺至骨，筋骨同时调节，5天1次。

4. 刺脉术 可局部锋针刺血，也可循经取穴刺血，行赞刺法或豹纹刺法，偶尔用之，不作为常规治疗方法。

5. 刺骨术

(1) 微铍针：主要用于头痛病程较长、较为顽固者，有较好疗效。

首先，选取玉枕关、尾闾关治疗。①玉枕关：微铍针快速刺过皮肤，朝内上方纵行切割至骨，进行充分的纵行、横行切割松解，加压刺骨；②尾闾关：微铍针快速刺过皮肤，垂直纵行切割至骶骨，进行充分的纵行、横行切割松解，加压刺骨。每日或2日1次，每次1~2穴。

其次，在百会（阳窍）、大椎、夹脊关、命门等处进行治疗。

(2) 刺骨针：头痛病程较长、较为顽固者，可以在乳突、枕外隆凸处用刺骨针加压针刺，针刺骨深度0.2cm，针刺不可过深以免发生意外，1~2周1次。一般一次即可有明显疗效。

四、失　眠

（一）概述

失眠是指患者对睡眠时间和（或）质量不满足并影响日间社会功能的一种主观体验，也是指无法入睡或无法保持睡眠状态，导致睡眠不足。失眠又称入睡和维持睡眠障碍，为各种原因引起的入睡困难、睡眠深度或频度过短、早醒及睡眠时间不足或质量差等，是一种常见病。失眠也称为"不寐""目不眠""不得卧"。

（二）病因病机

1. 情志所伤、心神不宁 由情志不遂,七情所伤,肝失疏泄,气机郁结,肝郁化火,邪火上扰心神,心神不宁而不寐;或由五志过极生火,心火内炽,心神扰动而不寐;或由思虑太过,损伤心脾,一方面心血暗耗,血不养心,心神失养,神不守舍,另一方面脾虚生化乏源,气血化生不足,营血亏虚,不能奉养心神,导致失眠。《类证治裁·不寐论治》曰:"由思虑伤脾,脾血亏损,经年不寐。"亦有因心虚胆怯,暴受惊恐,神魂不安,以致夜不能寐或寐而不酣。《杂病源流犀烛·不寐多寐源流》云:"有心胆惧怯,触事易惊,梦多不祥,虚烦不寐者。"

2. 饮食不节、心神不安 过饮过食,食滞不化,宿食停滞,郁而化痰化湿,酿生痰热,上扰心神,而卧寐不安。或饮食不节,脾胃受损,宿食停滞,壅遏于中,胃气失和,阳气浮越于外而卧寐不安。《素问·逆调论》云:"阳明者胃脉也……《下经》曰:胃不和则卧不安。"《张氏医通·不得卧》云:"脉数滑有力不眠者,中有宿滞痰火,此为胃不和则卧不安也。"或由饮食不节,脾胃受伤,脾失健运,气血生化不足,心血不足,心失所养而失眠。有些饮料如酒、咖啡、浓茶等,也是造成失眠的直接原因。

3. 病后血虚、心神失养 久病血虚,或产后失血,或年迈血少,皆可引起心血不足,心失所养,心神不安而不寐。戴元礼《证治要诀》云:"年高人阳衰不寐。"《景岳全书·不寐》云:"无邪而不寐者,必营气之不足也,营主血。血虚则无以养心,心虚则神不守舍。"

4. 阴虚火旺、扰动心神 素体阴虚,阴不制阳,或房劳过度,肾阴耗伤,不能上奉于心,水火不济,心火独亢,或肝肾阴虚,肝阳偏亢,火盛神动,心肾失交而神志不宁。《景岳全书·不寐》说:"总属真阴精血之不足,阴阳不交而神有不安其室耳。"

失眠的基本病机是阴阳失调,营卫不和,阳不入阴,脑髓失养,心神不宁。心、肝胆、脾胃、肾等脏腑的气血失和,阴阳失调,进而导致心失所养及由于心火偏亢、肝郁、痰热、胃失和降而导致心神不安。其病位在心和脑,但与肝、胆、脾、胃、肾关系密切。督脉、阴阳跷脉郁滞,或督脉空虚、脑髓失养,亦可导致失眠。《灵枢·大惑论》云:"卫气不得入于阴,常留于阳。留于阳则阳气满,阳气满则阳跷盛,不得入于阴则阴气虚,故目不瞑矣。"明代李中梓提出:"不寐之故,大约有五:一曰气虚,一曰阴虚、血少心烦,一曰痰滞,一曰水停,一曰胃不和。"

（三）诊断

1. 症状 轻者为入睡困难,或寐而不酣,时寐时醒,或过早睡醒,醒后不能再寐,严重者彻夜难眠,伴有心悸、健忘、多梦、头痛、头晕、神疲乏力等。

2. 诊断标准 《中国成人失眠诊断与治疗指南》中的失眠诊断标准:①失眠表现:入睡困难,入睡时间超过 30 分钟;②睡眠质量:睡眠质量下降,睡眠维持障碍,整夜觉醒次数≥2 次,早醒,睡眠质量下降;③总睡眠时间:总睡眠时间减少,通常少于 6 小时。

伴有日间功能障碍。睡眠相关的日间功能损害包括:①疲劳或全身不适;②注意力、注意维持能力或记忆力减退;③学习、工作和(或)社交能力下降;④情绪波动或易激惹;⑤日间思睡;⑥兴趣、精力减退;⑦工作或驾驶过程中错误倾向增加;⑧紧张、头痛、头晕,或与睡眠缺失有关的其他躯体症状;⑨对睡眠过度关注。

3. 病史 多有失眠病史,常因情绪波动、精神紧张而诱发或加重。

(四) 治疗

失眠为功能性疾病,与心、肝、脾胃、肾关系密切,与督脉、阴阳跷脉相关,是五体针刺疗法的适应证,且有较好疗效,多选择运用。

1. 刺皮术

(1) 镵针毛刺法:循督脉、阴阳跷脉、手少阴经、足太阳经、足三阴经等,用镵针行毛刺法,每隔 2~3cm 选一针刺点,以不出血为度,每日 1 次,1 周 1 个疗程。

(2) 镵针半刺法:于背部寻找反应点,在褐色、红色反应点处行半刺法,以挑出白色纤维状物为度,1 周 1 次。

2. 刺筋术

(1) 员利针:取 T_4~T_7 旁,用关刺针法,调节脏腑,1 周 1 次。

(2) 毫针:选取督脉、阴阳跷脉、手少阴经、手厥阴经、足太阳经、足三阴经等腧穴,可辨证分经,循经取穴,也可辨证分型,根据功效,选取相应的穴位。多选照海、申脉、风府、四神聪、神门、三阴经等。腧穴较多时可分组治疗,可不留针,多留针 30 分钟,每日 1 次,1 周 1 个疗程。

(3) 小针刀:以头颈部、背部压痛点、筋结点为治疗点,顺肌肉、血管、神经走行刺入,然后纵向剥离、切割,多在软组织间进行,用轻手法,5 天 1 次。

3. 刺脉术 久病入络年久失眠患者,往往可以在太阳穴、照海、水泉找到瘀络,可以用小号锋针刺血,1 周 1 次。

4. 刺骨术

微铍针:主要用于失眠病程较长、较为顽固者,有较好疗效。

首先,选取玉枕关、尾闾关治疗。①玉枕关:微铍针快速刺过皮肤,朝内上方纵行切割至骨,进行充分的纵行、横行切割松解,加压刺骨;②尾闾关:微铍

针快速刺过皮肤,垂直纵行切割至骶骨,进行充分的纵行、横行切割松解,加压刺骨。每日或 2 日 1 次,每次 1~2 穴。

其次,在百会(阳窍)、大椎、夹脊关、上丹田、命门等处进行治疗。

五、郁　证

(一) 概述

郁病是由情志不舒、气机郁滞所致,以心情抑郁、情绪不宁、胸部满闷、胁肋胀痛,或易怒易哭,或咽中如有异物梗塞等为主要临床表现的一类病证。

(二) 病因病机

1. 七情内伤、肝气郁结　七情所伤,恼怒伤肝,导致肝失疏泄,气机郁滞,肝气郁结,发为郁证。肝气郁结,失于条达,气郁不疏,郁而化火,形成肝火,火性上炎,则会扰动心神,造成神不得安。肝气郁结,气滞则影响血液运行,导致血瘀。肝气郁结,木克脾土,肝气乘脾,脾失健运,水湿内停,液行不畅,聚而成痰,形成痰郁。忧思伤脾,也可导致脾失健运,水湿内停,聚湿成痰,形成痰郁,痰蒙心神。

2. 阴血不足、心神失养　生活的不良情绪,或个人精神紧张、忧愁、悲哀等精神因素,损伤心神,暗耗心血,血虚而不能濡养于心,以致心失所养而心神不宁,从而引发抑郁、悲伤等情绪。心血暗耗,心阴亏虚,心火亢盛,肾阴耗损,不能引水济心,从而导致肾水、心火不济,以致心神不交而神志不宁,从而引发抑郁。

郁证的发生与肝气郁结、脾失健运、心失所养、身体虚弱等因素有关。督脉络属于脑、循行于脑,与脑关系密切。郁证与督脉相关,还与手足厥阴经、手少阴心经有关。七情喜、怒、忧、思、悲、恐、惊表现过度或不及都会对人体五脏产生不利作用,而五脏亏虚或不足亦可导致人体的情志变化,督脉郁滞或空虚也可导致脑失所养,形成郁证。郁证可出现许多症状。元代医学家朱震亨云:"气血冲和,万病不生,一有怫郁,诸病生焉。"故人身诸病,多生于郁。

(三) 诊断

1. 临床表现　情绪低落,抑郁悲观。轻者闷闷不乐、无愉快感、兴趣减退,重者痛不欲生、悲观绝望、度日如年、生不如死。思维迟缓,思维速度缓慢,反应迟钝,思路闭塞,言语减少,语速明显减慢,声音低沉,对答困难,严重者交流无法顺利进行。意志活动减退、呈显著持久的抑制,行为缓慢,生活被动、疏懒,不想做事,不愿和周围人接触交往,常独坐一旁,或整日卧床,闭门独居、疏远亲友、回避社交。严重时连吃、喝等生理需要和个人卫生都不顾,蓬头垢面、不修边幅,甚至发展为不语、不动、不食等。认知功能损害,近事记忆力下降、注意力障碍、反应时间延长、抽象思维能力差、学习困难、语言流畅性差,以及空间知觉、眼手协调及思维灵活性等能力减退。

躯体症状有睡眠障碍、乏力、食欲减退、体重下降、便秘、身体任何部位的疼痛、咽中如有异物梗塞、性欲减退、阳痿、闭经,以及恶心、呕吐、心慌、胸闷、出汗等。

2. 病史 多有忧虑、焦躁、悲哀、恐惧、愤怒等情志内伤史。病情随情志变化而波动。

(四) 治疗

郁证与督脉、手足厥阴经、手少阴心经有关,给予五体针刺疗法有一定疗效,多选择运用。

1. 刺皮术

(1) 镵针毛刺法:循督脉、手足厥阴经、手少阴心经等,用镵针行毛刺法,每隔2~3cm 选一针刺点,以不出血为度,每日1次,1周1个疗程。

(2) 镵针半刺法:于背部寻找反应点,在褐色、红色反应点处行半刺法,以挑出白色纤维状物为度,1周1次。

2. 刺筋术

(1) 毫针:选取督脉、手足厥阴经、手少阴心经等腧穴,可辨证分经,循经取穴,也可辨证分型,根据功效,选取相应的穴位。多选百会、太冲、内关、合谷等。腧穴较多时可分组治疗,可不留针,多留针30分钟,每日1次,1周1个疗程。也可在头颈结合部、C_2~C_3 两侧,局部毛刺、浮刺,多有即刻疗效,症状缓解。

(2) 小针刀:以头颈部压痛点、筋结点为治疗点,多在头颈结合部、C_2~C_3 两侧,顺肌肉、血管、神经走行刺入,然后纵向剥离、切割,可在软组织间进行,也可刺至骨,5天1次。

3. 刺脉术 取太阳、中冲、大椎等,锋针刺血,太阳、大椎等加拔罐,也可循经取穴刺血,行赞刺法或豹纹刺法,每周刺血2次。

4. 刺骨术

微铍针:主要用于郁证病程较长、较为顽固者,有较好疗效。

首先,选取玉枕关、尾闾关治疗。①玉枕关:微铍针快速刺过皮肤,朝内上方纵行切割至骨,进行充分的纵行、横行切割松解,加压刺骨;②尾闾关:微铍针快速刺过皮肤,垂直纵行切割至骶骨,进行充分的纵行、横行切割松解,加压刺骨。每日或2日1次,每次1~2穴。

其次,在百会(阳窍)、大椎、上丹田、夹脊关、命门等处进行治疗。精神上给予关心、安慰,避免精神刺激。

六、阿尔茨海默病

(一) 概述

阿尔茨海默病(AD)又称老年性痴呆,是一种起病隐匿的进行性发展的神经系统退行性疾病。临床上以记忆障碍、失语、失用、失认、视空间技能损害、执行功能障碍以及人格和行为改变等全面性痴呆表现为特征,也称呆病。本病多65岁以后发病。本病的病位在脑,与督脉、手足少阴经有关,与五脏关系密切。

(二) 病因病机

1. **七情内伤、年迈体虚** 七情内伤,肝郁气滞,气机不畅则血涩不行,气滞血瘀痰结,蒙蔽清窍;或瘀血内阻,脑脉不通,脑气不得与脏器相接,或日久生热化火,神明被扰,则性情烦乱,忽哭忽笑,变化无常。或病耗损,或年迈体虚,而致气血不足,肾精亏耗,脑髓空虚,痰瘀互阻,脑髓失养。脑为元神之府,神机之源,一身之主。脑髓空虚则心无所虑,神无所依而使理智活动、记忆减退。

2. **本病是一种全身性疾病,病位在脑,与心、肝、脾、肾功能失常有关。**

(1) 脑与老年性痴呆:脑又名髓海、元神之府,由脑髓汇聚而成,是精髓和神明汇集发出之地,支配精神意识思维活动。若脑的功能失常,在生命活动方面表现为脏腑组织失其所主,生命活动障碍;在精神方面表现为思维迟钝,情志异常;在感觉运动方面表现为语言謇涩,运动障碍。这些都是老年性痴呆的常见病证,可见脑的重要性

(2) 肝与老年性痴呆:肝主疏泄,调节人体全身气机,使之畅达而无瘀滞。若疏泄功能失常,则情志失调,肝郁气滞,血瘀阻络,脑络硬化而发为痴呆。《素问·生气通天论》曰:"大怒则形气绝,而血菀于上,使人薄厥。"肝主藏血,肝血充足,脑得所养。肝藏魂,肝血充足则神魂安藏。肝血虚,肝之阴血不足,脑窍失荣,会出现手足震颤、抽搐等症状。肝血不足,不能制约肝的阳气,使肝阳化风,上扰清窍而致痴呆。肝肾阴虚、髓海失充,会出现思维、情感、语言意识等功能衰退,病发则为痴呆。

(3) 心与老年性痴呆:心的功能是主血脉和主藏神。心主血脉,一方面是心气推动血液运行,流注全身;另一方面是心生血,起营养和滋润的作用。血

虚者,血不养心,神不守舍;心血瘀阻,心神受损。心主藏神,人体之神藏于心。《素问·灵兰秘典论》所云"心者,君主之官也,神明出焉",与脑的功能相符。若老年人思虑太过,耗伤心脾,心虚则神无所主。故《灵枢·大惑论》曰:"心者,神之舍也。"阴虚者,阴不制阳,虚热内生,上扰神明,而致痴呆。心气虚,神不清而生痰,痰迷心窍则遇事多忘。可见心与老年性痴呆的关系极为密切。

(4) 肾与老年性痴呆:肾藏精,精生髓,脑为髓海。肾精充足,则脑髓得养,思维敏捷。如肾精不足,脑髓失养,则思维迟钝,发为痴呆。如心气不足,心火不能下降于肾,使心肾阴阳失调,心肾不交,亦可引起脑神功能异常,而老年人多肾虚,故老年人多发。

(5) 脾与老年性痴呆:脾为后天之本,气血生化之源。脾气健运,则气血充足,脑神得养,思维敏捷。脾虚则中焦化源不足,水谷之精微不能化生为血,血少而心失所养,造成心血不足,心神、脑神失养,发为痴呆。

总之,本病的发生,与心、肾、脾、肝有关。脏腑功能失调,产生虚、痰、瘀,并且三者互为影响。虚指气血亏虚,脑脉失养,阴精亏空,髓减脑消。痰指痰浊中阻,蒙蔽清窍,痰火互虐,上扰心神。瘀指瘀血阻痹,脑脉不通,脑髓失养。虚为本,痰浊、瘀血为标。本病亦与督脉、手足少阴经有关,且与督脉关系密切。督脉瘀阻或督脉空虚,气血不能上荣,脑髓失养。

(三) 诊断

1. **症状** 起病缓慢或隐匿,常说不清何时起病,多见于 70 岁以上的老年人,女性较男性多。主要表现为认知功能下降、精神症状和行为障碍、日常生活能力逐渐下降。根据认知能力和身体功能的恶化程度分成 3 期。

轻度痴呆期(1~3 年):记忆减退,对近事遗忘突出;判断能力下降,患者不能对事件进行分析、思考、判断,难以处理复杂的问题;工作或家务劳动漫不经心,不能独立进行购物、经济事务等,社交困难,尽管仍能做些已熟悉的日常工作,但对新的事物却表现出茫然难解,情感淡漠,偶尔激惹,常有多疑,出现时间定向障碍,对所处的场所和人物能做出定向,对所处地理位置定向困难,复杂结构的视空间能力差;言语词汇少,命名困难。

中度痴呆期(2~10 年):远近记忆严重受损,简单结构的视空间能力下降,时间、地点定向障碍;在处理问题、辨别事物的相似点和差异点方面有严重损害;不能独立进行室外活动,在穿衣、个人卫生以及保持个人仪表方面需要帮助;计算不能;出现各种神经症状,可见失语、失用和失认;情感由淡漠变为急躁不安,常走动不停,可见尿失禁。

重度痴呆期(8~12 年):完全依赖照护者,严重记忆力丧失,仅存片段的记忆；日常生活不能自理，大小便失禁，呈现缄默、肢体僵直，查体可见锥体束征阳性，有强握、摸索和吸吮等原始反射。最终昏迷，一般死于感染等并发症。

2. 神经影像学检查 用于排除其他潜在疾病和发现 AD 的特异性影像学表现。头颅 CT 和 MRI 检查，可显示脑皮质萎缩明显，特别是海马及内侧颞叶。与 CT 相比，MRI 对检测皮质下血管改变和提示有特殊疾病的改变更敏感。

（四）治疗

本病是缓慢形成的一种疾病，与督脉、手足少阴经有关，与心、肾、脾、肝关系密切，给予五体针刺疗法有一定效果，多选择运用。

1. 刺皮术

（1）镵针毛刺法：循督脉、足太阳经、手足少阴经等，用镵针行毛刺法，每隔 2~3cm 选一针刺点，头颈部可以点刺密集些，以不出血为度，每日 1 次，1 周 1 个疗程。

（2）镵针半刺法：于颈部、上背部寻找反应点，在褐色、红色反应点处行半刺法，以挑出白色纤维状物为度，1 周 1 次。

2. 刺肉术

员针：取 C_2~T_5 旁，用分刺法、浮刺法、合谷刺法，调节分肉，1 周 1 次。

3. 刺筋术

（1）员利针：取 C_2~T_5 夹脊穴，用关刺针法，调节筋及脏腑，1 周 1 次。

（2）毫针：选取督脉、足太阳经、手足少阴经等腧穴，如百会、神门、肾俞、心俞、足三里等，以养心安神定志。腧穴较多时可分组治疗，留针 30 分钟，每日 1 次，1 周 1 个疗程。

（3）小针刀：以头颈部、背部压痛点、筋结点为治疗点，顺肌肉、血管、神经走行刺入，然后纵向剥离、切割，可在软组织间进行，也可刺至骨，5 天 1 次。与镵针半刺法选择运用或交替进行。

4. 刺脉术 头颈部锋针刺血，也可循经取穴刺血，行赞刺法或豹纹刺法，偶尔用之，不作为常规治疗方法。

5. 刺骨术

微铍针：可常规运用。

首先，选取玉枕关、尾闾关治疗。①玉枕关：微铍针快速刺过皮肤，朝内上方纵行切割至骨，进行充分的纵行、横行切割松解，加压刮骨；②尾闾关：微铍针快速刺过皮肤，垂直纵行切割至骶骨，进行充分的纵行、横行切割松解，加压刮骨。每日或 2 日 1 次，每次 1~2 穴。

其次，在百会（阳窍）、上丹田、夹脊关、命门、下丹田等处进行治疗。

七、面 瘫

(一) 概述

面瘫又称周围性面瘫、周围性面神经麻痹,是指面神经核以下病变所致的面部肌肉瘫痪,口眼歪斜,常发生于一侧。本病属"口眼㖞斜""吊线风""口僻"范畴,为阳经病证。五体针刺疗法治疗本病疗效肯定。

(二) 病因病机

1. 气血亏虚、筋脉失养 劳作过度,劳则气耗,正气损伤,正气不足,气血虚弱,或素体脾虚,气血化生不足,不能滋养筋脉,络脉空虚,面部失养,亦有肾气不足,不能温养于脾,脾虚化生气血不足,或肾阴不足,水不涵木,致肝阴血不足,筋失所养而发病。

2. 外邪阻滞、阻滞筋脉 头为诸阳之会,百脉之宗。风属阳邪,具有向上、向外散发的作用。外感之邪,风寒、风热乘虚入侵于面部经络,气血阻滞,经脉失养,以致肌肉弛缓不收。《素问·太阴阳明论》云:"故伤于风者,上先受之。"《灵枢·经筋》云:"足阳明之筋……上颈,上挟口,合于颅,下结于鼻,上合于太阳,太阳为目上网,阳明为目下网;其支者,从颊结于耳前。其病……卒口僻,急者目不合,热者筋纵,目不开。颊筋有寒,则急引颊移口;有热则筋弛纵缓,不胜收故僻。"《灵枢·邪气脏腑病形》云:"诸阳之会,皆在于面。中人也,方乘虚时,及新用力,若饮食汗出腠理开,而中于邪。中于面则下阳明,中于项则下太阳,中于颊则下少阳。"

可见面瘫为劳作过度,正气不足,风寒、风热乘虚而入,气血痹阻,经筋失养所致。经脉多涉及诸阳经,为手足阳明、少阳等阳经受邪所致。《灵枢·经筋》云:"足之阳明,手之太阳,筋急则口目为僻。"

(三) 诊断

1. 病史 可见风吹、受凉史。

2. 症状 多数患者往往于清晨洗脸、漱口时突然发现一侧面颊动作不灵、口歪斜。病侧面部表情肌完全瘫痪者,前额皱纹消失、眼裂扩大、鼻唇沟平坦、口角下垂。病侧不能做皱额、蹙眉、闭目、鼓气和噘嘴等动作。鼓腮和吹口哨时,因患侧口唇不能闭合而漏气。进食时,食物残渣常滞留于病侧齿颊间隙内,并常有口水自该侧淌下。由于泪点随下睑外翻,使泪液不能按正常引流而外溢,部分患者可有舌前 2/3 味觉障碍、外耳道疱疹等。可伴有头痛等,以患侧耳后为主。周围性面瘫发病率很高，而最常见者为面神经炎或贝尔麻痹。

3. **检查** 茎乳突多疼痛，额部皮肤皱纹变浅或消失，眼裂变小，上眼睑下垂，下眼睑可外翻，眼有流泪、干涩、酸、胀的症状，鼻唇沟变浅、消失，面部感觉发紧、僵硬、麻木或萎缩，人中偏斜，味觉可受累。额部平坦，皱纹一般消失或明显变浅，眉目外侧明显下垂。

（四）鉴别诊断

中枢性面瘫 一靠表情运动，中枢性者哭笑时不表现瘫痪，周围性者则瘫痪更加明显，闭眼、扬眉、皱眉均正常。额纹与对侧深度相等，眉毛高度与睑裂大小均与对侧无异。二靠掌颏反射，中枢性瘫痪有或亢进，周围性瘫痪无或减弱，但此法不太可靠。三靠将其他体征联系起来判定，此法最为可靠（表7-1）。

表 7-1 中枢性面瘫与周围性面瘫的鉴别诊断表

项目	中枢性面瘫	周围性面瘫
神经元	上运动神经元（皮质延髓束）	下运动神经元
病灶	对侧	同侧
面瘫范围	眼裂以下面肌瘫	全面肌瘫
味觉	正常	可有障碍
伴发症状	常有，如偏瘫	不一定
电变性反应	无	有

（五）治疗

面瘫为手足阳明、少阳经等受邪所致，是五体针刺疗法的适应证，多选择运用。

1. 刺皮术

（1）镵针毛刺法：循督脉、手足阳明、少阳经等，用镵针行毛刺法，每隔2~3cm选一针刺点，以头颈、面部为主，以不出血为度，每日1次，1周1个疗程。

（2）镵针半刺法：面瘫后遗症者可选择运用。于颈部、上背部寻找反应点，在褐色、红色反应点处行半刺法，以挑出白色纤维状物为度，1周1次。

2. 刺肉术 用于面瘫后遗症。

员针：头颈、面部等用分刺法、浮刺法、合谷刺法，调节分肉（肌肉间），眼睑症状选耳门透阳白，面部症状选听宫透巨髎，口部症状选下关透地仓，1周1次。

3. 刺筋术

（1）员利针：面瘫后遗症者可选择运用。头颈部用关刺针法，调节筋，1周1次。

（2）毫针：选取督脉、手足阳明经、少阳经等腧穴，根据症状主次辨证分经。多选合谷、颊车、地仓、阳白、四白、风池、翳风等。腧穴较多时可分组治疗，可不留针，多留针 30 分钟，每日 1 次，1 周 1 个疗程。

（3）小针刀：以头颈部、面部压痛点、筋结点为治疗点，顺肌肉、血管、神经走行刺入，用轻手法、小号针刀剥离，在软组织间进行，5 天 1 次。

4. 刺脉术　热型、久病患者，健侧内颊车（第 2 磨牙咬合线处）、患侧乳突部、面部锋针刺血，行赞刺法或豹纹刺法，也可循经取穴刺血，偶尔用之，不作为常规治疗方法。

5. 刺骨术

微铍针：用于面瘫后遗症。

首先，选取玉枕关、尾闾关治疗。①玉枕关：微铍针快速刺过皮肤，朝内上方纵行切割至骨，进行充分的纵行、横行切割松解，加压刺骨；②尾闾关：微铍针快速刺过皮肤，垂直纵行切割至骶骨，进行充分的纵行、横行切割松解，加压刺骨。每日或 2 日 1 次，每次 1~2 穴。

其次，在百会（阳窍）、大椎、夹脊关、命门等处进行治疗。

八、面肌痉挛

（一）概述

面肌痉挛又称面肌抽搐，表现为一侧面部不自主抽搐，抽搐呈阵发性且不规则，程度不等，可因疲倦、精神紧张及自主运动等而加重。起病多从眼部开始，然后涉及整个面部。本病多在中年后发生，常见于女性，属面风、风痉、筋惕肉瞤、中风等范畴，为筋病。

（二）病因病机

1. 精血亏虚、筋脉失养　肝主疏泄，疏泄正常则气血调畅、经络通利。若疏泄功能失常，可致肝气郁结，木气克土，肝郁脾虚，气血生化无力而至血虚，或素体脾虚、或久病脾虚，气血生化无力，或肾阴不足，水不涵木致肝阴不足，或肝血不足，肝阳偏亢，侵及肝之经络可致阳亢风动。肝主藏血，在体合筋，开窍于目，若肝血虚不能养筋，则筋脉失养也可导致面肌拘急。《素问·至真要大论》云："诸风掉眩，皆属于肝。"《灵枢·经脉》云："肝足厥阴之脉……挟胃，属肝，络胆……连目系，上出额，与督脉会于巅。其支者，从目系下颊里，环唇内。"故可出现眶、额、面、唇等抽动。

2. 风邪阻滞、壅遏筋脉　风为百病之长，善行而数变，且巅顶之上，唯风可到。体质虚弱,外感风邪,可夹寒或热等,循经上扰头面,阻滞经络,致使气血不能上达,面部筋肌气血失和,筋脉失养而致面肌痉挛。

本病的病位在肝,为精血亏虚、筋脉失养、风邪阻滞、壅遏筋脉,客于手阳明、手少阳、足阳明等经,致使面部经脉失养,引动肝风,肝风内动所致。《灵枢·经筋》云:"足之阳明,手之太阳,筋急则口目为僻。"

(三)诊断

1. **病史** 中年以上女性多见。

2. **症状** 初起多为一侧眼轮匝肌阵发性不自主的抽搐,逐渐缓慢扩展至一侧面部其他面肌,严重者可累及同侧颈阔肌,但额肌较少累及。抽搐的程度轻重不等,为阵发性、快速、不规律的抽搐。初起抽搐较轻,持续仅几秒,以后逐渐延长,可达数分钟或更长,而间歇时间逐渐缩短,抽搐逐渐频繁加重。严重者呈强直性,致同侧眼不能睁开,口角向同侧歪斜,无法说话,常因疲倦、精神紧张而加剧。入眠后多数抽搐停止。可伴有心烦意乱、同侧头痛、耳鸣等。

3. **辅助检查** 各种检查多无异常。

(四)鉴别诊断

面瘫后遗症 面肌抽搐有明显的面瘫史,由于面瘫恢复不全发生轴索再生错乱所遗留,患侧多有不同程度的面肌无力和麻痹现象,而面肌痉挛不发作时一切正常。

(五)治疗

1. **刺皮术**
(1) 镵针毛刺法:循督脉、手足阳明、少阳经等,用镵针行毛刺法,每隔2~3cm 选一针刺点,头颈、面部可以点刺密集些,以不出血为度,每日 1 次,1 周1 个疗程。

(2) 镵针半刺法:于颈部、上背部寻找反应点,在褐色、红色反应点处行半刺法,以挑出白色纤维状物为度,1 周 1 次。

2. **刺肉术**
员针:头颈部、面部等用分刺法、浮刺法、合谷刺法,调节分肉(肌肉间),眼睑症状选耳门透阳白,面部症状选听宫透巨髎,口部症状选下关透地仓,1 周1 次。

3. **刺筋术**
(1) 员利针:取 C_2~T_2 夹脊穴,用关刺针法,调节筋,1 周 1 次。
(2) 毫针:选取督脉、手足阳明、少阳经等腧穴,根据症状辨证分经。多选合谷、颊车、地仓、四白、风池、翳风等。腧穴较多时可分组治疗,可不留针,多留针30分钟,每日1次,1周1个疗程。

(3) 小针刀:以头颈部、面部压痛点、筋结点为治疗点,顺肌肉、血管、神经走行刺入,轻手法、小号针刀剥离,在软组织间进行,5天1次。

4. 刺脉术 久病患者局部锋针刺血,梅花针叩刺加拔罐刺血,也可循经取穴刺血,偶尔用之,不作为常规治疗方法。

5. 刺骨术

微铍针:用于病程较长的面肌痉挛。

首先,选取玉枕关、尾闾关治疗。①玉枕关:微铍针快速刺过皮肤,朝内上方纵行切割至骨,进行充分的纵行、横行切割松解,加压刺骨;②尾闾关:微铍针快速刺过皮肤,垂直纵行切割至骶骨,进行充分的纵行、横行切割松解,加压刺骨。每日或2日1次,每次1~2穴。

其次,在百会(阳窍)、大椎、夹脊关、命门等处进行治疗。

九、三叉神经痛

(一) 概述

三叉神经痛以一侧面部三叉神经分布区内反复发作的阵发性剧烈疼痛为主要表现,常为闪电样、刀割样、烧灼样、顽固性、难以忍受的剧烈性疼痛,发病骤发、骤停,说话、洗脸、刷牙或微风拂面,甚至走路时都会导致阵发性的剧烈疼痛。疼痛历时数秒或数分钟,呈周期性发作,发作间歇期同正常人一样。本病女略多于男,发病率可随年龄而增长。三叉神经痛多发生于中老年人,右侧多于左侧,与诸阳经有关。本病属于"面风痛""面颊痛"等范畴。

(二) 病因病机

1. 外感风邪、经脉凝滞 外感风寒,侵犯阳明,风阳升发,易犯头面,而寒为阴邪,其性凝滞,易伤阳气,致血脉收引,气血闭塞不通则痛,或外感风热,邪热犯胃,胃火熏蒸,产生疼痛。

2. 七情内伤、肝火上炎 多因情志不遂,休息不好,内伤七情,肝失疏泄,气机失常,肝气郁结,郁而化火,肝火上炎,或因肾阴不足,水不涵木,阴不制阳,阴虚阳亢,肝胆之火升腾,内风上扰,肝火循胃络上扰面颊,阻遏血脉而发病。

3. 胃热上攻、清窍被扰 过食肥腻辛热之物,辛辣为热邪,热邪积于胃腑,肥腻之品郁而化热,即可致胃中积热,胃热偏盛,循经上攻头面,致头面火瘀内停,发为面痛。

4. 痰瘀阻络、络脉不通 多因病程长久,脾虚运化失常,水湿内停,湿聚成痰,痰浊内盛,阻塞脉络;或久病入络入血,瘀血内阻,络脉不通,不通则痛,痰瘀互结,阻塞经脉更重,使病情缠绵难愈。

5. 劳倦内伤、经脉失养 工作疲劳,劳力过度,脾胃损伤,耗伤气血,劳心思虑过度,损伤心血,睡眠不足,暗耗心血,导致气血、阴液不足,经脉失养,不荣则痛。

该病的病位在头面部三叉神经分布区域内,也是阳经循行部位。风寒入客,或外感风热,循经入里,或肝郁化火,或阳明热盛上攻,清窍被扰,或痰浊凝滞,或血瘀内阻,经脉不通,或阴虚阳亢,煎灼经络等,均可引发本病。本病中老年多见,因中老年体质虚弱,气血不足,精血亏虚,面部失荣,发为疼痛。本病涉及经脉为手、足阳明经等。《张氏医通·面痛》云:"忽一日连口唇颊车发际皆痛,不能开口言语,饮食皆妨,在额与颊上常如糊,手触之即痛。此足阳明经络受风毒,传入经络,血凝滞而不行。"

(三) 诊断

1. 发病人群 高发于中老年人,女性多于男性。

2. 疼痛特点 疼痛多为撕裂性、刀割样、烧灼样,且患者痛到难以承受。而且发作前没有征兆。

3. 疼痛部位 疼痛由面部、口腔或下颌的某一点开始扩散到三叉神经某一支或多支,以第二支、第三支发病最为常见,第一支少见。其疼痛范围绝对不超越面部中线,亦不超过三叉神经分布区域。偶尔有双侧三叉神经痛者。

4. 扳机点 扳机点亦称触发点,常位于上唇、鼻翼、齿龈、口角、舌、眉等处。轻触或刺激扳机点可激发疼痛发作。

5. 诱发因素 说话、吃饭、洗脸、剃须、刷牙以及风吹等均可诱发疼痛发作,以致患者精神萎靡不振,行动谨小慎微,甚至不敢洗脸、刷牙、进食,说话也小心,唯恐引起发作。

6. 疼痛发作频率 疼痛会反复发作,尤其是发作频繁的患者,其疼痛会持续好几个小时或整天都会有疼痛,但是会自行缓解,不过一段时间后又会发作。

7. 疼痛伴随症状 伴有血管-自主神经症状,如出汗、流泪、瞳孔增大以及皮肤肿胀或温度升高等。

(四) 鉴别诊断

1. 牙痛 第二、三支的三叉神经痛早期很容易被误诊为牙痛,常常多次拔牙,疼痛不得缓解,但牙科检查无病变。另外,牙痛无明显阵发性发作及触发点,但与冷热食物刺激关系较大。

2. 舌咽神经痛 疼痛特征与三叉神经痛有相似之处,都有剧烈、难以忍受的疼痛,但舌咽神经痛的疼痛部位更多见于舌根、扁桃体窝和耳。

3. 颞下颌关节病 疼痛位于耳前颞下颌关节处并可由此放射,但疼痛多较轻,颞下颌关节活动范围变小,运动时有弹响声,关节囊有压痛。

(五) 治疗

三叉神经痛为顽固性头痛病证,是五体针刺疗法的适应证,多能取得较好疗效,可选择运用。

1. 刺皮术

(1) 镵针毛刺法:循督脉、手足阳明、少阳经等,用镵针行毛刺法,每隔2~3cm选一针刺点,头颈、面部为主,以不出血为度,每日1次,1周1个疗程。

(2) 镵针半刺法:于头颈部、上背部寻找反应点,在褐色、红色反应点处行半刺法,以挑出白色纤维状物为度,1周1次。

2. 刺肉术

员针:头颈部用分刺法、浮刺法、合谷刺法,调节分肉,三叉神经第一支疼痛选耳门透阳白,第二支疼痛选听宫透巨髎,第三支疼痛选下关透地仓,1周1次。

3. 刺筋术

(1) 员利针:头颈部用关刺针法,调节筋及脏腑,临床中应用翳风穴员利针直刺行白虎摇头手法,多取得较好效果,1周1次。

(2) 毫针:选取督脉、手足阳明经、少阳经等腧穴,也可循经脉寻找阳性反应点。多选合谷、地仓、阳白、四白、风池、翳风、太冲、内庭等。腧穴较多时可分组治疗,多留针30分钟,每日1次,1周1个疗程。

(3) 小针刀:以头颈部、面部压痛点、筋结点为治疗点,顺肌肉、血管、神经走行刺入,然后轻手法剥离,在软组织间进行,5天1次。

4. 刺脉术 太阳穴刺血2~3ml,合谷穴刺血3~5滴。第一支加刺攒竹,第二支加刺四白,第三支加刺人迎、下关,各刺血3~5滴。发作期每日1次,间歇期3~5天1次,也可循经取穴刺血。

5. 刺骨术 多用于久病、重证患者。

微铍针:首先,选取玉枕关、尾闾关治疗。①玉枕关:微铍针快速刺过皮肤,朝内上方纵行切割至骨,进行充分的纵行、横行切割松解,加压刺骨;②尾闾关:微铍针快速刺过皮肤,垂直纵行切割至骶骨,进行充分的纵行、横行切割松解,加压刺骨。每日或2日1次,每次1~2穴。

其次,在百会(阳窍)、大椎、夹脊关、命门等处进行治疗。

十、类冠心病

(一) 概述

类冠心病有冠心病胸闷、心悸等症状,与冠心病相似,但没有冠状动脉粥样硬化,是由于脏腑功能失调、经脉运行失常、心脉瘀阻所致,为功能性疾病。类冠心病属于"胸痹""心悸""怔忡""心痛"等范畴。

(二) 病因病机

本病的发生与年老体衰、膏粱厚味、七情内伤、寒邪侵袭等因素有关,而心脉瘀阻是本病的主要病机,现分述如下:

1. **劳欲过度、肾脾不足** 多因素体肾气不足,或年老体衰,肾气亏虚,或久病及肾,肾精气不足,肾阳虚则不能温煦脾阳,而致运化无能,营血虚少,脉道不充,血液流行不畅,以致心失所养;脾失健运,水湿内停,聚湿成痰,痰浊壅塞心脉。或肾阴虚则不能滋养其他内脏之阴,阴虚火旺,热灼津液为痰,痰热上犯于心而发病。或劳力过度,劳则气耗,心气受损,运血无力,心脉瘀阻。或劳心过度,心脾受损,心脾不足,心虚脉鼓动无力,心脉受阻;脾虚气血生化无力,气血亏虚,不能充养心脉,皆可出现胸闷、心悸等。

2. **七情所伤、气滞血瘀** 七情内伤,情志郁结,肝失疏泄,导致气机不畅,气机郁滞,气为血帅,气滞则血瘀,心脉失于通畅,以致心脉痹阻。情志过极,可耗散心神,导致气血失和,血行不畅,心脉闭阻。忧思过度,耗伤心脾,心脉损伤,则脉道不利,脾气损伤,则化源不足,气血亏虚,心脉失养,水湿不化,聚湿成痰,痰浊内生,阻遏心脉。《灵枢·口问》云:"忧思则心系急,心系急则气道约,约则不利。"

3. **饮食失节、痰浊内阻** 恣食膏粱辛辣厚味,助湿生热,热耗津液,形成痰热、痰湿,暴饮暴食,损伤脾胃,脾胃亏虚,化源不足,气血化生无力,心脉失养,脾虚失于健运,水湿内停,聚湿成痰,转化为痰浊脂液,气血往来受阻,致使气结血凝而发生胸痛。饱餐或大量饮酒,可导致胃气壅滞,升降失司,浊气上扰于心而致胸痹。

4. **寒邪凝滞、胸阳被遏** 寒为阴邪,易阻遏气机,损伤阳气。寒邪侵袭,凝于胸中,胸阳失展,胸阳不振,以致心脉不通,发为胸痛。《素问·举痛论》说:"经脉流行不止,环周不休。寒气入经而稽迟,泣而不行,客于脉外则血少,客于脉中则气不通,故卒然而痛。"《诸病源候论》云:"寒气客于五脏六腑,因虚而发,上冲胸间,则胸痹。"

可见本病以心肾肝脾诸脏功能失调及气血阴阳虚衰为本,气滞、血瘀、痰浊、寒凝为标。本虚标实,心脉痹阻致成本病,而劳累、情绪激动、饱餐、饮酒、受寒则为本病之诱发因素,均可导致胸痛的发作或加重。本病与手少阴经、足太阳经、任脉、督脉等经气郁滞、升降失常相关。

(三) 诊断

1. 阵发性心前区疼痛、压榨痛,硝酸甘油含化不缓解。
2. 心慌、胸闷、气急、胸部不适,也可出现心律不齐。
3. 伴有头晕、失眠、多汗、易激动。
4. 增加体力活动,症状增加不明显
5. 血脂、心电图正常。

(四) 治疗

类冠心病为五体针刺疗法的适应证,疗效肯定,多选择运用。

1. 刺皮术

(1) 镵针半刺法:于颈、背部寻找反应点,在褐色、红色反应点处行半刺法,以挑出白色纤维状物为度,1周1次。

(2) 镵针毛刺法:根据患者症状选取足太阳经、手少阴经、手厥阴经等,用镵针行毛刺法,循经毛刺,每隔2~3cm选一针刺点,以不出血为度,每日1次,一周1个疗程。

2. 刺肉术

员针:于T_3~T_5旁用分刺法、浮刺法、合谷刺法,以复制原来症状为度,调节分肉,1周1次。

3. 刺筋术

(1) 员利针:取T_3~T_5夹脊穴,用关刺针法,调节心脏,1周1次。

(2) 毫针:可辨证分经,循经取穴,也可辨证分型,根据功效,选取相应的穴位。多选心俞、厥阴俞、巨阙、内关等。腧穴较多时可分组治疗,可不留针,多留针30分钟,每日1次,1周1个疗程。

(3) 小针刀:以胸背部压痛点、筋结点为治疗点,顺肌肉、血管、神经走行刺入,然后纵向剥离、切割,可在软组织间进行,久病、重证也可刺至骨,5天1次。

4. 刺脉术

(1) 锋针:取内关、膻中微小瘀络,锋针点刺出血,可以加拔火罐。取背部厥阴俞、心俞,锋针刺血,行赞刺法或豹纹刺法。

(2) 锓针:于背部腧穴强刺激按压,局部有酸胀感。

5. 刺骨术

微铍针:多用于久病、重证患者。

首先,选取夹脊关治疗。取夹脊关,用微铍针快速刺过皮肤,向棘突上缘针刺可以出现向心前区放射的症状。还可取玉枕关,用微铍针快速刺过皮肤,朝内上方纵行切割至骨,进行充分的纵行、横行松解。每日 1 次,每次1~2 穴。

其次,在尾闾关、命门、中丹田等处进行治疗。

十一、高血压

(一) 概述

高血压为在未使用降压药物的情况下,非同日 3 次测量血压,收缩压≥140mmHg 和 / 或舒张压≥90mmHg。收缩压≥140mmHg 和舒张压 <90mmHg为单纯性收缩期高血压。血压值持续或非同日 3 次以上超过血压诊断标准,即收缩压≥140mmHg(18.6kPa)和(或)舒张压≥90mmHg(12kPa)者。

(二) 病因病机

高血压的病因有饮食劳倦和精神紧张、情志失调,同时又与体质、年龄、起居等因素密切有关。

1. 病因

(1) 情志刺激:长期情志刺激,抑郁恼怒,或精神紧张,肝失疏泄,气机失常,肝气郁结,气郁化火,火邪伤阴耗液,或长期熬夜,阴血暗耗,心阴不足,心火上炎,水不制火,即可出现阴虚阳亢,肝阳升动无制,则肝风内动。《素问·至真要大论》云:"诸风掉眩,皆属于肝。"若肝肾阴虚,失于调制日久,气损阳伤,则致气阴两虚、阴阳两虚及脾肾阳虚证,导致以头痛、眩晕为主症的高血压。

人体气机运行是左升右降,肝升肺降,形成一个循环,如肺气不降,气机受阻,则肝气疏泄、上升受阻,气机郁闭不得疏散,形成压力升高而为高血压。

(2) 饮食失节:平素膏粱厚味、过食肥甘,或饥饱失常,或饮食偏嗜,伤及脾胃,脾胃气机升降失常,失于运化,聚湿生痰,痰浊中阻,上蒙清窍,或痰郁而化热,上扰清窍,导致痰浊型高血压。

(3) 内伤虚损:久病不愈,或过度劳倦,或房劳过度,伤及肾精,阴阳失于平衡,脏腑功能紊乱,髓窍失养而致头晕。或先天禀赋不足,体质虚弱,正气亏虚,体内阴阳失衡,或受体于父母,阴阳紊乱,导致本病。《灵枢·海论》云:"髓海不足,则脑转耳鸣。"

2. 病机 高血压属本虚标实病证,病机为风、火、痰、虚、瘀交织,肝脾肾三脏功能失常,气不上升,心肺胃气不得降,气机升降失调,阴阳失衡,以肝肾阴虚为本,阴亏于下,阳亢于上,火越于外,风动于内,瘀阻于脉,痰淫于络,气血运行逆乱,导致血压增高。

(三) 诊断

1. 诊断标准 目前,国内高血压的诊断采用 2000 年中国高血压治疗指南建议的标准(表 7-2)。

表 7-2 高血压的诊断标准

类别	收缩压(mmHg)	舒张压(mmHg)
正常血压	<120	<80
正常高值	120~139	80~89
高血压	≥140	≥90
1 级高血压(轻度)	140~159	90~99
2 级高血压(中度)	160~179	100~109
3 级高血压(重度)	≥180	≥110
单纯收缩期高血压	≥140	<90

2. 伴随症状 头痛、眩晕等,且常伴有冠心病、糖尿病、高尿酸血症、高脂血症、肥胖症等。患高血压后容易引起心、脑、肾的合并症,如心绞痛、心肌梗死、脑卒中、肾功能不全等。

(四) 治疗

高血压多服用西药,对于西药难以降压者可配合五体针刺疗法,有一定疗效。对于轻型高血压,单独五体针刺疗法也有一定疗效,多选择运用。

1. 刺皮术

(1) 镵针毛刺法:循督脉、足太阳经、手足少阴经、厥阴经等,用镵针行毛刺法,每隔 2~3cm 选一针刺点,头颈部可以点刺密集些,以不出血为度,每日 1 次,1 周 1 个疗程。

(2) 镵针半刺法:于颈部、上背部寻找反应点,在褐色、红色反应点处行半刺法,以挑出白色纤维状物为度,1 周 1 次。

2. 刺肉术

员针:取 C_2~T_9 夹脊穴,用分刺法、浮刺法、合谷刺法,调节分肉,1 周 1 次。

3. 刺筋术

（1）员利针：取 $C_2 \sim T_2$ 夹脊穴,用关刺针法,调节脏腑、筋,1 周 1 次。

（2）毫针：选取足太阳经、手足少阴经、厥阴经等腧穴。腧穴较多时可分组治疗,可不留针,多留针 30 分钟,可取内关、行间、太溪、太白、照海,每日 1 次,1 周 1 个疗程。

（3）小针刀：以头颈部、背部压痛点、筋结点为治疗点,顺肌肉、血管、神经走行刺入,然后纵向剥离,可在软组织间进行,也可刺至骨,5 天 1 次。与镵针半刺法选择运用或交替进行。

4. 刺脉术

于太阳、内关寻找浮络,锋针刺血 2~3ml,肝阳上亢加刺太冲、大敦,肝肾亏虚加刺照海、肾俞,心悸加刺膻中,眩晕加刺丰隆、风池等,每周 2 次。

5. 刺骨术

微铍针：首先,选取玉枕关、尾闾关治疗。①玉枕关：微铍针快速刺过皮肤,朝内上方纵行切割至骨,进行充分的纵行、横行切割松解,加压刺骨；②尾闾关：微铍针快速刺过皮肤,垂直纵行切割至骶骨,进行充分的纵行、横行切割松解,加压刺骨。每日或 2 日 1 次,每次 1~2 穴。

其次,在百会（阳窍）、大椎、夹脊关、命门等处进行治疗。

十二、感 冒

（一）概述

感冒是感受风邪等或时行病毒,引起肺卫功能失调,出现恶寒、发热、鼻塞、流涕、喷嚏、头痛、全身不适、脉浮等主要临床表现的一种外感疾病。感冒又称伤风、冒风、伤寒等。

（二）病因病机

1. 外感六淫 风寒暑湿燥火等六淫病邪均可为感冒的病因。风为六气之首、百病之长,故风为感冒的主因。由于气候突变,温差增大,感受当令之气,如春季受风、夏季受热、秋季受燥、冬季受寒等病邪而病感冒。六淫之间可单独致感冒,但常常是互相兼夹为病,以风邪为首,冬季夹寒,春季夹热,夏季夹暑湿,秋季夹燥,梅雨季节夹湿邪等。由于临床上以冬、春两季发病率较高,故而以夹寒、夹热为多见而成风寒、风热之证。《素问·骨空论》云："风从外入,令人振寒,汗出头痛,身重恶寒。"

气候反常,春应温而反寒,夏应热而反凉,秋应凉而反热,冬应寒而反温,人感非时之气而病感冒。

2. 时行病毒 时行病毒是指与岁时有关,每 2~3 年一小流行,每 10 年左右一大流行的邪气。病毒为一种为害甚烈的异气,或称疫疠之气,具有较强传染性。

3. 正气虚弱 六淫病邪或时行病毒能够侵袭人体引起感冒,除因邪气特别盛外,总是与人体的正气失调有关,或是由于正气素虚,或是素有肺系疾病,不能调节肺卫而感受外邪,即使体质素健,若因生活起居不慎,如疲劳、饥饿等,机体功能状态下降,或因汗出衣裹冷湿,或餐凉露宿,冒风沐雨,或气候变化时未及时加减衣服等,正气失调,腠理不密,邪气得以乘虚而入。

六淫病邪或时邪病毒,侵袭人体的途径或从口鼻而入,或从皮毛而入。肺为脏腑之华盖,开窍于鼻,职司呼吸,外主皮毛,其性娇气,不耐邪侵,故外邪从口鼻、皮毛入侵,肺卫首当其冲。感冒的病位在肺卫,其病机是外邪影响肺卫功能失调,导致卫表不和,肺失宣肃,症见恶寒、发热、头痛、身痛、全身不适、鼻塞、流涕、喷嚏、喉痒、咽痛等。

(三) 诊断

1. 病史 根据气候突然变化,有伤风受凉、淋雨冒风的经过,或时行感冒正流行之际。

2. 发病季节 四季皆有,以冬春季为多见。时行感冒呈流行性发病,多人同时发病,迅速蔓延。

3. 病程 起病较急,病程较短,一般 3~7 天。普通感冒一般不传变。

4. 症状 典型的临床症状,初起鼻咽部痒而不适,鼻塞、流涕、喷嚏、语声重浊或声嘶、恶风、恶寒、头痛等。继而发热、咳嗽、咽痛、肢节酸重不适等。暑湿感冒病及脾胃,兼有胸闷、恶心、呕吐、食欲减退、大便稀溏等症。时行感冒起病急,全身症状显著,如高热、头痛、周身酸痛、疲乏无力等。

(四) 鉴别诊断

1. 外感咳嗽 感冒出现发热恶寒、咳嗽时,易与外感咳嗽相混,其鉴别应以主症为主。若发热恶寒症状突出者,按感冒论治;咳嗽吐痰,甚则喘息症状突出者,辨为外感咳嗽。

2. 外感头痛 感冒出现发热恶寒、头痛时,易与外感头痛相混,其鉴别应以主症为主。若发热恶寒症状突出者,按感冒论治;若头痛明显,以其为主要症状者,应辨为外感头痛。

3. 风温肺病 感冒与早期风温肺病都有恶寒、发热、咳嗽等肺卫症状。但感冒一般病情轻微,发热不高或不发热,病势少有传变,服解表药后多能汗出热退,病程较短。而风温肺病的病情较重,咳嗽较甚,或咳则胸痛,甚或咳铁锈色痰,必有发热,甚至高热寒战,服解表药后热虽暂减,但旋即又起,多有传变,由卫而气,入营入血,甚则神昏、谵妄、惊厥等。

4. 鼻渊　感冒与鼻渊均可见鼻塞流涕、头痛等。但鼻渊多流浊涕腥臭,感冒一般多流清涕,并无腥臭味;鼻渊眉额骨处胀痛、压痛明显,一般无恶寒发热,感冒寒热表证明显,头痛范围不限于前额或眉骨处;鼻渊病程漫长,反复发作,不易断根,感冒愈后不再遗留鼻塞、流腥臭浊涕等症状。

(五) 治疗

五体针刺治疗感冒有一定效果,多选择运用。

1. 刺皮术

(1) 镵针毛刺法:循督脉、足太阳经等,用镵针行毛刺法,每隔 2~3cm 选一针刺点,疼痛部位可以点刺密集些,以不出血为度,每日 1 次,1 周 1 个疗程。

(2) 镵针半刺法:习惯性感冒者,于上背部寻找反应点,在褐色、红色反应点处行半刺法,以挑出白色纤维状物为度,1 周 1 次。

2. 刺肉术

员针:针对习惯性感冒,于 C_7~T_3 旁用分刺法、浮刺法、合谷刺法,调节分肉经气,1 周 1 次。

3. 刺筋术

(1) 员利针:针对习惯性感冒,取 C_7~T_3 夹脊穴,用关刺针法,调节肺、足太阳经,1 周 1 次。

(2) 毫针:选取督脉、足太阳经、手阳明经等腧穴,可辨证分型,根据功效,选取相应的穴位。多选合谷、列缺、风池、大椎等,可不留针,多留针 30 分钟,每日 1 次,1 周 1 个疗程。

(3) 小针刀:习惯性感冒者,以上背部压痛点、筋结点为治疗点,顺肌肉、血管、神经走行刺入,然后纵向剥离、切割,可在软组织间进行,5 天 1 次。

4. 刺脉术

风热型感冒者,于上背部锋针刺血,行赞刺法或豹纹刺法,也可在曲池、合谷等处点刺放血。

十三、咳　嗽

(一) 概述

咳嗽是指外感或内伤等因素,导致肺失宣肃,肺气上逆,冲击气道,发出咳声或伴咯痰为临床特征的一种病证。有声无痰称为咳,有痰无声称为嗽,有痰有声谓之咳嗽。临床上多为痰声并见，很难截然分开，故以咳嗽并称。

（二）病因病机

1. 外邪袭肺、肺失宣降　由于气候突变或调摄失宜，外感六淫，从口鼻或皮毛而入，使肺气被束，肺气壅遏不畅，失于肃降所致，若不能及时使邪外达，可进一步发生演变转化，表现风寒化热、风热化燥，或肺热蒸液成痰等。由于四时之气不同，因而人体所感受的致病外邪亦有区别。风为六淫之首，其他外邪多随风邪侵袭人体，所以外感咳嗽常以风为先导，或夹寒，或夹热，或夹燥，其中尤以风邪夹寒者居多。

2. 饮食不节、脾胃损伤　"脾为生痰之源，肺为贮痰之器。"饮食不当，嗜烟好酒，内生火热，熏灼肺胃，灼津生痰，或生冷不节，肥甘厚味，损伤脾胃，脾失健运，水湿内停，痰浊内生，上干于肺，阻塞气道，致肺气上逆而作咳。

3. 内伤七情、肝火犯肺　情志刺激，内伤七情，肝失疏泄条达，气机郁结，气郁化火，气火循经上逆犯肺，木火刑金，致肺失肃降而作咳。

4. 肺肾虚弱、无力摄纳　肺气虚者，常由肺系疾病日久，迁延不愈，耗气伤阴，肺不能主气，肃降无权而肺气上逆作咳，或肺气虚不能布津而成痰，肺阴虚而虚火灼津为痰，痰浊阻滞，肺气不降而上逆作咳。

肾气虚者，多由素体肾气虚弱，或房劳过度，损伤肾气，或久病及肾，而致肾气虚弱，肾不纳气，气浮于上而咳。

外感咳嗽与内伤咳嗽可相互影响为病，病久则邪实转为正虚。外感咳嗽如迁延失治，邪伤肺气，更易反复感邪，而致咳嗽屡作，转为内伤咳嗽；肺脏有病，卫外不固，易受外邪引发或加重，特别在气候变化时尤为明显。久则从实转虚，肺脏虚弱，阴伤气耗。由此可知，咳嗽虽有外感、内伤之分，但有时两者又可互为因果。

（三）诊断

1. 咳逆有声，或伴咽痒咯痰。
2. 外感咳嗽，起病急，可伴有寒热等表证；内伤咳嗽，每因外感反复发作，病程较长，咳嗽而伴见脏腑病变。
3. 急性期，血白细胞总数和中性粒细胞百分率增高。
4. 听诊可闻及两肺野呼吸音增粗，或伴散在干湿性啰音。
5. 肺部 X 线摄片检查正常或肺纹理增粗。

（四）鉴别诊断

1. 哮喘　哮病和喘病虽然也会兼见咳嗽，但各以哮、喘为其主要临床表现。哮病主要表现为喉中哮鸣有声,呼吸气促困难,甚则喘息不能平卧,发作与缓解均迅速。喘病主要表现为呼吸困难,甚至张口抬肩,鼻翼扇动,不能平卧。

2. 肺痨 咳嗽是肺痨与咳嗽的主要症状,但肺痨尚有咯血、潮热、盗汗、身体消瘦等症状,具有传染性,血沉增快,影像学胸部检查有助于鉴别诊断。

3. 肺癌 肺癌常以咳嗽或咯血为主要症状,但多发于40岁以上吸烟男性,且咳嗽多为刺激性呛咳,病情发展迅速,呈进行性加重、恶病质,部分有背部疼痛等,而咳嗽病证不具有这些特点。肺部影像学检查及痰细胞学检查有助于确诊。

(五) 治疗

急性咳嗽多服用西药,也可配合针刺。咳嗽久病者为五体针刺疗法的适应证,可选择运用。

1. 刺皮术

(1) 镵针毛刺法:急慢性咳嗽均可运用。循督脉、足太阳经、手太阴经等,用镵针行毛刺法,以前胸、后背为主,每隔 2~3cm 选一针刺点,以不出血为度,每日 1 次,1 周 1 个疗程。

(2) 镵针半刺法:咳嗽久病者,于上背部寻找反应点,在褐色、红色反应点处行半刺法,以挑出白色纤维状物为度,1 周 1 次。

2. 刺肉术 用于咳嗽久病者。

员针:于 $C_7 \sim T_3$ 旁用分刺法、浮刺法、合谷刺法,调节分肉及肺气,1 周 1 次。

3. 刺筋术

(1) 员利针:咳嗽久病者,取 $C_7 \sim T_3$ 夹脊穴,用关刺针法,调节肺脏功能,1 周 1 次。

(2) 毫针:选取足太阳经、手太阴经等腧穴,多选合谷、肺俞、列缺、风门、太渊等。腧穴较多时可分组治疗,留针 30 分钟,也可加拔火罐,每日 1 次,1 周 1 个疗程。

(3) 小针刀:咳嗽久病者,以背部压痛点、筋结点为治疗点,顺肌肉、血管、神经走行刺入,然后纵向剥离,可在软组织间进行,也可刺至骨,5 天 1 次。与镵针半刺法选择运用或交替进行。

4. 刺脉术 于上背部压痛点、筋结点,以及褐色、红色反应点处,以锋针刺血,也可加拔火罐。

5. 刺骨术

微铍针:用于顽固性咳嗽。

首先,选取玉枕关、尾闾关治疗。①玉枕关:微铍针快速刺过皮肤,朝内上方纵行切割至骨,进行充分的纵行、横行切割松解,加压刺骨;②尾闾关:微铍针快速刺过皮肤,垂直纵行切割至骶骨,进行充分的纵行、横行切割松解,加压刺骨。每日或 2 日 1 次,每次 1~2 穴。

其次,在大椎、夹脊关、命门、中丹田等处进行治疗。

十四、哮 喘

(一) 概述

哮喘是常见的慢性疾病,分为喘证与哮证。喘证为气息急促、呼吸困难,甚至张口抬肩、不能平卧的病证;哮证为发作时喉中哮鸣有声,呼吸急促困难、喘息不能平卧的病证。临床常哮喘并称,为反复发作的痰鸣气喘疾患,发作时喉中哮鸣有声,呼吸气促困难,甚至喘息不能平卧、胸闷、咳嗽等,多在夜间、清晨发作、加剧,遇异味、寒冷等诱发,多数患者可自行缓解或经治疗缓解。

(二) 病因病机

1. 外邪袭肺、肺气不宣 感受外邪,以风寒之邪居多,如气温转冷,风寒束表,肺气失宣,气逆于上,或风寒缠绵日久,邪伏于里,留于肺脏而致病,或久居寒湿之地,寒湿侵袭,日久聚湿成痰,寒痰犯肺,肺气失降,或感受温热、火热之邪,热邪犯肺,灼津成痰,或感受异物、异味的刺激如烟尘、花粉等,导致肺气壅阻,寒凝津液为痰,或热蒸津液成痰,痰阻气道,气道不畅、肺气不宣,发为哮喘。

2. 饮食失节、痰浊内生 过食肥甘辛辣厚味,或嗜酒伤中,内蕴湿热,痰湿久蕴化热,痰热交阻,壅滞肺气,则发为哮喘。饮食失节,损伤脾胃,脾失健运,水湿内停,痰湿内生,上干于肺,壅阻肺气而发哮喘。或进食鱼虾蟹等,导致脾失健运,饮食不能正常转化为精微,反而变成痰浊,上干于肺。或嗜食过咸过甜食物等,过咸伤肾,过甜伤脾,肾主水,脾主运化水湿,脾肾被伤,水湿内停,聚而成痰,痰湿上犯于肺,肺失宣降,发为哮喘。

3. 情志所伤、气郁失宣 忧思气结,肺气结不能宣发,肝气郁滞,木气克土,肝郁脾虚,脾失健运,水湿内停,聚湿成痰,痰浊上犯,肝气郁结,反克肺金,肝气上逆犯肺,肺气痹阻,不得宣降,发生哮喘。或惊恐伤肾,肾不纳气,肺气浮越,肺失宣降,发为哮喘。

4. 劳欲过久,气失所主 素体肾虚,或久病及肾,或年老肾虚,或房劳伤肾,导致肾气不足,肾为气之根,肾失摄纳,气浮于上,或肾阳衰微,不能化气行水,水凌心肺,而引起哮喘。或劳力过度,损伤脾气,脾失健运,水湿内停,聚湿成痰,痰湿上犯。或反复感冒,损伤肺气,或肺病日久,肺气耗损,肺主通调水道,肺气虚弱,气不化津,水道不通,痰饮内生,而引起哮喘。《证治心得》云:"肺为气之主,而脾则肺之母也,脾肺有亏则气化不足,不足则短促而喘。"

可见哮喘病位在肺,与脾、肾、肝关系密切,为内有伏痰,遇有外感、异味、异常空气、食物等,肺气失宣,痰随气升,气因痰阻,痰气搏结,壅塞气道,肺管狭窄,通气不利,肺气升降失常,以致痰鸣吼响、气急短促。《证治汇补·哮病》云:"因内有壅塞之气,外有非时之感,膈有胶固之痰,三者相合,闭拒气道,搏击有声,发为哮病。"

本病与手太阴经、足太阳经、任脉、督脉的经气郁滞、升降失常相关。

(三) 诊断

1. **症状** 发作性伴有哮鸣音的呼气性呼吸困难或发作性咳嗽、胸闷,严重者被迫采取坐位或呈端坐呼吸,干咳或咳大量白色泡沫痰,甚至出现发绀等,哮喘症状可在数分钟内发作,经数小时至数天,用支气管舒张剂或自行缓解。某些患者在缓解数小时后可再次发作。夜间及凌晨发作和加重是哮喘的特征之一。

2. **体征** 发作期胸部呈过度充气状态,胸廓膨隆,叩诊呈过清音、哮鸣音,呼气延长。严重哮喘发作时常有呼吸费力、大汗淋漓、发绀、胸腹反常运动、心率增快、奇脉等体征。

3. **检查** ①血常规可有嗜酸性粒细胞增多,并发感染者可有白细胞数增高、中性粒细胞比例增高。②痰液涂片检查可见较多嗜酸性粒细胞。③肺功能检查示,缓解期肺通气功能多数在正常范围,哮喘发作时,可有肺活量减少、残气量增加、功能残气量和肺总量增加,残气占肺总量百分比增高。经过治疗后可逐渐恢复。④哮喘严重发作时,血气分析可有缺氧、PaO_2 和 SaO_2 降低,由于过度通气可使 $PaCO_2$ 下降,pH 上升,表现呼吸性碱中毒。如重症哮喘,病情进一步发展,气道阻塞严重,可有缺氧及二氧化碳潴留,$PaCO_2$ 上升,表现为呼吸性酸中毒。如缺氧明显,可合并代谢性酸中毒。⑤胸部 X 线检查,早期在哮喘发作时,可见两肺透亮度增加,呈过度充气状态;在缓解期多无明显异常。如并发呼吸道感染,可见肺纹理增粗及炎症性浸润阴影。同时要注意肺不张、气胸或纵隔气肿等并发症的存在。

(四) 鉴别诊断

心源性哮喘 心源性哮喘多见于老年人,多伴有高血压、冠状动脉硬化、二尖瓣狭窄或慢性肾炎等,发作以夜间阵发性多见,症状为胸闷,呼吸急促而困难,有咳嗽及哮鸣音,严重者有发绀,面色灰暗,出冷汗,精神紧张而恐惧,与哮喘急性发作相似。患者除有哮鸣音外,常咯大量稀薄水样或泡沫状痰或可能为粉红色泡沫痰,并有典型的肺底湿啰音,心脏向左扩大,心瓣膜杂音,心音可不规律甚至有奔马律。胸部 X 线片示心影可能扩大,尤其二尖瓣狭窄的患者,左心耳经常扩大。肺部有肺水肿征象,血管阴影模糊。由于肺水肿,叶间隔变阔,叶间隔线可下移至基底肺叶。

(五) 治疗

哮喘不易治愈,多为久病、顽固患者,为五体针刺疗法适应证,多选择运用。

1. 刺皮术

(1) 镵针毛刺法:哮喘发作时、缓解时均可运用。循督脉、足太阳经、手太阴经等,用镵针行毛刺法,每隔 2~3cm 选一针刺点,以不出血为度,每日 1 次,1 周 1 个疗程。

(2) 镵针半刺法:久病、顽固患者哮喘缓解时,于上背部寻找反应点,在褐色、红色反应点处行半刺法,以挑出白色纤维状物为度,1 周 1 次。

2. 刺肉术 用于久病、顽固患者哮喘缓解时。

员针:于 C_7~T_3 旁,相当于足太阳经背部内侧线,用分刺法、浮刺法、合谷刺法,调节分肉及肺气,1 周 1 次。

3. 刺筋术

(1) 员利针:久病、顽固患者哮喘缓解时,于 C_7~T_3 夹脊穴用关刺针法,调节肺脏,1 周 1 次。

(2) 毫针:选取足太阳经、手太阴经等腧穴,多选肺俞、定喘、天突、太渊等。腧穴较多时可分组治疗,留针 30 分钟,每日 1 次,也可温针、火针治疗,1 周 1 个疗程。

(3) 小针刀:久病、顽固患者哮喘缓解时,以背部压痛点、筋结点为治疗点,顺肌肉、血管、神经走行刺入,然后纵向剥离,可在软组织间进行,也可刺至骨,5 天 1 次。

4. 刺脉术 风门、肺俞、膻中等锋针刺血 0.5~3ml,鱼际浮络刺血 0.5~3ml。发作期每天 1 次,连续 3 次;非发作期 1 周 1 次。

5. 刺骨术

微铍针:用于顽固性哮喘。

首先,选取玉枕关、尾闾关治疗。①玉枕关:微铍针快速刺过皮肤,朝内上方纵行切割至骨,进行充分的纵行、横行切割松解,加压刺骨;②尾闾关:微铍针快速刺过皮肤,垂直纵行切割至骶骨,进行充分的纵行、横行切割松解,加压刺骨。1 次治疗后哮喘症状多有明显缓解甚至消失,但应坚持治疗,以巩固疗效。

其次,在大椎、夹脊关、命门、中丹田、下丹田等处进行治疗。

每日或 2 日 1 次,每次 1~2 穴。

十五、慢性胃炎

(一) 概述

慢性胃炎系指各种慢性胃黏膜炎性病变,是一种常见病,其发病率在各种胃病中居首位。自从应用纤维内镜后,对本病认识有明显提高。常见慢性浅表性胃炎、慢性糜烂性胃炎和慢性萎缩性胃炎,属于胃脘痛、心痛、心下痛、胃痞等范畴。

(二) 病因病机

1. 外邪客胃、阻遏气机　胃部感受外邪,如寒、湿、热等外邪客于胃部,导致胃部气机阻滞,气血不通,不通则痛。其中以寒邪为主,寒属阴邪,其性凝滞收引,气候寒冷,寒邪由口吸入,或脘腹受凉,寒邪直中,内客于胃,或服药苦寒太过,或寒食伤中,致使寒凝气滞,胃气失和,胃气阻滞,不通则痛。《素问·举痛论》云:"寒气客于肠胃之间,膜原之下,血不得散,小络急引,故痛。"

2. 饮食失节、损伤脾胃　若饮食不节,暴饮暴食,损伤脾胃,饮食停滞,致使胃气失和,胃中气机阻滞,不通则痛;或五味过极,辛辣无度,胃中积热,阻遏气机,或恣食肥甘厚味,或饮酒如浆,则伤脾碍胃,蕴湿生热,阻滞气机,以致胃气阻滞,不通则痛,皆可导致胃痛。或过食香燥之品,耗伤胃阴,胃失滋养,不荣则痛。故《素问·痹论》曰:"饮食自倍,肠胃乃伤。"《医学正传·胃脘痛》曰:"更原厥初致病之由,多因纵恣口腹,喜好辛酸,恣饮热酒煎煿,复餐寒凉生冷,朝伤暮损,日积月深……故胃脘疼痛。"患病之后,饮食失调,又可使病情加重。

3. 肝气犯胃、胃失和降　七情所伤,忧思恼怒,情志不遂,肝失疏泄,气机失调,肝郁气滞,木旺克土,横逆犯胃,以致胃气失和,胃气阻滞,即可发为胃痛。肝郁日久,又可郁而化火,火热犯胃,灼伤胃络,导致肝胃郁热而痛。《杂病源流犀烛·胃病源流》云:"胃痛,邪干胃脘病也……唯肝气相乘为尤甚,以木性暴,且正克也。"患病之后,情志不遂,也可使病情加重。

4. 脾胃虚弱、胃脉失养　若素体不足,脾胃虚弱,或劳倦过度,损伤脾气,或饮食所伤,损伤脾胃,或过服寒凉药物,寒邪直中,脾胃受损,或久病脾胃受损,气血未复,均可引起脾胃虚弱,化源不足,气血虚弱,胃脉失养,不荣则痛,中焦虚寒,血行涩滞,胃失温养,发为胃痛。或热病伤阴,胃阴不足,或胃热火郁,灼伤胃阴,或久服香燥理气之品,耗伤胃阴,胃失濡养,也可引起胃痛。肾为先天之本,阴阳之根,脾胃之阳,全赖肾阳之温煦;脾胃之阴,全赖肾阴之滋养。若肾阳不足,火不暖土,可致脾阳虚,而成脾肾阳虚,胃失温养之胃痛;若肾阴亏虚,肾水不能上济胃阴,可致胃阴虚,胃失濡养之胃痛。

5. 瘀血内停、阻滞胃络 若七情所伤,肝失疏泄,气机不畅,气郁气滞,气滞则血瘀,血行瘀滞,阻滞胃络,可形成瘀血胃痛。或久痛入络,胃络瘀阻,或胃出血后,离经之血未除,以致瘀血内停,胃络阻滞不通,均可引起瘀血胃痛。若脾胃虚弱,失于健运,湿邪内生,聚湿成痰成饮,蓄留胃脘,或阴虚火旺,灼津成痰,又可致痰饮胃痛。痰瘀互结,互相影响,阻滞胃络,使疾病顽固难愈。《临证指南医案·胃脘痛》云:"胃痛久而屡发,必有凝痰聚瘀。"

慢性胃炎病位在胃,但与脾、肝、肾相关,为外邪、气滞、瘀血、食积、痰浊阻滞胃络,不通则痛,或气血不足、肾气亏虚,不荣于胃,胃络不通、不荣所致。本病与任脉、足阳明经、手足厥阴经、足太阳经等有关。

(三)诊断

1. 症状 上腹部疼痛、恶心、不欲饮食、纳差、餐后饱胀、反酸、贫血、消瘦等。

2. 体征 上腹部不同程度的压痛。

3. 检查

(1)内镜下慢性胃炎分为浅表性胃炎和萎缩性胃炎。如同时存在平坦糜烂、隆起糜烂或胆汁反流,则诊断为浅表性或萎缩性胃炎伴糜烂或伴胆汁反流。内镜下慢性胃炎的诊断依据:浅表性胃炎可见红斑(点状、片状、条状),黏膜粗糙不平,出血点、出血斑;萎缩性胃炎的黏膜呈颗粒状,黏膜血管显露,色泽灰暗,皱襞细小。

(2)X线钡餐检查:轻度慢性浅表性胃炎无阳性发现,中度以上可显示黏膜广泛增粗,胃体黏膜皱襞大于1cm,且其纵行黏膜纹的排列及走向与胃体不平行,或呈迂曲交叉状。胃小区常大于3mm、形状不规则。胃小弯呈锯齿状、蠕动亢进、张力增高。萎缩性胃炎皱襞相对平坦、减少。胃窦炎时黏膜纹排列紊乱、皱襞增粗,呈钝锯齿状,胃窦部呈不规则痉挛性收缩。

(四)鉴别诊断

1. 胃癌 慢性胃炎的症状(如食欲不振、上腹不适、贫血等)、X线征象与胃癌颇相似,但慢性胃炎的症状时轻时重,胃癌呈进行性加重;慢性胃炎一般情况好,胃癌消瘦较重。胃镜检查及活检即可确诊。

2. 消化性溃疡 两者均有慢性上腹痛,但消化性溃疡以上腹部规律性、周期性疼痛为主,而慢性胃炎疼痛很少有规律性并以消化不良为主。胃镜检查可确诊。

3. 慢性胆道疾病 如慢性胆囊炎、胆石症常有慢性右上腹痛、腹胀、嗳气等消化不良的症状,与胃炎症状相似,但慢性胃炎部位在胃上部偏左。慢性胆道疾病时,胃肠检查无异常发现,胆囊造影及 B 超异常;慢性胃炎时,胃肠检查明显异常。

4. 功能性消化不良 功能性消化不良是指一组病因未明的,具有上腹痛、上腹胀、早饱、嗳气、食欲不振、恶心、呕吐等不适症状,经检查排除引起上述症状的器质性疾病的一组临床综合征。

(五) 治疗

慢性胃炎多为久病患者,五体针刺疗法的疗效较好,为五体针刺的适应证,多选择运用。

1. 刺皮术

(1) 镵针毛刺法:循督脉、足太阳经、足太阴经、足阳明经等,用镵针行毛刺法,每隔 2~3cm 选一针刺点,以不出血为度,每日 1 次,1 周 1 个疗程。

(2) 镵针半刺法:于背部寻找反应点,在褐色、红色反应点处行半刺法,以挑出白色纤维状物为度,1 周 1 次。

2. 刺肉术

员针:于 $T_{8~12}$ 旁,相当于足太阳经背部内侧线,根据病情酌用分刺法、浮刺法、合谷刺法,调节肌肉及脾胃之气,1 周 1 次。

3. 刺筋术

(1) 员利针:取 $T_{8~12}$ 夹脊穴,用关刺针法,调节脾胃,1 周 1 次。

(2) 毫针:选取足太阳经、足太阴经、足阳明经等腧穴,如中脘、内关、脾俞、胃俞、足三里等。腧穴较多时可分组治疗,留针 30 分钟,每日 1 次,虚寒者也可予温针、火针治疗,1 周 1 个疗程。

(3) 小针刀:以腰背部压痛点、筋结点为治疗点,顺肌肉、血管、神经走行刺入,然后纵向剥离,可在软组织间进行,也可刺至骨,5 天 1 次。

4. 刺脉术

(1) 锋针:取腰背部的压痛点、筋结点等,锋针刺血。

(2) 锃针:于背部腧穴强刺激按压,局部有酸胀感。

5. 刺骨术

微铍针:用于顽固性胃炎。

首先,选取玉枕关、尾闾关治疗。①玉枕关:微铍针快速刺过皮肤,朝内上方纵行切割至骨,进行充分的纵行、横行切割松解,加压刺骨;②尾闾关:微铍

针快速刺过皮肤,垂直纵行切割至骶骨,进行充分的纵行、横行切割松解,加压刺骨。每日或 2 日 1 次,每次 1~2 穴。

其次,在夹脊关、命门、中丹田等处进行治疗。

十六、十二指肠溃疡

(一) 概述

十二指肠溃疡是指上腹偏右有规律的餐前疼痛、进食后缓解的病证,为常见病、多发病,是消化性溃疡的常见类型。本病好发于气候变化较大的冬春两季,男性发病率明显高于女性;与胃酸分泌异常、幽门螺杆菌感染、非甾体抗炎药、生活及饮食不规律、工作及外界压力、吸烟、饮酒以及精神心理因素密切相关。十二指肠溃疡多发生在十二指肠球部(95%),以前壁居多,其次为后壁、下壁、上壁。本病属于中医胃脘痛、心下痛等范畴

(二) 病因病机

1. 饮食失节、损伤脾胃 多因饮食失节,损伤脾胃,或饮食不洁,热毒侵袭,或恣食辛辣肥甘之品、喜酒嗜烟,湿热内蕴,中焦气机受阻,或服食药物、脾胃损伤,或贪食生冷,损伤胃阳,皆可导致脾胃虚弱,气血生化不足,脾胃经脉失养,而致疼痛,也可致气血、药毒、湿热蕴结,气血运行涩滞,不通则痛。

2. 情志内伤、肝郁脾虚 多因恼怒伤肝,肝失疏泄,横逆犯胃,胃失和降,可致胃痛,或气郁久而化热,肝胃郁热,阻遏气机,热灼而痛,或气滞则血行不畅,瘀血停滞,胃肠不通,瘀血内停亦可为痛。或忧思损伤心脾,导致脾虚,脾失健运,气血生化不足,胃肠经脉失养,不荣则痛。

3. 脾胃虚弱、不荣则痛 多因素体脾胃虚弱,气血不足,或劳倦过度,损伤脾胃,或失治、误治,累及脾胃,或久病损伤,脾胃虚弱,皆可致脾失健运,气血生化不足,胃肠失养,不荣则痛。中阳不足,虚寒内生,温养失职,胃肠疼痛。亦有胃火灼伤胃阴,胃阴不足,或久病肾阴不足,不能滋养胃阴,致胃阴不足,濡养不能,不荣而痛。

十二指肠溃疡的病位在胃,但与脾、肝、肾有关,为气滞、瘀血、痰浊阻滞胃络,不通则痛,或气血不足、肾气亏虚,不荣于胃,不荣所致。本病与任脉、足阳明经、手足厥阴经、足太阳经等有关。

(三) 诊断

1. 疼痛部位 十二指肠溃疡的疼痛位于剑突和脐之间,多在上腹部,靠近

中线的任何一侧,通常是右侧,范围非常局限,患者常可用一两个手指明确指出疼痛区域,直径约在 2~10cm。偶尔疼痛在背部中线 T_7~T_{12} 之间,而上腹部疼痛极为轻微或缺如,常见于溃疡向后穿透时。个别十二指肠溃疡患者的疼痛位于脐部以下,在右下腹部。

2. 疼痛的性质和强度 十二指肠溃疡的疼痛性质和强度变化很大,有压迫感、堵胀感、烧灼感,有时患者的感觉很难和饥饿相鉴别。无并发症的患者即使感到疼痛,往往不是剧痛,而是隐痛、钝痛。十二指肠溃疡患者的疼痛性质和强度受患者的痛阈和对疼痛的反应性这两个因素影响,其中痛阈因人而异,而对疼痛的反应性,不但人与人之间有很大差别,即使在同一患者,不同时间亦大不相同。溃疡穿透至浆膜时,疼痛剧烈而持久。并发症的发生常常改变溃疡疼痛的性质和强度。

3. 疼痛的节律性 十二指肠溃疡的疼痛与进食有固定关系。疼痛发生在胃处于空虚状态时,即上午 11：00 时、下午 16：00 时左右,进餐后消失是酸性被食物缓冲的结果。夜间痛在凌晨 1：00—2：00 时,因疼痛而醒来,稍进食物或服抗酸药即可缓解。

4. 疼痛的周期性、长期性 十二指肠溃疡的症状逐天出现,持续数天、数周或数月后而缓解,缓解数月至数年后又行复发,且复发常在春季和晚秋,整个冬季都在复发也不少见。大多数患者在夏季感觉良好。本病持续时间较长,往往有数月、数年,甚至 20~30 年以上的病史。

5. 检查

(1) **胃镜检查**:可见溃疡表面坏死,覆盖较厚的白苔或黄白苔,周边明显充血、水肿。

(2) **X 线钡餐检查**:为十二指肠球部溃疡诊断的直接征象。其龛影一般较小,常为绿豆或黄豆大,直径很少超过 1cm。正面观呈圆形、椭圆形、多角形、环圈形和点线形,边缘大部光整,加压检查龛影周围有形态规则、柔顺的透明区,为溃疡周围炎症、水肿造成,侧面观为突出于腔外的半圆形、乳头形及锯形龛影。

(四) 鉴别诊断

1. 功能性消化不良 功能性消化不良的症状是上腹部疼痛或饱胀不适,也可有反酸、嗳气等表现,与十二指肠溃疡的胃痛、腹胀相似,但其胃痛无规律性,体检可完全正常或仅有上腹部轻度压痛,胃镜和 X 线检查正常。

2. 胃癌 临床上难以区分良性溃疡与恶性溃疡。癌性溃疡有时经治疗也可暂时愈合,故极易误诊为良性溃疡。两者鉴别主要依靠 X 线钡餐和胃镜检查。钡餐检查时,如发现龛影位于胃腔轮廓内,龛影周围黏膜强直、僵硬,向溃疡聚集的黏膜皱襞有中断现象,是恶性溃疡的特点;胃镜下如溃疡直径大于2.5cm,形态不规则,底部附以污秽苔,周边呈围堤状,僵硬,触之易出血,以及局部蠕动减弱或消失,是恶性溃疡的特点。结合溃疡边缘黏膜病理组织学检查即可确诊。

(五) 治疗

十二指肠溃疡多反复发作,不易治愈,多为久病患者,为五体针刺疗法适应证,多选择运用。

1. 刺皮术

(1) 镵针毛刺法:循督脉、足太阳经、足太阴经、足阳明经等,用镵针行毛刺法,每隔 2~3cm 选一针刺点,以不出血为度,每日 1 次,1 周 1 个疗程。

(2) 镵针半刺法:于腰背部寻找反应点,在褐色、红色反应点处行半刺法,以挑出白色纤维状物为度,1 周 1 次。

2. 刺肉术

员针:于 T_{10-12} 旁,相当于足太阳经背部内侧线,根据病情酌用分刺法、浮刺法、合谷刺法,调节肌肉及脾胃之气,1 周 1 次。

3. 刺筋术

(1) 员利针:取 T_{10-12} 夹脊穴,用关刺针法,调节脾胃,1 周 1 次。

(2) 毫针:选取足太阳经、足太阴经、足阳明经等腧穴,可选用中脘、内关、脾俞、胃俞、足三里等。腧穴较多时可分组治疗,留针 30 分钟,每日 1 次,虚寒型也可温针、火针治疗,1 周 1 个疗程。

(3) 小针刀:以腰背部压痛点、筋结点为治疗点,顺肌肉、血管、神经走行刺入,然后纵向剥离,可在软组织间进行,也可刺至骨,5 天 1 次。

4. 刺脉术

(1) 鍉针:于背部腧穴强刺激按压,局部有酸胀感。

(2) 锋针:于腰背部锋针刺血。

5. 刺骨术

微铍针:用于顽固性十二指肠溃疡。

首先,选取玉枕关、尾闾关治疗。①玉枕关:微铍针快速刺过皮肤,朝内上方纵行切割至骨,进行充分的纵行、横行切割松解,加压刺骨;②尾闾关:微铍针快速刺过皮肤,垂直纵行切割至骶骨,进行充分的纵行、横行切割松解,加压刺骨。每日或 2 日 1 次,每次 1~2 穴。

其次,在夹脊关、命门、中丹田等处进行治疗。

十七、胃神经症

(一) 概述

胃神经症又称胃功能紊乱,是一组胃综合征的总称,系高级神经活动障碍导致自主神经系统功能失常,主要为胃肠的运动与分泌功能失调,无组织学器质性病理改变。本病可表现为呕吐、嗳气、厌食、胃痛等,属中医呕吐、胃痛等范畴。本病的发病率较高,以女性居多。

(二) 病因病机

1. 饮食失节、损伤脾胃 若饮食不节,饮食无规律,或过饥过饱,或不按时饮食,或寒热不均,或偏食,损伤脾胃,饮食停滞,致使胃气失和,胃中气机阻滞,胃气上逆。或五味过极,辛辣无度,胃中积热,阻遏气机,胃气上逆。《素问·痹论》云:"饮食自倍,肠胃乃伤。"患病之后,又会随着饮食失节使病情加重。

2. 肝气犯胃、胃失和降 精神紧张,七情所伤,忧思恼怒,情志不遂,肝失疏泄,气机失调,肝郁气滞,木旺克土,横逆犯胃,以致胃气失和。肝郁日久,郁而化火,火热犯胃,灼伤胃络,导致肝胃郁热。《杂病源流犀烛·胃病源流》云:"胃痛,邪干胃脘病也……唯肝气相乘为尤甚,以木性暴,且正克也。"由于女性多愁善感,故女性发病率较高,患病之后,情志不遂,也可使病情加重。

3. 脾胃虚弱、胃气失和 若素体不足,脾胃虚弱,或劳倦过度,损伤脾气,或久病脾胃受损,气血未复,均可引起脾胃虚弱,化源不足,气血虚弱,胃脉失养;或热病伤阴,胃阴不足,或胃热火郁,灼伤胃阴,或久服香燥理气之品,耗伤胃阴,胃失濡养,也可引起胃失和降。

(三) 诊断

1. 病史 曾有精神创伤史,且多以情绪波动为诱因,起病缓慢,病程较长。

2. 症状 ①呕吐:不伴有消瘦,发生在进餐时或刚结束时,不费力的恶心、呕吐。②嗳气:声响而频的嗳气,癔病表现浓厚,有人在场时加重。③厌食:厌食伴明显体重下降,重者可见贫血及内分泌失调的表现。其他尚可伴有泛酸、嘈杂、恶心、食后饱胀、剑突下热感及上腹部不适或疼痛等症。④伴有症状:失眠、多梦、头痛、心悸、胸闷、盗汗、遗精、焦虑、神经过敏、注意力不集中、健忘、倦怠等。

3. 实验室及其他检查 未发现器质性改变。重症患者可伴有贫血、电解质紊乱和内分泌失调的改变。

（四）鉴别诊断

1. 慢性胃炎、胃溃疡 慢性胃炎、胃溃疡等与胃神经症都有恶心、呕吐、胃痛、食欲减退等症状，但胃神经症无器质性改变，症状较轻；慢性胃炎、消化性溃疡有器质性改变，症状较重。通过纤维胃镜可确诊。

2. 胃癌 胃癌与胃神经症都有恶心、呕吐、胃痛等症状，但胃神经症症状较轻，时好时坏；胃癌常有食欲不振、消瘦，进行性加重，晚期出现恶病质，呕吐物中可发现坏死组织，胃镜下一般可见到癌瘤。组织活检可以确诊。

（五）治疗

胃神经症为功能性病变，反复发作，为五体针刺疗法适应证，多选择运用强刺激针法。

1. 刺皮术

（1）镵针毛刺法：循督脉、足太阳经、足太阴经、足阳明经等，用镵针行毛刺法，每隔 2~3cm 选一针刺点，以不出血为度，每日 1 次，1 周 1 个疗程。

（2）镵针半刺法：于背部寻找反应点，在褐色、红色反应点处行半刺法，以挑出白色纤维状物为度，1 周 1 次。

2. 刺肉术

员针：取 $T_{10~12}$ 旁，根据病情酌用分刺法、浮刺法、合谷刺法，调节肌肉及脾胃之气，1 周 1 次。

3. 刺筋术

（1）员利针：取 $T_{10~12}$ 夹脊穴，用关刺针法，调节脾胃，1 周 1 次。

（2）毫针：选取足太阳经、手太阴经等腧穴。腧穴较多时可分组治疗，留针30 分钟，每日 1 次，虚寒型也可温针、火针治疗，1 周 1 个疗程。

（3）小针刀：以背部压痛点、筋结点为治疗点，顺肌肉、血管、神经走行刺入，然后纵向剥离，可在软组织间进行，也可刺至骨，5 天 1 次。

4. 刺脉术

（1）锃针：于背部腧穴强刺激按压，局部有酸胀感。

（2）锋针：取背部压痛点、筋结点，锋针刺血，适用于胃热及瘀血型。

5. 刺骨术

微铍针：用于顽固性胃神经症。

首先，选取玉枕关、尾闾关治疗。①玉枕关：微铍针快速刺过皮肤，朝内上方纵行切割至骨，进行充分的纵行、横行切割松解，加压刺骨；②尾闾关：微铍针快速刺过皮肤，垂直纵行切割至骶骨，进行充分的纵行、横行切割松解，加压刺骨。每日或 2 日 1 次,每次 1~2 穴。

其次,在夹脊关、命门、中丹田等处进行治疗。

十八、慢性胆囊炎

(一) 概述

慢性胆囊炎是因胆囊运动功能障碍及感染,胆固醇的代谢失常及胆囊壁的血管病变,导致胆囊黏膜的损害,造成黏膜扁平、萎缩、胆囊壁增厚并纤维化而致,表现为反复发作且轻重不一的腹胀,右上腹及上腹不适或疼痛,常放射至右肩背,伴嗳气、泛酸等消化不良症状,进油腻食物症状加剧。本病是胆道系统感染性炎症的一种,属于中医"胁痛""胆胀"范畴。

(二) 病因病机

1. **饮食不节、脾胃损伤** 平素喜食辛辣,或嗜酒无度,或恣食油腻、厚味之品,湿热内生,损伤脾胃,脾胃失其运化之权,湿浊内停,导致气机壅塞,升降失常,土壅则木郁,使肝胆疏泄失职,胆汁流通不畅,故胁肋胀痛等。

脾失健运,水湿内停,聚而成痰,痰湿阻塞肝胆,壅塞气机,发为胁痛等。

2. **七情内伤、肝气郁结** 肝属木,性喜条达,职司疏泄;胆乃中清之腑。忧思恼怒,七情内伤,肝气郁结,疏泄失职,气机失常,胆失通降,久郁蕴热,而成胁胀痛等。

七情内伤、肝气郁结,气为血之帅,气行则血行,气滞则血瘀,瘀血阻于胁络,而致胁痛。

3. **外邪侵袭、湿热内蕴** 寒温不适,易感外邪,湿热之邪,最易侵犯肝胆,或外邪侵袭,入里化热,湿热壅滞,肝失条达,使胆之疏泄通络失常而致胁痛。或素体湿热内蕴,阻于肝胆,使肝失疏泄,胆失通降而致胆胀。亦有湿热蕴结交蒸肝胆,湿邪多从热化,久必煎熬胆汁,聚而为石,阻塞胆腑气机,不通则痛则胀。

(三) 诊断

1. **病史** 常有因食油腻食物后诱发史,和过去有经常反复发作史。

2. **右上腹痛** 位于右上腹,可有疼痛、胀满,或疼痛不明显,只有胀感,也可没有症状,如有急性发作,症状较为明显,疼痛可放射至右肩背部。

3. **压痛** 右上腹部胆囊区有压痛,也可压痛不明显。

4. **伴有症状** 餐后上腹饱胀、嗳气、恶心、呕吐、口苦等。

5. 白细胞计数 常增高或正常。

6. B超 是诊断的主要依据,可显示胆囊壁毛糙、增厚等征象。

(四) 鉴别诊断

1. 慢性肝病 慢性病毒性肝炎的症状与慢性胆囊炎相似,但肝炎是肝区压痛,且疼痛与进食关系不明显,而胆囊炎是胆区压痛,且疼痛常在进食油腻食物后加重。B超检查示肝炎之胆囊正常或可有胆囊壁之增厚,但胆囊无压痛,胆汁透声正常;而胆囊炎则有胆囊壁毛糙,胆汁透声欠佳和胆囊压痛。肝功能检查有助于鉴别诊断。

2. 慢性胃炎及溃疡 慢性胃炎及溃疡与慢性胆囊炎都有上腹部疼痛,但制酸药对慢性胃炎及溃疡的疼痛有效,且溃疡的疼痛有其节律性特点,而慢性胆囊炎没有这些特点。B超、胃镜检查有助于鉴别。

3. 胆囊癌 胆囊癌早期无特异性症状。可有右上腹疼痛不适、厌食、消化不良等类似症状,与慢性胆囊炎相似,但胆囊癌上述症状较重,并呈进行性加重,可出现黄疸、体重下降。肿瘤标志物检测 CEA、CA19-9、CA125 等指标均可升高,B超、CT 等影像学检查可显示胆囊壁增厚不均匀、腔内固定肿物。

4. 肝癌 肝癌早期与慢性胆囊炎相似。肝癌多有慢性肝炎、肝硬化(病毒性、酒精性)病史,呈进行性加重,肝脏表面可触及肿块呈进行性增大,不规则、质硬、表面凹凸不平、结节状,可有压痛。特异性肿瘤标志物甲胎蛋白由低浓度逐渐升高,持续不降。B超、CT 检查有助于鉴别。

(五) 治疗

慢性胆囊炎多反复发作,不易治愈,为五体针刺疗法适应证,多选择运用。

1. 刺皮术

(1)镵针毛刺法:循督脉、足太阳经、足少阳经等,用镵针行毛刺法,每隔 2~3cm 选一针刺点,以不出血为度,每日 1 次,1 周 1 个疗程。

(2)镵针半刺法:于背部寻找反应点,在褐色、红色反应点处行半刺法,以挑出白色纤维状物为度,1 周 1 次。

2. 刺肉术

员针:于 $T_{7\sim10}$ 旁,相当于足太阳经背部内侧线,根据病情酌用分刺法、浮刺法、合谷刺法,调节肝胆之气,1 周 1 次。

3. 刺筋术

(1)员利针:取 $T_{7\sim10}$ 夹脊穴,用关刺针法,调节肝胆,1 周 1 次。

(2)毫针:选取足太阳经、足少阳经等腧穴,多选肝俞、胆俞、筋缩、至阳、足三里、阳陵泉等。腧穴较多时可分组治疗,留针 30 分钟,每日 1 次,1 周 1 个疗程。

(3) 小针刀:以背部压痛点、筋结点为治疗点,顺肌肉、血管、神经走行刺入,然后纵向剥离,可在软组织间进行,顽固性患者也可刺至骨,5 天 1 次。

4. 刺脉术

(1) 锋针:取肝俞、胆俞、脾胃俞、三焦俞、筋缩、至阳、足三里、阳陵泉等,锋针刺血,1 周 1 次,10 次 1 个疗程。

(2) 锃针:背部腧穴强刺激按压,局部有酸胀感。

5. 刺骨术

微铍针:适用于顽固性慢性胆囊炎。

首先,选取玉枕关、尾闾关治疗。①玉枕关:微铍针快速刺过皮肤,朝内上方纵行切割至骨,进行充分的纵行、横行切割松解,加压刺骨;②尾闾关:微铍针快速刺过皮肤,垂直纵行切割至骶骨,进行充分的纵行、横行切割松解,加压刺骨。每日或 2 日 1 次,每次 1~2 穴。

其次,在大椎、夹脊关、命门、中丹田等处进行治疗。

十九、溃疡性结肠炎

(一) 概述

溃疡性结肠炎是一种病因尚不十分清楚的结肠和直肠慢性非特异性炎症性疾病,病变局限于大肠黏膜及黏膜下层。病变多位于乙状结肠和直肠,也可延伸至降结肠,甚至整个结肠。病程漫长,常反复发作。本病见于任何年龄,但 20~30 岁最多见。溃疡性结肠炎属"肠澼""下利""久泄""久痢""腹痛"等范畴。

(二) 病因病机

1. 饮食失节、脾虚湿滞 饮食过量,停滞不化,伤及脾胃,或恣食膏粱厚味,辛辣肥腻,湿热内生,蕴结肠胃,或误食生冷不洁之物,导致脾胃损伤,运化失职,水谷精微不能转输吸收,停为湿滞,皆可引起泄泻。刘完素《素问玄机原病式》云:"然诸泻痢皆属于湿,今反言气燥者,谓湿热甚于肠胃之内,而肠胃佛热郁结,而又湿主乎痞以致气液不得宣通。"

2. 内伤七情、肝郁脾虚 七情内伤,肝失疏泄,木气克土,脾气虚弱,或本有饮食停滞,或湿邪内阻,又因情志不畅,忧思恼怒伤肝,致肝失条达,失于疏泄,横逆乘脾犯胃,脾胃不和,运化失常,水湿内停,而成泄泻。若患者情绪郁闷不解,虽无食滞或湿阻因素,亦可因遇大怒气伤或精神刺激,而发生泄泻。发病之后,遇情志刺激引发或加重。

3. **脾肾阳虚、水湿内停** 素体脾虚,或饮食所伤,或劳倦内伤,或久病缠绵不愈,均可导致脾胃虚弱,脾气不足,失于健运,水湿内停,水反为湿,谷反成滞,湿滞不去,清浊不分,混杂而下,遂成泄泻。

脾虚及肾,或年老体弱,或久病之后,损伤及肾,肾阳虚衰,命门之火不足,则不能温煦脾土,形成脾肾俱虚,运化失司,水湿内停,引起泄泻。《诸病源候论》云:"由脾胃大肠虚弱,风邪乘之,则泄痢虚损不复,遂连滞涉引岁月,则为久痢也。"

本病的发生常因先天禀赋不足,或素体脾胃虚弱,或饮食不节、情志失调、感受外邪等导致脾胃、脏腑功能失常,气机紊乱,湿热内蕴,气机不利,肠络受损,久而由脾及肾,气滞血瘀,寒热错杂。病初与脾胃肠有关,后期涉及肾。故本病是以脾胃虚弱为本,以湿热蕴结、瘀血阻滞、痰湿停滞为标的本虚标实病证。就经脉而言,本病与任脉、足阳明经、足太阴经、足厥阴经、足太阳经等有关。

(三) 诊断

1. **临床表现** 起病缓慢,病情轻重不一。症状以腹泻为主,排出含有血液、脓液和黏液的粪便,常伴有阵发性结肠痉挛性疼痛,并里急后重,排便后可获缓解。轻型每日腹泻不足 5 次。重型每日腹泻在 5 次以上,为水泻或血便,腹痛较重,有发热症状。疾病日久不愈,可出现消瘦、贫血、营养障碍、衰弱等。

2. **检查** 纤维结肠镜检查可看到充血、水肿的黏膜,脆而易出血。在进展性病例中可看到溃疡,周围有隆起的肉芽组织和水肿的黏膜,貌似息肉样,或可称为假息肉形成。在慢性进展性病例中,直肠和乙状结肠腔可明显缩小。

(四) 鉴别诊断

1. **慢性细菌性痢疾** 皆有含脓液和黏液的粪便,并里急后重,但慢性细菌性痢疾常有急性细菌性痢疾病史,粪便及结肠镜检查取黏液脓性分泌物培养痢疾杆菌的阳性率较高,抗菌药物治疗有效。

2. **阿米巴痢疾** 皆有含脓液和黏液的粪便,并里急后重,但阿米巴痢疾粪便检查可找到阿米巴滋养体或包囊。结肠镜检查见溃疡较深,边缘潜行,溃疡间结肠黏膜正常,于溃疡处取活检或取渗出物镜检,可发现阿米巴的包囊或滋养体。抗阿米巴治疗有效。

3. 直肠结肠癌 皆有含黏液的粪便,但直肠结肠癌是发生于直肠的癌肿,行肛门指检可触及包块,纤维结肠镜取活检、X线钡剂灌肠检查对鉴别诊断有价值。

4. 肠易激综合征 肠易激综合征为结肠功能紊乱所致,粪便可有大量黏液,但无脓血,常伴有神经症,X线钡剂灌肠及结肠镜检查无器质性病变。

(五)治疗

溃疡性结肠炎为顽固性腹泻,反复发作,不易治愈,为五体针刺疗法适应证,多选择运用。

1. 刺皮术

(1)镵针毛刺法:循督脉、足太阳经、手阳明经、足阳明经、太阴经、厥阴经等,用镵针行毛刺法,每隔2~3cm选一针刺点,以不出血为度,每日1次,1周1个疗程。

(2)镵针半刺法:于腰背部寻找反应点,在褐色、红色反应点处行半刺法,以挑出白色纤维状物为度,1周1次。

2. 刺肉术

员针:于 T_9~L_5 旁,相当于足太阳经背部内侧线,寻找压痛点、筋结点以确定治疗点,根据病情酌用分刺法、浮刺法、合谷刺法,调节脾胃之气,1周1次。

3. 刺筋术

(1)员利针:久病、顽固患者,取 T_9~L_5 夹脊穴,用关刺针法,1周1次。

(2)毫针:选取督脉、足太阳经、手阳明经、足阳明经、太阴经、厥阴经等腧穴。腧穴较多时可分组治疗,留针30分钟,每日1次,虚寒型也可行温针、火针治疗,1周1个疗程。

(3)小针刀:以腰背部压痛点、筋结点为治疗点,顺肌肉、血管、神经走行刺入,然后纵向剥离,可在软组织间进行,也可刺至骨,5天1次。

4. 刺脉术

(1)锋针:取腰背部压痛点、筋结点,锋针刺血。

(2)鍉针:背部腧穴强刺激按压,局部有酸胀感。

5. 刺骨术

微铍针:首先,选取玉枕关、尾闾关治疗。①玉枕关:微铍针快速刺过皮肤,朝内上方纵行切割至骨,进行充分的纵行、横行切割松解,加压刺骨;②尾闾关:微铍针快速刺过皮肤,垂直纵行切割至骶骨,进行充分的纵行、横行切割松解,加压刺骨。每日或2日1次,每次1~2穴。

其次,在夹脊关、命门、中丹田、下丹田等处进行治疗。

二十、便 秘

(一) 概述

便秘又称脾约、燥结、秘结等,是指由于大肠传导功能失常,排便时间延长、排便次数减少、粪便量减少、粪便干结、排便费力,常数日一行,甚至非用泻药不能排便等的病证。便秘为临床常见病证,多见于中老年。

(二) 病因病机

便秘的病因是多方面的,主要有外感寒热之邪,内伤饮食情志,病后体虚,阴阳气血不足等。有以下几个方面:

1. 肠胃积热、热盛便秘　素体阳盛,阳盛伤阴,或热病之后,余热留恋,阴津耗损,或肺脏燥热,下移大肠,或过食醇酒厚味,郁而化热,或过食辛辣,热邪内积,均可致肠胃积热,耗伤津液,肠道干涩失润,传导失常,粪质干燥,难以排出。如《景岳全书》曰:"阳结证,必因邪火有余,以致津液干燥。"

2. 气机郁滞、气滞便秘　多由于抑郁恼怒伤肝,肝失疏泄,气机郁滞,升降失常,或忧愁思虑,脾伤气结,传导失司,或久坐少动,气机不畅,运行缓慢无力,均可导致腑气郁滞,通降失常,传导失职,糟粕内停,不得下行,或欲便不出,或出而不畅。如《金匮翼》曰:"气闭者,气内滞而物不行也。"

3. 阴寒积滞、寒凝便秘　恣食生冷寒凉,寒邪凝滞胃肠,或外感寒邪,寒邪直中,留滞肠胃,或过服寒凉之品,阴寒内结,损伤阳气,均可导致阴寒内盛,损伤阳气,寒邪凝滞胃肠,导致大肠传导失常,糟粕滞留,而成冷秘。如《金匮翼》曰:"冷闭者,寒冷之气横于肠胃,凝阴固结,阳气不行,津液不通。"

4. 气虚阳衰、虚损便秘　饮食劳倦,脾胃受损,化源不足,或素体虚弱,阳气不足,推动无力,或年老体弱,气虚阳衰,功能减退,或久病产后,正气未复,阳气衰少,或过食生冷,损伤阳气,导致阳气不足,或苦寒攻伐,伤阳耗气,均可导致气虚阳衰,气虚则大肠传导、推动无力,阳虚则肠道失于温煦,阴寒内结,便下无力,使排便时间延长,形成便秘。如《景岳全书》曰:"凡下焦阳虚则阳气不行,阳气不行则不能传送而阴凝于下,此阳虚而阴结也。"

5. 阴亏血少、津亏便秘　素体津亏血少,肠道失润,或病后、产后,由于损伤,阴血虚少,或失血夺汗,伤津亡血,津血亏虚,或年高体弱,阴血亏虚,亦有过食辛辣燥热,损耗阴血,阴血虚少,均可导致阴亏血少,血虚则大肠不荣,阴亏则大肠干涩,肠道失润,大便干结,传导异常,便下困难,而成便秘。如《医宗必读》说:"更有老年津液干枯,妇人产后亡血,及发汗利小便,病后血气未复,皆能秘结。"

本病病位在大肠，并与脾、胃、肺、肝、肾等密切相关。脾虚传送无力，糟粕内停，致大肠传导功能失常，而成便秘；胃与肠相连，胃热炽盛，下传大肠，燔灼津液，大肠热盛，燥屎内结，可成便秘；肺与大肠相表里，肺之燥热下移大肠，则大肠传导功能失常，而成便秘；肝主疏泄气机，若肝气郁滞，则气滞不行，腑气不能畅通；肾主五液而司二便，若肾阴不足，则肠道失润，若肾阳不足则大肠失于温煦而传送无力，大便不通，均可导致便秘。各种病因病机之间常常相兼为病，或互相转化，如肠胃积热与气机郁滞可以并见，阴寒积滞与阳气虚衰可以相兼；气机郁滞日久化热，可导致热结，热结日久，耗伤阴津，又可转化成阴虚等。就经脉而言，本病与手足阳明经、手少阳经、足太阳经、任脉等相关，为经脉郁滞，传导失常所致。

（三）诊断

1. 症状 排便时间或周期延长，便意少，便次也少，排便艰难、费力，排便不畅；大便干结、硬便，排出无力，出而不畅，排便不净感，伴有腹痛或腹胀、纳呆、头晕、口臭、气短、心悸、失眠、烦躁、多梦、抑郁、焦虑等。

2. 病史 便秘常与外感寒热、七情所伤、饮食失调、坐卧少动、年老体弱、脏腑失调等有关。便秘在人群中的患病率高达27%，女性多于男性，老年多于青、壮年。

3. 辅助检查 多无异常。

（四）治疗

便秘病程较短，一般不用针灸治疗。久病、顽固性便秘为五体针刺疗法适应证，多选择运用。

1. 刺皮术

（1）镵针毛刺法：循督脉、足太阳经、手足阳明经、足太阴经等，用镵针行毛刺法，每隔2~3cm选一针刺点，以不出血为度，每日1次，1周1个疗程。

（2）镵针半刺法：于腰背部寻找反应点，在褐色、红色反应点处行半刺法，以挑出白色纤维状物为度，1周1次。

2. 刺肉术

员针：于T_{11}~L_5旁，相当于足太阳经背部内侧线，寻找压痛点、筋结点以确定治疗点，根据病情酌用分刺法、浮刺法、合谷刺法，调节脾胃肠之气，1周1次。

3. 刺筋术

（1）员利针：取T_{11}~L_5夹脊穴，用关刺针法，1周1次。

（2）毫针：选取足太阳经、手足阳明经、足太阴经等腧穴，天枢、大肠俞、支沟等可据情选用。腧穴较多时可分组治疗，留针30分钟，每日1次，1周1个疗程。

（3）小针刀：以腰背部压痛点、筋结点为治疗点，顺肌肉、血管、神经走行刺入，然后纵向剥离，可在软组织间进行，也可刺至骨，5 天 1 次。

4. 刺脉术

锋针：取腰背部压痛点、筋结点，锋针点刺放血。

5. 刺骨术

微铍针：首先，选取玉枕关、尾闾关治疗。①玉枕关：微铍针快速刺过皮肤，朝内上方纵行切割至骨，进行充分的纵行、横行切割松解，加压刺骨；②尾闾关：微铍针快速刺过皮肤，垂直纵行切割至骶骨，进行充分的纵行、横行切割松解，加压刺骨。每日或 2 日 1 次，每次 1~2 穴。

其次，在夹脊关、命门、中丹田、下丹田等处进行治疗。

6. 注意及预防

（1）避免进食过于精细、缺乏残渣、对结肠运动刺激小的食物，多食蔬菜、水果。

（2）养成按时排便的习惯。

（3）避免滥用泻药。滥用泻药会使肠道敏感性减弱，形成对某些泻药的依赖性，造成便秘。

（4）适当加强体育锻炼。

二十一、慢性前列腺炎

（一）概述

前列腺炎包括细菌性前列腺炎和非细菌性前列腺炎两部分，以尿频、尿急、尿痛、排尿障碍等为主要症状。其中，细菌性前列腺炎主要为病原体感染，且以逆行感染为主，主要病原体为葡萄球菌属，常有反复的尿路感染发作病史或前列腺按摩液中持续有致病菌存在。非细菌性前列腺炎是多种复杂的原因和诱因引起的炎症、免疫、神经内分泌参与的错综的病理变化，导致以尿道刺激症状和慢性盆腔疼痛为主要临床表现，而且常合并精神心理症状的疾病，临床表现多样。慢性前列腺炎是由于前列腺炎失治误治，长时间不愈，以尿频、尿急、尿痛等长时间反复发作、缠绵难愈的病证，属于中医"淋浊""白浊""尿精""白淫"等范畴。五体针刺疗法治疗慢性前列腺炎疗效肯定。

（二）病因病机

1. 肾气亏虚、阴虚火旺
多因素体阴虚，或性欲旺盛，过度手淫，或经常性交中断，或过多性欲思虑、紧张和焦虑，或嗜烟酒辛辣，热盛伤阴等导致肾阴亏虚，相火妄动，虚火内灼，水液不能宣通，即停滞而生水湿。《诸病源候论》谓："诸淋者，由肾虚膀胱热故也……肾虚则小便数，膀胱热则水下涩。数而且涩，则淋沥不宣，故谓之为淋。"《医宗必读》曰："心动于欲，肾伤于色……败精流溢，乃为白浊。"《黄帝素问宣明论方》曰："夫诸湿者，湿为土气，火热能生土湿也……湿病本不自生，因于大热怫郁，水液不能宣通，即停滞而生水湿也。凡病湿者，多自热生。"肾主水，具蒸腾气化和泌别清浊之功，阴损及阳或禀质阳虚，则湿邪易于羁留下焦，盘踞不散，残精败浊易于潴留，并与浊邪相搏，阻遏气机，脉道不利，则小便不利。

2. **中气不足、水湿下注**　多由素体脾胃气虚，或饮食失调，损伤脾胃，或劳倦过度，耗伤脾气，或肾虚而致脾虚，或情志所伤，肝失疏泄，肝郁脾虚，脾胃气虚，中气不足，健运失职，水湿内停，湿自内生，下留于肾，膀胱气化不利。《灵枢·口问》曰："中气不足，溲便为之变。"《灵枢·本神》曰："脾气虚则四肢不用，五脏不安，实则腹胀，经溲不利。"

3. **湿热下注、蕴结膀胱**　多因外感湿热之邪，或嗜食辛辣肥甘厚味之品，脾胃内蕴湿热，或七情内伤，肝气郁结，木气克土，肝郁脾虚，失于健运，水湿内停，郁而化热，形成湿热，湿热下注、蕴结下焦，膀胱气化不利，小便淋漓不尽。朱丹溪曰："诸淋所发，皆肾虚而膀胱生热也。"

可见本病的病位在膀胱、肾，与肝、脾相关，为湿热蕴结下焦，膀胱气化不利所致。就经脉而言，本病与任脉、足太阳经、足少阴经、足厥阴经等相关，为经脉郁滞，运行失常所致。

（三）诊断

1. **尿频、尿急**　这是最常见的前列腺炎的症状。尿频，且逐渐加重，尤其是夜尿次数增多，常因受凉、饮酒、劳累等加重。

2. **进行性排尿障碍**　前列腺炎的症状主要为起尿缓慢、排尿费力，射尿无力，尿线细小，尿流滴沥，分段排尿及排尿不尽等。

3. **盆骶疼痛**　盆骶疼痛表现极其复杂，疼痛一般位于耻骨上、腰骶部及会阴部，放射痛可表现为尿道、精索、睾丸、腹股沟、腹内侧部疼痛，向腹部放射酷似急腹症，沿尿路放射酷似肾绞痛。

4. **肾功能不全症状**　慢性前列腺炎患者晚期由于长期尿路阻塞而导致肾功能减退，出现食欲不振、恶心、呕吐及贫血等症状。

5. 前列腺炎可引起性欲减退和射精痛、射精过早症，并影响精液质量，在排尿后或大便时还可以出现尿道口流白，合并精囊炎时可出现血精。

6. **检查**　直肠指诊前列腺呈饱满、增大、质地柔软、有轻度压痛。患病时间较长的，前列腺会变小、变硬、质地不均匀，有小硬结。

前列腺液（EPS）常规检查前列腺液的白细胞数量 >10 个 /HP,可诊为前列腺炎,特别是前列腺液中发现含有脂肪的巨噬细胞,基本可确诊前列腺炎。

B 超检查显示前列腺组织结构界限不清楚、紊乱,可以提示前列腺炎。

（四）鉴别诊断

1. **慢性尿道炎或膀胱炎**　其临床表现尿频、尿急、尿痛,与慢性前列腺炎类似,但前列腺检查可无异常发现,B 超检查前列腺亦无异常。

2. **前列腺痛**　无实质性病变,表现为会阴部和耻骨上区疼痛和压痛,有排尿障碍等尿路表现。前列腺触诊正常,前列腺液镜检正常,前列腺液及尿液培养无细菌,B 超检查正常。

3. **前列腺增生**　前列腺增生多见于 50 岁以上的老年男性。早期表现为尿频、夜尿增多、排尿困难、尿流无力。晚期可出现严重的尿频、尿急、排尿困难,甚至点滴不通,小腹胀满,可触及充盈的膀胱。直肠指诊前列腺增大、质地较硬、表面光滑、中央沟消失。B 超检查可显示增生的前列腺。

（五）治疗

慢性前列腺炎为五体针刺疗法的适应证,多选择运用。五体针刺疗法对前列腺增生也有一定疗效。

1. **刺皮术**

（1）镵针毛刺法:循任脉、足太阳经、足少阴经、足厥阴经等,用镵针行毛刺法,每隔 2~3cm 选一针刺点,以不出血为度,每日 1 次,1 周 1 个疗程。

（2）镵针半刺法:于腰骶部寻找反应点,在褐色、红色反应点处行半刺法,以挑出白色纤维状物为度,1 周 1 次。

2. **刺肉术**

员针:于腰骶旁寻找压痛点、筋结点以确定治疗点,根据病情酌用分刺法、浮刺法、合谷刺法,调节肾、膀胱之气,1 周 1 次。

3. **刺筋术**

（1）员利针:取腰骶夹脊穴,用关刺针法,1 周 1 次。

（2）毫针:选取任脉、足太阳经、足少阴经、足厥阴经等腧穴,可选曲骨、中极、气海、关元、八髎等腧穴。腧穴较多时可分组治疗,留针 30 分钟,每日 1 次,1 周 1 个疗程。

（3）小针刀:以腰骶部压痛点、筋结点为治疗点,顺肌肉、血管、神经走行刺入,然后纵向剥离,可在软组织间进行,也可刺至骨,5 天 1 次。

4. **刺脉术**

锋针:取少泽、委中、至阴等,锋针点刺出血各 3~10 滴;取腰骶部压痛点、筋结点、有关腧穴等,锋针点刺加拔罐放血。

5. 刺骨术

微铍针:首先,选取玉枕关、尾闾关治疗。①玉枕关:微铍针快速刺过皮肤,朝内上方纵行切割至骨,进行充分的纵行、横行切割松解,加压刺骨;②尾闾关:微铍针快速刺过皮肤,垂直纵行切割至骶骨,进行充分的纵行、横行切割松解,加压刺骨。每日或2日1次,每次1~2穴。

其次,在夹脊关、命门、中丹田、下丹田等处进行治疗。

二十二、阳　痿

(一) 概述

阳痿又称勃起功能障碍、阴痿,是指在有性欲要求时,阴茎不能勃起或勃起不坚,或者虽然有勃起且有一定程度的硬度,但不能保持性交的足够时间,因而妨碍性交或不能完成性交。阳痿分先天性和病理性两种,前者不多见,不易治愈;后者多见,而且治愈率高,常与早泄、遗精并见,为五体针刺疗法的适应证,可取得较好疗效。

(二) 病因病机

1. 命门火衰、宗筋失养　多因先天禀赋不足,肾阳虚衰,或寒邪外侵,肾阳被遏,或大病久病损及肾阳,或房劳太过、手淫纵欲,阴损及阳,或误治过寒,凉泻太过,或年事已高,以致肾阳亏损,命门火衰,作强无能。《景岳全书》云:"凡男子阳痿不起,多由命门火衰,精气虚冷。"

2. 肝郁不舒、宗筋失用　多因事务繁忙,精神压抑,或忧思不解,损伤心脾,或夫妻不睦,房事失谐,或因房事突受惊吓,或初婚同房失败,信心受挫,或交媾疼痛出血,精神紧张,或因手淫而思想背上包袱,肝气抑郁,失于条达,宗筋失用。而肝主筋,阴器为宗筋之汇,若肝不能疏通血气而畅达前阴,则宗筋所聚无能。如《景岳全书》说:"忽有惊恐,则阳道立痿,亦其验也。"《杂病源流犀烛·前阴后阴病源流》云:"又有失志之人,抑郁伤肝,肝木不能疏达,亦致阴痿不起。"《景岳全书》说:"凡思虑、焦劳、忧郁太过者,多致阳痿。盖阴阳总宗筋之会……若以忧思太过,抑损心脾,则病及阳明冲脉……气血亏而阳道斯不振矣。"

3. 湿热下注,伤及宗筋　多因素有湿热,或过食肥甘,伤脾碍胃,生湿蕴热,或包皮过长,积垢蕴蓄,或交合不洁,湿热乘袭,伤及宗筋,或肝郁脾虚,脾失健运,水湿内停,肝郁气滞,郁而化火,水湿与火互结,形成湿热,湿热下注,热则宗筋弛纵,阳事不兴,可导致阳痿,即所谓壮火食气是也。《明医杂著·男子阴痿》云:"阴茎属肝之经络。盖肝者木也,如木得湛露则森立,遇酷热则萎悴。"

4. 瘀阻络脉 跌仆损伤,或负重过度,或强力行房,或金刃所伤,或肝脾久病入络,或老年气虚血涩,阻滞络脉,宗筋失于濡养,而成阳痿。

阳痿病位在肾,并与脾、胃、肝关系密切。病因主要以房劳太过,频犯手淫为多见,并最终导致宗筋失养而弛纵,发为阳痿。病机以命门火衰较为多见,而湿热下注较少,所以《景岳全书》说:"但火衰者十居七八,而火盛者仅有之耳。"就经脉而言,本病与任脉、督脉、足少阴经、足太阳经、足厥阴经等相关。

(三) 诊断

阳痿可表现为心理性或器质性。心理性阳痿往往多见于青壮年,有精神心理创伤史者表现为突发、间断或境遇性阳痿,夜间或自慰时可有正常勃起,性欲、射精功能多无变化,无外伤、手术、慢性病或长期服药史。器质性阳痿主要表现为阴茎在任何情况下都不能勃起、发病多较缓,且呈进行性加重。此外,伴有相应器质性疾病的症状,如糖尿病等。

1. 成年男子性交时,阴茎痿而不举,或举而不坚,或坚而不久,无法进行正常性生活。但须除外阴茎发育不良引起的性交不能。

2. 常有神疲乏力,腰酸膝软,畏寒肢冷,夜寐不安,精神苦闷,胆怯多疑,或小便不畅,滴沥不尽等症。

3. 本病常有房劳过度、手淫频繁、久病体弱,或有消渴、惊悸、郁证等病史。

(四) 治疗

阳痿为功能性疾病,为五体针刺疗法适应证,多选择运用。

1. 刺皮术

(1) 镵针毛刺法:循任督二脉、足太阳经、足少阴经、足太阳经、足厥阴经等,用镵针行毛刺法,每隔 2~3cm 选一针刺点,以不出血为度,每日 1 次,1 周 1 个疗程。

(2) 镵针半刺法:于腰背部寻找反应点,在褐色、红色反应点处行半刺法,以挑出白色纤维状物为度,1 周 1 次。

2. 刺肉术

员针:取腰骶夹脊穴,根据病情酌用分刺法、浮刺法、合谷刺法,调节肾气,1 周 1 次。

3. 刺筋术

(1) 员利针:取腰骶夹脊穴,用关刺针法,1 周 1 次。

（2）毫针：选取任督二脉、足太阳经、足少阴经、足太阳经、足厥阴经等腧穴，如肾俞、曲骨、中极、气海、关元、八髎等。腧穴较多时可分组治疗，留针30分钟，每日1次，也可行温针、火针治疗，1周1个疗程。

（3）小针刀：以腰背部压痛点、筋结点为治疗点，顺肌肉、血管、神经走行刺入，然后纵向剥离，可在软组织间进行，也可刺至骨，5天1次。

4. 刺脉术

锋针：取腰背部压痛点、筋结点，锋针点刺放血。

5. 刺骨术

微铍针：首先，选取玉枕关、尾闾关治疗。①玉枕关：微铍针快速刺过皮肤，朝内上方纵行切割至骨，进行充分的纵行、横行切割松解，加压刺骨；②尾闾关：微铍针快速刺过皮肤，垂直纵行切割至骶骨，进行充分的纵行、横行切割松解，加压刺骨。每日或2日1次，每次1~2穴。

其次，在夹脊关、命门、中丹田、下丹田等处进行治疗。

一、颈椎病

（一）概述

颈椎病又称颈椎综合征,是由于人体颈椎间盘逐渐发生退行性变、颈椎骨质增生,或正常生理曲度改变等造成颈椎的椎管、椎间孔变形、狭窄,以致刺激、压迫颈部脊髓、神经根、交感神经、椎动脉、神经分支等而引起的一组综合征。本病为临床常见病、多发病,有逐渐增多的趋势,属于中医"痹证""痿证""头痛""眩晕""项强"等范畴。

（二）病因病机

1. 内因

（1）先天畸形、易于发病:颈椎的先天畸形如颈椎隐裂、椎体融合、椎管狭窄等,使颈部代偿空间变小,代偿力降低,改变了颈椎的受力状态,加速了退变,致使较轻的外因即可形成椎管狭窄、棘突偏移、齿突偏移等颈椎结构的改变而影响神经、血管等,进而出现颈椎病的症状。

（2）肝肾亏虚、筋骨衰退:肝主筋,肾主骨。先天肾气不足,或久病及肾,或年老肝肾亏虚,致筋骨失养,骨髓不充,则骨疲懈惰、松软无力。《素问·长刺节论》云:"病在骨,骨重不可举,骨髓酸痛,寒气至,名曰骨痹。"肝血虚,血不养筋,筋失所养,出现颈部筋拘急挛缩、屈伸不利、活动不灵等,《素问·痹论》云:"故骨痹不已,复感于邪,内舍于肾;筋痹不已,复感于邪,内舍于肝……痹在于骨则重……在于筋则屈不伸。"

（3）气血亏虚、经脉失养：气血来源于水谷精微，由脾胃化生。由于老年体虚，脾胃虚弱，化源不足，或由于肾气不足，先天不能充养后天，而致后天不足，气血亏虚，颈部失于气的护卫则风寒湿侵袭，失于温煦则发凉怕冷，失于推动则血行迟缓、涩滞，失于滋润则拘急痉挛而发为颈椎病。

（4）七情内伤、气滞血瘀：七情即喜、怒、忧、思、悲、恐、惊，是人的 7 种情志活动。七情是人们对于外在各种刺激所引起的不同心理状态。外界不同的刺激因素可引起相应的情志活动。七情是人体对外界的正常反应，不会令人致病。但如果外来的精神刺激突然而持久，使情志太过，就会导致疾病的发生，出现气机逆乱，血行失常，气滞血瘀，颈部经脉不通而发为颈椎病。《中藏经》云："由怒叫无时，行步奔急，淫邪伤肝，肝失其气，因而寒热所客，久而不去，流入筋会，则使人筋急而不能行步舒缓也。"

2. 外因

（1）外部损伤、瘀血停滞：颈椎位于头部、躯干之间，是人体脊柱活动最大的部分，而且承担着头的重力，这就决定了颈椎易于损伤，形成局部瘀血停滞，只不过有的外伤较为明显，瘀血较重，当时出现颈椎疼痛、功能障碍，有的比较隐蔽，瘀血较轻，当时甚至以后很长时间内没有感觉，至中、老年代偿能力降低时，临床症状就会表现出来。

（2）慢性劳损、瘀血内停：长期使用高枕，低头学习、工作、上网、玩游戏，超负荷地抬挑重物、不良的活动姿势及体育锻炼姿势等，使颈部的肌肉、韧带、关节过度劳累损伤，颈椎的曲度发生改变，小关节产生退变、增生、移位等，致使颈椎周围神经、血管受到牵拉而形成局部瘀血内停，产生颈椎病。

（3）外邪侵袭、痹阻经脉：由于久居风寒湿地，或汗出当风，风寒侵袭，或气温骤降，不加衣被，或衣领过低，颈部受凉，或空调温度过低，电扇风过大，时间又过长而使风寒湿侵袭人体，损伤阳气，痹阻于颈部，使颈部气血不通而出现颈椎病。《素问·痹论》云："风寒湿三气杂至，合而为痹也。"

可见外邪、外伤、慢性劳损等外部因素与七情内伤、脾胃虚弱、肝肾亏虚、精血不足等内部因素相合，导致督脉、手三阳经、足太阳经、足三阴经等空虚或郁滞，经脉不通或不荣而痛。

（三）诊断

1. 颈椎病的分型

颈椎病的发病部位、临床表现各种各样。由于病变受压组织的不同及病变部位、病变范围不同，临床症状也不相同，故将颈椎病分为颈型、神经根型、椎动脉型、交感神经型、脊髓型 5 种，其中以神经根型最为常见，约占颈椎病总数的 60%。这是最常用、最传统的分类方法。

（1）颈型颈椎病

症状：颈项疼痛、强直，肩背疼痛、僵硬，颈部屈伸、旋转等活动受限，颈部活动时，躯干多同时活动，头痛、头后部麻木、头晕，少数患者出现臂、手的疼痛、麻木，但咳嗽、喷嚏不加重。

体征：颈部强迫体位、活动受限，病变肌肉变直、痉挛，局部压痛。

X线检查：颈椎曲度变直，小关节移位、增生，椎间隙变窄。

（2）神经根型颈椎病

症状：颈、肩、臂疼痛，程度轻重不一，轻者仅酸痛，重者可剧痛难忍，彻夜不眠，疼痛呈阵发性加剧，多伴有麻木、无力，上肢麻木，疼痛呈颈神经支配区域分布，部位固定，界限清楚。咳嗽、深呼吸、喷嚏、颈部活动时，患肢症状可诱发或加重，日久上肢肌肉可有萎缩。

体征：颈部活动受限，病变棘突旁边压痛并向患肢放射，患肢也可反射性压痛。椎间孔挤压试验、臂丛牵拉试验阳性，受累神经支配区域皮肤感觉减退、肌肉可萎缩、肌力减弱。

X线检查：颈椎生理曲度变直或消失、棘突偏歪、钩椎增生、椎间孔变小、椎间隙变窄。以上X线改变可部分或同时出现。

（3）椎动脉型颈椎病

症状：眩晕呈旋转性、浮动性、一过性，有倾斜感、移动感，转动颈部诱发或加重，可伴有耳鸣、耳聋、视物模糊、记忆力减退等。猝倒前无预兆，多在行走、站立或颈部旋转屈伸时突然下肢无力而跌倒，瞬间即清醒，立即起身后可活动。头痛，多位于枕部、顶枕部，多为单侧，呈胀痛、跳痛，常因转头而诱发。极少部分患者可有恶心、呕吐、上腹部不适、心悸、胸闷、多汗、尿频、尿急、声音嘶哑、吞咽困难等。

体征：椎动脉旋转扭曲试验阳性。

X线检查：可见钩椎增生、椎间孔狭窄、椎体不稳等。

（4）交感神经型颈椎病

症状：颈枕痛或偏头痛、头晕、头沉，眼胀、视物模糊、流泪、眼睑无力、视力减退，咽部不适、有异物感，鼻塞、耳鸣、耳聋，舌尖麻木、牙痛、胸闷、心悸、心痛、失眠，腹泻、便秘、恶心、呕吐，哮喘，尿频、尿急、排尿困难，极少肢体麻木、遇冷加重，或呈间歇性皮肤发红、发热、肿胀，多汗或无汗。

体征：颈部可有压痛，可出现霍纳征，瞳孔缩小、眼睑下垂、眼球下陷等。

X线检查：寰枢椎半脱位、颈椎旋转移位、骨质增生等。

（5）脊髓型颈椎病

症状：疼痛多不明显，下肢可见麻木无力、沉重、发紫、怕冷、酸胀、水肿、站立不稳、步履蹒跚、闭目行走摇摆、脚尖不能离地、颤抖，重者腰背、腹部麻木，指鼻试验、跟膝颈试验阳性,可有尿急、排尿不尽、尿潴留、便秘或排便不畅。

体征:屈颈试验阳性,浅反射迟钝或消失,深反射亢进。

影像学检查:①X 线检查:颈椎生理曲度变直或向后成角,椎间隙变窄、椎体退变增生、后纵韧带钙化、先天性椎体融合等;②CT 检查:椎体后骨刺,椎间盘向后突出、脱出,后纵韧带钙化、黄韧带钙化等;③磁共振成像(MRI)检查:脊髓受压明显,多因骨刺、椎间盘、黄韧带肥厚引起。

临床上,上述 5 型可单独出现,但多数情况下是 2 种或 2 种以上复合出现,多数症状较为典型,少数不典型,如交感神经型颈椎病可无颈部症状,只有内脏功能失调或五官症状,椎动脉型颈椎病有头部症状,临床上应仔细检查、综合考虑。

2. 颈椎病的辨证分经 颈、上肢为手三阴经、手三阳经、足太阳经、督脉等的循行部位。根据颈椎病的症状进行辨证分经,循经治疗,可使治疗更有针对性。临床上,颈椎病可为一经病,但多数为数经并病。

(1)督脉病:头枕部、颈部疼痛、沉紧、麻木,颈屈曲不利,头枕后部、颈后正中部可有压痛。

(2)手阳明经病:颈外侧、肩、上肢前外侧、食指疼痛、麻木,颈侧屈不利,可向上肢放射,颈外侧、上肢前外侧压痛,上肢活动无力。

(3)手少阳经病:颈外侧疼痛、压痛,颈侧屈不利,枕部可疼痛沉重,向头侧放射,上肢外侧疼痛、麻木,可向中指、环指放射,上肢外侧中间可有压痛。

(4)手太阳经病:颈后外侧疼痛、压痛,颈屈伸、侧屈不利,上背酸楚疼痛、压痛,上臂后侧、前臂尺侧疼痛,可连及小指,头过伸诸症加重,前臂尺侧、小指麻木、活动无力。

(5)手太阴经病:肩前内侧疼痛酸楚,上及缺盆,下向上臂内侧前缘放射,可至拇指,上臂内侧、前臂桡侧、拇指麻木、无力,肩前部可有压痛,颈可有疼痛。

(6)手少阴经病:肩前内侧疼痛酸楚,向下放射至上臂内侧后缘、前臂内侧后缘,前臂内侧后缘、掌、小指疼痛、麻木、无力。

(7)足太阳经病:颈部酸楚疼痛,头枕部疼痛、麻木,上臂疼痛,颈屈曲不利,头、颈后两侧可有压痛。

(四)鉴别诊断

1. 肩关节周围炎 颈椎病尤其是神经根型颈椎病与肩关节周围炎皆为老年人多发疾病,皆为外伤、劳损、受凉而发,两者都可有肩、臂疼痛,有时较为相似。但颈椎病可有颈痛、活动不利,疼痛可到手,可伴有麻木、肌肉萎缩,椎间孔挤压试验、臂丛牵拉试验阳性,X 线检查有骨质增生、椎间孔变窄等颈椎结构改变;肩关节周围炎的疼痛部位局限(仅肩、上臂),肩关节活动受限严重,无麻木、肌肉萎缩,X线检查无改变。

2. 颈椎结核 颈椎结核与颈椎病都有颈部疼痛、压痛、活动加重等症状。但颈椎结核有结核接触史,可有颈部痉挛,多伴有低热、盗汗,X线检查有颈椎骨质破坏,结核菌培养阳性;颈椎病一般有外伤、劳损、受凉史,无颈部痉挛、低热、盗汗,X线检查有颈椎骨质增生、颈椎结构改变,结核菌培养阴性。

3. 颈部肿瘤 颈部肿瘤(多为继发性,尤其是肺部肿瘤)与颈椎病都是中、老年人多发疾病,都可出现上背、肩臂疼痛,临床易被误诊,需注意鉴别(表8-1)。

表 8-1 颈椎病与颈部肿瘤鉴别表

项目	颈椎病	颈部肿瘤
年龄	中、老年人多发	中、老年人多发
病史	起病急、病程短	起病慢、呈进行性加重
疼痛	颈、背、肩、臂疼痛,易缓解	颈、背、肩、臂疼痛,不易缓解
压痛	颈部、上背部	颈部、上背部
颈腋淋巴结	无改变	肿大
全身症状	无	消瘦、乏力等
X线检查	颈椎结构改变、骨质增生	颈椎骨质破坏

(五) 治疗

1. 颈型颈椎病

(1) 刺皮术

镵针半刺法:于颈肩部寻找反应点,在褐色、红色反应点处行半刺法,以挑出白色纤维状物为度,1周1次。

镵针毛刺法:根据患者症状选取足太阳经或足少阳经,用镵针行毛刺法,循经毛刺,每隔2~3cm选一针刺点,以不出血为度,每日1次,1周1个疗程。

(2) 刺肉术

员针:取大椎,锋针开皮后,用粗1.5mm的员针从大椎向风池、风府、天髎等穴浮刺通透,调节分气。颈部有脂肪垫堆积者(即颈部大椎处局部肥厚、毛孔粗大、捏之坚硬),在患处下方取穴,用员针向脂肪堆积处呈扇形行皮下浮刺,1周1次。一般1~2次即可治愈。

(3) 刺筋术

员利针:取肩井、天髎、风池等,以关刺针法刺之。颈部一般用直径0.8mm

的员利针即可,1周1次,3次1个疗程。

毫针:取颈夹脊、后溪、束骨、太溪等。寒湿加肩井、腰阳关、昆仑、阿是穴;外伤瘀血加膈俞、阿是穴、三阴交;肾虚加肾俞、命门、志室、太溪等。

(4)刺脉术:取大椎、委中等,锋针刺血,加拔火罐。

(5)刺骨术

微铍针:首先,选取玉枕关、天突、尾闾关治疗。①玉枕关:微铍针快速刺过皮肤,朝内上方纵行切割至骨,进行充分的纵行、横行切割松解;②天突微铍针快速刺过皮肤,垂直向下纵行切割至胸骨上缘、前缘上部,进行充分的纵行、横行切割松解;③尾闾关:微铍针快速刺过皮肤,垂直纵行切割至骶骨,进行充分的纵行、横行松解。每次1穴,每日1次。

其次,在阳窍、大椎、上丹田、下丹田、夹脊关等处进行治疗。

其他部位可配合运用,尤其病情较重、病程较长者。

2. 神经根型颈椎病

(1)刺皮术

镵针半刺法:于颈肩部寻找反应点,在褐色、红色反应点处行半刺法,以挑出白色纤维状物为度,1周1次。

镵针毛刺法:根据患者症状选取足太阳经或足少阳经、手三阴经、手三阳经等,用镵针行毛刺法,循经毛刺,每隔2~3cm选一针刺点,以不出血为度,每日1次,1周1个疗程。

(2)刺肉术

员针:取大椎,锋针开皮后,用粗1.5mm的员针从大椎向风池、风府、天髎等穴浮刺通透,调节分气,3日1次。

(3)刺筋术

员利针:取颈夹脊穴、肩井、天髎等行关刺针法。对于上肢症状,天宗穴用员利针行恢刺手法,以针感传导到上肢患处为佳。颈部一般用直径0.8mm的员利针即可,1周1次,3次1个疗程。

毫针:取颈夹脊、患侧后溪透三间、液门透中渚等行强刺激手法,寒湿加肩井、腰阳关、昆仑、阿是穴;肾虚加肾俞、命门、志室、太溪等。

(4)刺脉术:于大椎、风门、天宗、委中及有压痛的相应颈椎棘突上,锋针刺血,拔火罐。

(5)刺骨术

微铍针:首先,选取玉枕关、尾闾关治疗。①玉枕关:微铍针快速刺过皮肤,朝内上方纵行切割至骨,进行充分的纵行、横行切割松解;②尾闾关:微铍针快速刺过皮肤,垂直纵行切割至骶骨,进行充分的纵行、横行切割松解。每次1穴,每日1次。

其次,在阳窍、大椎、上丹田、下丹田、夹脊关等处进行治疗。

其他部位可配合运用,尤其病情较重、病程较长者。

3. 脊髓型颈椎病

(1) 刺皮术

镵针半刺法:于颈、背、腰部寻找反应点,在褐色、红色反应点处行半刺法,以挑出白色纤维状物为度,可以局部加拔罐排出瘀血,1周1次。

镵针毛刺法:根据患者症状选取督脉、足太阳经、足少阳经、足阳明经、足少阴经、足太阴经等,用镵针行毛刺法,循经毛刺,每隔 2~3cm 选一针刺点,以不出血为度,每日1次,1周1个疗程。

(2) 刺肉术

员针:取大椎,锋针开皮后,用员针从大椎向风池、风府、天髎等穴浮刺通透。取筋缩,锋针开皮后,用员针从筋缩向至阳与命门浮刺通透。取腰阳关,锋针开皮后,用员针分别向悬枢与长强浮刺通透,以调节分气。1周1次,3次为1个疗程。

(3) 刺筋术

员利针:取颈夹脊穴,行关刺针法。于胸夹脊穴与腰夹脊穴望诊,找到毛孔粗大以及皮肤色素异常处,然后通过切诊发现条索或压痛处为治疗穴位,用关刺针法,以解除局部经筋挛缩。1周1次,3次1个疗程。

毫针:取颈胸腰夹脊穴、后溪透三间、液门透中渚,行强刺激手法,配穴选取任督二脉、足太阳经、手阳明经、足太阴经等腧穴。腧穴较多时可分组治疗,留针30分钟,每日1次,1周1个疗程。

(4) 刺脉术:于大椎、风门、天宗、委中及压痛的相应颈椎棘突上,锋针刺血,加拔火罐。

(5) 刺骨术

微铍针:首先,选取玉枕关、尾闾关治疗。①玉枕关:微铍针快速刺过皮肤,朝内上方纵行切割至骨,进行充分的纵行、横行切割松解,然后加压刺骨;②尾闾关:微铍针快速刺过皮肤,垂直纵行切割至骶骨,进行充分的纵行、横行切割松解,然后加压刺骨。每次1穴,每日1次。

其次,在阳窍、大椎、上丹田、下丹田、夹脊关等处进行治疗。

其他部位可配合运用,尤其病情较重、病程较长者。

病程较长者,可顺任督二脉用员针接力皮下疏通。

4. 椎动脉型颈椎病

(1) 刺皮术

镵针半刺法:于颈背部寻找反应点,在褐色、红色反应点处行半刺法,以挑出白色纤维状物为度,1周1次。

镵针毛刺法:根据患者症状选取督脉、足太阳经、足少阳经等,用镵针行毛刺法,循经毛刺,每隔 2~3cm 选一针刺点,以不出血为度,每日 1 次,1 周 1 个疗程。

(2) 刺肉术

员针:取大椎,锋针开皮后,用粗 1.5mm 的员针从大椎向风池、风府、天髎等穴浮刺通透,调节分气。颈部有脂肪垫堆积者(即颈部大椎、风府处局部肥厚、毛孔粗大、捏之坚硬),在患处下方取穴,用员针向脂肪堆积处呈扇形行皮下浮刺,1 周 1 次,一般 1~2 次即可治愈。

(3) 刺筋术

员利针:取风府、风池、天柱、肩井、天髎、C_{2-3} 夹脊穴等,用关刺针法刺之。头晕症状明显者加风池透风池,用白虎摇头针刺手法。颈部一般用直径 0.8mm 的员利针,1 周 1 次,3 次 1 个疗程。

毫针:主穴取颈夹脊穴、百会、风府、太溪等。寒湿加肩井、腰阳关、昆仑、阿是穴,肾虚加肾俞、命门、志室、太溪。

(4) 刺脉术:取印堂、太阳、大椎等,锋针刺血,加拔火罐。

(5) 刺骨术

微钹针:首先,选取玉枕关、尾闾关治疗。①玉枕关:微钹针快速刺过皮肤,朝内上方纵行切割至骨,进行充分的纵行、横行切割松解;②尾闾关:微钹针快速刺过皮肤,垂直纵行切割至骶骨,进行充分的纵行、横行切割松解。每次 1 穴,每日 1 次。

其次,在阳窍、大椎、上丹田、下丹田、夹脊关等处进行治疗。

其他部位可配合运用,尤其病情较重、病程较长者。

病程较长者,可顺任督二脉用员针接力皮下疏通。

5. 交感型颈椎病

(1) 刺皮术

镵针半刺法:于后背督脉与膀胱经的颈胸段心俞、至阳、筋缩、大椎附近找到皮肤反应点,如白色、褐色、红色党参花样异点,行半刺法,以挑出白色纤维为佳,可在局部拔罐排出局部瘀血。1 周 1 次,3 次 1 个疗程。

镵针毛刺法:根据症状涉及脏腑选取督脉、足太阳经等,用镵针行毛刺法,循经毛刺,每隔 2~3cm 选一针刺点,以不出血为度,每日 1 次,1 周 1 个疗程。

(2) 刺肉术

员针:取大椎,锋针开皮后,用员针从大椎向风池、风府、天髎等穴浮刺通透,以调节分气。一般一次即可明显改善症状。

(3) 刺筋术

员利针:于颈胸腰夹脊穴、肩井、天宗、心俞、厥阴俞、肺俞、胃俞等处,行关刺法,以调节脏腑功能。1周1次,3次1个疗程。

毫针:主穴取颈夹脊穴、百会、风府、太溪、心俞、厥阴俞等。寒湿加长强、腰俞、肩井、腰阳关、昆仑、阿是穴,肾虚加肾俞、命门、志室、太溪。

(4) 刺脉术:取印堂、太阳、大椎、委中等,锋针刺血,加拔火罐。

(5) 刺骨术

微铍针:首先,选取玉枕关、尾闾关治疗。①玉枕关:微铍针快速刺过皮肤,朝内上方纵行切割至骨,进行充分的纵行、横行切割松解;②尾闾关:微铍针快速刺过皮肤,垂直纵行切割至骶骨,进行充分的纵行、横行切割松解。每次1穴,多数治疗1次。

其次,在阳窍、大椎、上丹田、下丹田、夹脊关等处进行治疗。

其他部位配合运用,尤其病情较重、病程较长者。

病程较长者顺任督二脉员针接力皮下疏通。

二、肩关节周围炎

(一) 概述

肩关节周围炎简称肩周炎,以肩部逐渐产生疼痛,夜间为甚,逐渐加重,肩关节功能活动受限为主要临床表现,是发生于肩关节周围软组织的无菌性炎症。本病又称"冻结肩""五十肩""肩凝症"等,为临床常见病、多发病。

(二) 病因病机

1. 内因

(1) 肝肾不足,精血亏虚:素体虚弱,肝肾不足,精血亏虚,或久病不愈,耗伤肝肾,或房劳过度,损伤肝肾,或七情内伤,劳伤精血,经脉失养,均可导致本病发生。本病50岁以后多发,与年老肝肾不足、精血亏虚相吻合。

(2) 气血虚弱,筋失所养:多由年老气血不足,或久病不愈,气血两伤,或因脾气虚,化源不足,不能生化而继见血少,或因失血,气随血耗,致气血两虚,引发本病。亦有因肾气不足,先天不能滋养后天,而致后天不足,气血亏虚,经脉失养,若肩部失于气的护卫则风寒湿侵袭,失于温煦则发凉怕冷,失于推动则血行迟缓、涩滞,失于滋润则紧张、拘急,屈伸不利。《诸病源候论》云:"此由体虚腠理开,风邪在于筋故也……邪客关机,则使筋挛。邪客于足太阳之络,令人肩背拘急也。"

(3) 内伤七情,气滞血瘀:情志不调,精神紧张,机体气机运行失常,肝气郁滞,气滞则血瘀,为肩关节周围炎的发生提供了内在病理基础,稍有外因即可致肩部气滞血瘀不通，进而产生疼痛，或胀痛，或刺痛等。

（4）饮食失节，痰湿内生：脾胃主运化水湿。过食生冷、伤食，损伤脾胃，运化失职，水湿内停，日久湿骤而为痰，形成痰湿。痰浊水湿留于肩部经络筋骨，壅滞气血，则肩部疼痛重着；湿性黏滞，故肩痛缠绵，长期不愈。

（5）少动不动，耗伤气血：《素问·宣明五气》云："五劳所伤……久卧伤气，久坐伤肉。"卧和坐都是活动量小或不活动之义。长期不动或少动，就整体而言，会使肺活量减少，肺贯心脉、行气血功能减弱；就颈部来说，肩部血液运行缓慢，推动无力，久则气血运行郁滞，肌肉、经脉因郁滞而粘连，产生肩部疼痛、活动受限。故中风等患肢不动或少动患者，本病的发病率明显提高。

2. 外因

（1）风寒湿邪侵袭：风寒湿侵袭于肩部，导致肩部筋脉挛缩，诸筋协同运动失调，筋肉间粘连，痹阻筋脉，则引起疼痛和功能障碍。

（2）外伤：肩部外伤，虽由外触，势必内伤，先及皮肉，次及筋骨，而皮肉筋骨的损伤，必然导致血溢脉管之外。轻者见周围软组织肿胀，皮肤青紫，肩部疼痛，关节屈伸不利；重者造成肩关节周围韧带、肌腱的撕脱、断裂，肩部剧痛，肩关节功能活动严重受限等。

（3）慢性劳损：长年累月积劳损伤，或姿势不正，使人体持续劳累，超过了肩部皮肉筋骨的抵御能力和耐受范围，积劳成疾，致肩关节周围某一筋膜被拉伤或部分断裂，功能活动减弱或丧失，日久必然导致其他筋因代偿而慢性损伤。血从损伤的筋肉多次微量溢于脉外而又不能被消散吸收，则形成血瘀粘连。

可见外邪、外伤、慢性劳损等外部因素与七情内伤、脾胃虚弱、肝肾亏虚、精血不足等内部因素相合，痹阻手三阳经、手三阴经等，使经脉空虚或郁滞、郁结，导致肩部筋脉不通或失养而痛。

（三）诊断

1. **西医诊断** 肩关节周围炎发病于 40 岁以上，50 岁左右多发，女性多于男性，多为单侧发病，部分患者可为双肩，起病缓慢，部分有外伤史、劳损史、受凉史，主要症状和体征如下。

（1）疼痛：初期为轻度肩部酸楚、冷痛、酸痛，可持续痛也可间歇痛，部位局限于肩峰下，逐渐加重，部位发展至整个肩关节周围，严重者，稍一触碰或活动不慎，即疼痛难忍，故多采用防护姿势，将患侧上肢紧靠于体侧，并用健手托扶。夜间疼痛较重，或夜不成眠，或半夜痛醒，不敢卧向患侧。疼痛多遇热减轻，遇寒加重，可牵涉颈部、肩胛部、三角肌、上臂或前臂外侧。

（2）活动受限：活动受限为肩关节周围炎的主要特征。肩关节开始不敢活动,随着肩周粘连的加重,逐渐活动受限,主要是外展、上举、前屈、后伸、外旋、内旋等。表现为手不能插布袋、扎腰带,不能梳头、摸背、洗脸、刷牙、穿脱衣等,出现扛肩现象。注意记录活动受限的方向、范围、度数,以便与治疗后对比。

(3) 压痛:多在喙突、肩峰下、大结节、小结节、结节间沟、三角肌止点等处有压痛,在冈下窝、肩胛骨外缘(小圆肌起点)、冈上窝等可触及硬性索条,并有明显压痛,且冈下窝压痛可放射到上臂内侧及前臂背侧,患者胸外上部也可出现压痛。

(4) 肩部肌肉萎缩:肩关节周围炎晚期,因患者惧怕疼痛,患肩长期活动减少,肩部肌肉可发生不同程度的失用性萎缩,特别是肩外侧的三角肌萎缩,可使肩部失去原有的丰满外形,出现肩峰突起现象,加重了肩关节的运动障碍程度,从而产生上臂上举不利、后伸困难等症状。病愈后可恢复。

(5) 全身表现:部分患者可出现心烦、失眠、心悸、眩晕、饮食不节、或冷或热等症状。

(6) 肌肉受阻试验:主要发生病变的肌肉,不仅在其起止点、肌腹及肌腱衔接处有明显压痛,且其抗阻试验阳性。如内旋抗阻试验阳性,是病及胸大肌、肩胛下肌,外展抗阻试验阳性是病及三角肌等。

(7) X 线检查:多无异常。

2. **辨证分经**　肩关节周围炎的肩部疼痛、活动受限方向多以一个方向较重,其他方向较轻。根据肩部疼痛、活动受限方向、压痛不同,四诊合参,辨证归一经或几经,以便循经选穴。

(1) 手太阴经病:肩前内侧酸痛,痛引缺盆,向上肢内侧前缘放射,甚至放射至拇指,肩关节受限以后伸最明显,肩部前内侧、胸外上部、肩腋前缘压痛,为肩关节周围炎最常见者。

(2) 手阳明经病:肩峰及上臂外侧偏前疼痛,连及肘部,肩关节活动以外展、上举障碍为主。肩臂外侧压痛。

(3) 手少阳经病:肩关节外侧疼痛,上连及颈项,下连及前臂甚至环指,肩关节外展受限,肩臂外侧压痛。

(4) 手太阳经病:肩臂后外侧及肩胛牵掣痛,上连颈部、肩胛部,下连及肘臂后外侧及小指,肩关节活动受限以内收为主,肩胛部、肩臂后侧压痛。

部分患者还涉及手厥阴经、手少阴经等。

(四) 鉴别诊断

1. 肩部挫伤

(1) 病史:肩部挫伤时肩部有明显外伤史,而肩关节周围炎不明显。

(2) 症状与体征:肩部挫伤时,肩部疼痛肿胀轻重不一,轻者瘀肿较轻,部位小,易消散吸收而愈;重者部位较深较广,可有组织纤维的断裂,局部瘀肿,皮下青紫,肿胀,压痛等。肩关节周围炎无肿痛、皮下青紫等。

(3) 活动范围:肩部挫伤时,肩关节活动受限多为暂时性,个别患者软组织的部分纤维断裂,或并发小的撕裂,或并发小的撕脱性骨折,症状迁延数日或数周。

2. 颈椎病　颈椎病多发生于 40 岁以上,与肩关节周围炎都属于中老年人的常见病,多发病,好发年龄相仿。神经根型颈椎病,尤其是颈 4 以下者,可产生一侧或两侧颈、肩、臂部疼痛不适;肩关节周围炎患者,亦可放射到同侧颈、上臂、前臂等。因此,疼痛均有可能在颈肩部,两者易混淆。颈椎病(主要是神经根型)与肩关节周围炎主要根据病史、临床症状、体征、X 线片等方面进行鉴别(表 8-2)。

表 8-2　肩关节周围炎与颈椎病的鉴别

项目	颈椎病	肩关节周围炎
病史	颈部外伤史,反复落枕史	肩部外伤、受凉史
症状	颈、肩、臂疼痛,伴有麻木	肩臂疼痛,呈冷痛、顿痛、酸痛
活动受限	颈强直、活动不灵	肩关节活动受限
压痛	颈旁、肩胛骨内角	肩关节周围、喙突、大小结节、结节间沟、冈上下窝、肩峰下
体征	击顶试验(+)、臂丛牵拉试验(+)、椎间孔挤压试验(+)	搭肩试验(+)
X 线	颈椎生理曲度变直、颈椎骨质增生、椎间孔变小	颈椎无明显病理征象,肩部亦无明显改变

3. 肱二头肌长头腱腱鞘炎

(1) 病史:慢性劳损、受凉史。

(2) 症状:肩关节前外侧间歇或持续性疼痛,肩关节活动后伸加重,后伸时最痛,前屈或外展 60° 出现持续性疼痛,且疼痛可沿肱二头肌向下放射到肘关节,亦可牵涉肩关节周围。患肘屈曲 90° 固定于胸前休息位,疼痛减轻。

(3) 压痛:肱骨结节间沟处压痛,有时可触及变粗的肌腱;肘关节活动时,有时能触及轻微的摩擦感。

(4) 肩关节活动受限:早期因疼痛使肩关节后伸、前屈、外展受限,患者常将肘关节屈曲 90°,置于胸前来减轻疼痛;晚期由于腱鞘的粘连,活动进一步受限,关节周围的肌肉有不同程度萎缩。

(5) 肱二头肌长头抗阻试验:患肘关节屈曲90°,腕关节背伸,前臂旋后并克服医师给予的阻力,肱骨结节间沟出现疼痛则为阳性。

(6) 肱二头肌长头腱断裂:是肌腱炎病理变化的又一种表现,常因轻微外力或毫无外力情况下就发生肱二头肌长头腱断裂,断裂的部位恰好在肱骨结节间沟处。当某次上臂用力时,突然感到肩关节前外侧尖锐疼痛、肿胀、皮下血斑,待肿胀消退后,上臂前方上段呈现典型空虚凹陷,下段饱满隆起,肱二头肌肌力减弱。

(7) X线片:有时发现肱骨头萎缩,肩肱关节间隙变窄,钙质沉着。若做腱鞘内造影,对诊断更有帮助。

4. 肩峰下滑囊炎

(1) 疼痛:开始为肩峰下局限的间歇性隐痛,疼痛较轻,渐发展成三角肌止点的持续性疼痛,三角肌主动收缩时疼痛加重。若肩外展、外旋将发炎滑囊挤入狭窄的肩峰下,肱骨大结节与肩峰间摩擦而加剧疼痛,并可放射到前臂、手指及颈部,患者常取肩内收内旋位以缓解压痛。

(2) 压痛:肩峰下弥漫性压痛

(3) 肿胀:因滑囊肿胀积液,肩部轮廓增大,可在三角肌前上缘鼓出圆形肿块。

(4) 运动受限:开始畏痛不敢活动,但活动范围尚可,继则因滑液囊壁增厚及毗邻组织炎性变、粘连,致肩关节外展、外旋、上举不同程度受限。

(5) 肌肉萎缩:晚期三角肌发生失用性萎缩,出现肩关节不丰满及无力等表现。

(五) 治疗

肩关节周围炎病程长短皆可运用,病程短者用轻手法,病程长者用重手法。

1. 刺皮术

(1) 镵针半刺法:于颈肩背部寻找反应点,在褐色、红色反应点处行半刺法,以挑出白色纤维状物为度,1周1次。

(2) 镵针毛刺法:根据患者症状选取手太阳经、手少阳经、手阳明经、手三阴经等,用镵针行毛刺法,循经毛刺,每隔2~3cm选一针刺点,以不出血为度,每日1次,1周1个疗程。

2. 刺肉术

员针:取大椎,锋针开皮后,用员针从大椎向风池、风府、天宗、天髎等穴浮刺通透,调节分气。员针治疗一般一次即可明显改善症状。根据症状也可以选肩髃、肩髎、肩贞等穴行浮刺法,每周1次。

3. 刺筋术

（1）员利针：取颈夹脊穴、肩井、天髎等，行关刺针法；取肩前、肩后局部阿是穴、肩贞、曲垣、肩外俞，或循肩部阳明经、太阳经取痛点、条索处，行关刺针法，1周1次，3次1个疗程。

（2）毫针：对侧条口透承山，以承山有胀感为度，边提插捻转，边嘱患者活动患侧肩关节，不留针。同侧膏肓向肩胛内平刺2~2.5寸，行泻法，不留针，适用于肩关节抬举不便，有粘连者；或取肾关、条口，行泻法，不留针，适用于发病时间短而肩关节活动即诱发疼痛者。

4. 刺脉术
在大椎、风门、天宗、委中、压痛的相应颈椎棘突上，锋针刺血，加拔火罐。

5. 刺骨术

（1）微铍针：适用于病情较重、病程较长者。

首先，选取玉枕关、尾闾关治疗。①玉枕关：微铍针快速刺过皮肤，朝内上方纵行切割至骨，进行充分的纵行、横行切割松解；②尾闾关：微铍针快速刺过皮肤，垂直纵行切割至骶骨，进行充分的纵行、横行切割松解。每次1穴，每天1次。

其次，在阳窍、大椎、上丹田、下丹田、夹脊关等处进行治疗。

（2）刺骨针：肩关节周围炎冻结期夜间疼痛加重者，用刺骨针有较好效果。从肱骨大结节向肱骨头方向顺时针加压刺入，刺入深度1cm，针刺后有瘀血流出，然后无菌辅料包扎，一般1次。

三、肱骨外上髁炎

（一）概述

肱骨外上髁炎为临床常见病，是肘关节外侧前臂伸肌起点处肌腱发炎而产生疼痛的病证。肱骨外上髁炎是过劳性综合征的典型例子，因网球、羽毛球运动员较常见，故又称"网球肘"。家庭主妇、厨师、砖瓦工、木工等长期反复用力做肘部活动者，也易患此病。本病属于中医"肘痛""痹证""伤筋"等范畴。

（二）病因病机

1. 慢性损伤、血瘀阻滞
长期劳累，慢性损伤，如网球运动员、家庭主妇、厨师、砖瓦工、木工等长期反复用力做肘部活动者，使腕伸肌的起点反复受到牵拉刺激，局部少量多次血溢脉外，瘀于经脉，气血不通，不通则痛。亦有外伤失治误治，瘀血内停，不能及时消散吸收，瘀阻于肘，发为疼痛。既病之后，遇肘部活动可使症状加重。症状缓解后,遇肘部活动等慢性损伤,也可诱发。

2. 气血不足、筋失所养　可见于素体不足,局部发育异常,或体质虚弱,气血不足者;更多是体质较好,但局部气血不足,多由局部气血虚弱,血不荣筋,肌肉失于温煦,筋骨失于濡养,不荣则痛。

本病由于慢性损伤,迁延日久,气滞血瘀,经脉不通,不通则痛,或气血不足,经脉失养,不荣则痛。就经脉而言,本病为手阳明大肠经病。

(三) 诊断

1. 病史　多见于劳动强度较大的青壮年工人,并有肘部急性损伤或腕关节的反复屈伸劳损病史。

2. 症状　主要表现为肘关节肱骨外上髁部局限性疼痛、持续性酸痛,可向肩部或前臂放射,部分病例夜间疼痛明显,轻者不敢拧毛巾、不能端重物,严重者端水杯或扫地均引起疼痛。

3. 体征　肘部检查时发现肱骨外上髁、桡骨头、环状韧带以及肱桡关节间隙处有明显压痛,局部无明显肿胀,伸腕抗阻试验阳性。

4. X线检查　早期多无明显异常,中期可出现肱骨外上髁密度增高,后期可见骨质吸收,甚至破坏。

(四) 鉴别诊断

1. 颈椎病　肱骨外上髁炎与颈椎病都有上臂疼痛,向前臂放射。但颈椎病有颈肩部疼痛,颈部压痛,上臂可有麻木、肌肉萎缩,椎间孔挤压试验、臂丛牵拉试验阳性,肱骨外上髁处无压痛;肱骨外上髁炎疼痛虽有放射,但放射较轻,无颈肩部疼痛,无颈部压痛、上臂麻木、肌肉萎缩,椎间孔挤压试验、臂丛牵拉试验阴性,肱骨外上髁压痛明显。

2. 肩关节周围炎　肱骨外上髁炎与肩关节周围炎都有上臂疼痛、活动加重。但肩关节周围炎多发于中老年人,疼痛在肩部、上臂,很少涉及前臂,肩前部压痛,肩部活动受限,愈后不复发;肱骨外上髁炎多发于中年人,疼痛在肘部,可上下放射,很少到肩部,肘部压痛,活动不受限,愈后易复发。

(五) 治疗

1. 刺皮术

(1) 镵针半刺法:于颈肩背部寻找反应点,在褐色、红色反应点处行半刺法,以挑出白色纤维状物为度,1 周 1 次。

(2) 镵针毛刺法:根据患者症状选取手太阴经、手阳明经或手少阳经、手少阴经,用镵针行毛刺法,循经毛刺,每隔 2~3cm 选一针刺点,以不出血为度,每日 1 次,1 周 1 个疗程。

2. 刺肉术

员针:取大椎,锋针开皮后,从大椎向风池、风府、天宗、天髎等穴浮刺通透。

3. 刺筋术

(1) 员利针:于颈夹脊穴、肱骨外上髁或内上髁阿是穴、手三里、上廉、下廉、手少阴经筋压痛条索处,行关刺针法。1 周 1 次,3 次 1 个疗程。

(2) 毫针:于颈夹脊穴、肱骨外上髁或内上髁阿是穴、手三里、上廉、下廉、手少阴经筋压痛条索处,行泻法,留针 30 分钟,每日 1 次。

4. 刺脉术 取大椎、天宗、局部阿是穴,锋针刺血,可加拔火罐。

5. 刺骨术

(1) 微铍针:首先,选取玉枕关,用微铍针快速刺过皮肤,朝内上方纵行切割至骨,进行充分的纵行、横行切割松解。其次,在大椎、夹脊关等处进行治疗,每次 1 穴。

(2) 刺骨针:久治不愈顽固型肱骨外上髁炎用刺骨针有较好效果。在肱骨外上髁痛点垂直进针,顺时针加压刺入,刺入骨内深度 0.5cm,针刺后有瘀血流出,然后无菌辅料包扎,1 次即可。

四、腰椎间盘突出症

(一) 概述

腰椎间盘突出症是因腰椎间盘髓核、纤维环及软骨板等有不同程度的退行性改变,在外力等因素作用下,椎间盘纤维环破裂,髓核从破裂之处突出、脱出于后方、椎管内,导致脊神经根等遭受刺激、压迫,从而产生腰部疼痛,一侧下肢或双下肢麻木、疼痛等一系列临床症状。腰椎间盘突出症以腰 4-5、腰 5- 骶 1 发病率最高,约占 95%。本病属于中医"腰痛""痹证"等范畴。

(二) 病因病机

1. 外因 外部致病因素为腰椎间盘突出症产生的主要原因,主要有外伤、劳损、风寒湿邪等。

(1) 外伤:外伤为腰椎间盘突出症产生的最主要原因,尤其是青壮年患者。腰椎为人体负重最大的椎骨,又是用力活动最大者,活动幅度较大,易于造成外伤,尤其是腰椎间盘损伤,多为间接损伤,如扭伤、闪伤,甚至咳嗽、打喷嚏等也能引起,也可见于直接损伤,如创伤、压伤等直接作用于腰部。有人统计,约半数腰椎间盘突出症与外伤有关。

腰椎间盘外伤,虽有外触,势必内伤,先及皮肉,次及筋脉,而皮肉筋脉的损伤,导致血溢脉管之外,形成局部气滞血瘀而产生腰部疼痛、活动障碍等。《杂病源流犀烛》曰:"跌扑闪挫,卒然身受,由外及内,气血俱伤病也。"影响下肢筋脉时,可产生下肢后侧、外侧、臀部的疼痛、麻木,甚至不敢活动等。

腰椎间盘外伤,如损伤部位没有影响及筋脉,或治疗及时得当,离经之血,得以消散吸收,经脉畅通,气血畅达,则腰痛消失,不会产生下肢疼痛、麻木等,故有些腰椎间盘突出可没有临床症状。如失治、误治、血脉损伤,血外溢于肌肉筋脉,得不到及时消散吸收,留滞日久,郁滞不通而产生腰部疼痛;也有损伤较重,经脉瘀阻,或损伤不太重,但伤及经脉较重,气血运行不通,亦可产生腰腿疼痛。

(2) 慢性损伤:慢性损伤即慢性长期积累性损伤,多由于长期弯腰工作、长期坐位、床垫过软等腰部长期姿势不良所致。《素问·宣明五气》曰:"五劳所伤……久立伤骨,久行伤筋。"久行、久立即长期慢性活动,且已积累到发病的程度。从时间上讲,过长过久,从程度上说,过大过重,超过了正常活动的限度、耐受范围,则椎间盘无法代偿而产生积累性损伤,故长期坐位或长期弯腰等姿势不良工作者发病率明显提高。

腰部负重、活动量又大,决定腰部易于慢性损伤。长期腰部姿势不正,或持续劳累,超过了腰部肌肉筋骨耐受范围和抵抗能力,某一筋、肌肉被积劳损伤,功能活动减退或部分丧失,由其他筋、肌肉来代偿,造成其他筋、肌肉的负担过重,引起其他筋、肌肉的慢性损伤,如此恶性循环,导致腰部筋、肌肉积累损伤,椎间盘纤维环损伤,引起腰椎间盘突出症而出现腰痛、活动障碍等。

(3) 风寒湿邪侵袭:多由于久居风寒湿地,或汗出当风、风寒侵袭,或气温骤降、不加衣被,或穿衣过短,腰部受凉,或夜卧午休,盖被不严,空调温度过低,电风扇风力过大等,使风寒湿邪侵袭机体,痹阻于腰,腰腿气血不通,不通则痛,出现腰、下肢酸楚疼痛。故《素问·痹论》曰:"风寒湿三气杂至,合而为痹也。"

风寒湿邪侵袭人体,因患者禀赋不同,体质差别、寒热有别,发病的季节及主气不同,故腰椎间盘突出症临床表现各不相同,有的以风为主,腰腿疼痛游走不固定;有的以寒为主,疼痛剧烈,固定不移,遇寒加重,遇热减轻;有的以湿为主,腰腿疼痛困重,缠绵难愈。《素问·痹论》曰:"其风气胜者为行痹,寒气胜者为痛痹,湿气胜者为著痹也。"临证中,风寒湿型可单独出现,使人致病,但多夹杂出现,或风湿并重,或寒湿并存,或以风为主,兼见寒湿,或以寒为主,兼见风湿,或以湿为主,兼见风寒等;亦有患者,素体有热,或风湿郁久化热而形成湿热,痹阻腰腿而为湿热型腰椎间盘突出症。

2. **内因** 内因为腰椎间盘突出症产生的根本原因,是腰椎间盘突出症产生的基础,主要有肝肾不足、七情内伤、气血虚弱、腰部发育异常等。

(1) 肝肾不足、精血亏虚:多由先天不足、肾精亏虚,或老年肾气已虚,或劳欲过度、伤及肝肾,或先天不足、肾气不足、发育不良,或久病及肾、肾精不足所致。《素问·上古天真论》曰:"女子七岁,肾气盛,齿更发长……三七,肾气平均,故真牙生而长极;四七,筋骨坚,发长极,身体盛壮……七七,任脉虚,太冲脉衰少,天癸竭,地道不通,故形坏而无子也。丈夫八岁,肾气实,发长齿更……三八,肾气平均,筋骨劲强,故真牙生而长极;四八,筋骨隆盛,肌肉满壮;五八,肾气衰,发堕齿槁……八八,天癸竭,精少,肾脏衰,形体皆极,则齿发去。"可见,人体尤其是筋骨的生长、发育、衰弱都与肝肾的盛衰有着密切关系。先天肾气不足,年老肝肾两虚,精血亏虚,肝血虚,筋不能动,肾气衰,骨急懈惰。故《素问·脉要精微论》曰:"腰者肾之府,转摇不能,肾将惫矣。"

肝主筋。筋全赖肝血的濡养。肝血虚,血不养筋,筋失所养,失于弹性、韧性,出现腰部活动不灵、屈伸不利、痿软无力等。《中藏经》曰:"筋痹者,由怒叫无时,行步奔急,淫邪伤肝,肝失其气,因而寒热所客,久而不去,流入筋会,则使人筋急而不能行步舒缓也。"《素问·痹论》曰:"痹……在于筋则屈不伸。"

肾主骨。骨赖肾之精气充养。肾气虚,精少,骨髓不充,则骨急懈惰,疏松无力。《素问·长刺节论》曰:"病在骨,骨重不可举,骨髓酸痛,寒气至,名曰骨痹。"

肝肾不足,精血亏虚,筋骨失养,痿软无力,弹性、韧性、坚固性不足,腰椎部筋骨易于损伤而出现腰椎间盘突出症。

(2) 气血虚弱、筋失所养:多由于先天不足,先天不能充养而致后天不足,气血两亏,或脾胃虚弱,化源不足,不能化生而见气血虚少,或病后失养,气血亏虚,或久病虚弱,气血两虚等所致。腰、腿失于营养、滋润则痿软无力,失于护卫防御则风寒湿邪侵袭,失于温煦则发凉怕冷、腰腿冷痛,失于推动则血运行迟缓、涩滞,甚则瘀阻,而发为腰腿的疼痛、拒按。

(3) 七情内伤、气滞血瘀:工作过度紧张,长期压力过大,或工作生活环境不和,长期郁闷不畅,或存有疑虑,长期思虑过度,或情绪过激,恼怒过度,或受意外打击,惊恐失措,或为生活所困,忧愁过度等七情内伤,使人体气机运行紊乱,脏腑气血失调,情志疏泄失职,肝气郁结郁滞,气滞则血瘀,形成气滞血瘀证。临证表现多种多样,表现于情志则郁闷寡欢,烦躁易怒;气滞血瘀于胁肋则胸胁胀痛、刺痛,气滞血瘀于腰腿则腰腿部胀痛、刺痛,并随情志活动的波动而病情加重;瘀血内停,新血内阻而不达,筋脉失养则腰腿麻、活动不利。

内因为腰椎间盘突出的根本,外因为其条件,外因通过内因而诱发起病。

如《杂病源流犀烛》曰："腰痛，精气虚而邪客病也……则肾虚其本也，风寒湿热痰饮、气滞血瘀闪挫其标也。"就经脉而言，与督脉、足太阳经、足少阳经等有关。

（三）诊断

1. **西医诊断**　青壮年多发，男性多于女性，常有腰部外伤史。

（1）腰痛：腰痛为腰椎间盘突出症最常见的症状，95% 以上的患者都有这种症状，为突出椎间盘刺激外层纤维环、后纵韧带的窦椎神经所致。腰痛可出现在腿痛之前，也可出现在腿痛之中或之后。腰痛主要在下腰部或腰骶部，疼痛性质多为慢性钝痛，也可急性剧痛。腰痛活动加重，休息减轻。

（2）坐骨神经痛：80% 以上的腰椎间盘突出症出现坐骨神经痛。疼痛性质常为麻痛、针刺样痛、烧灼样痛、刀割样痛；疼痛程度差别较大；疼痛多为一侧，极少数表现为双侧；疼痛多起于臀部，向下放射，少数可出现由下向上放射；疼痛可因咳嗽、打喷嚏、大便而加重；严重者患者采取各种体位以减轻痛苦，如屈腰、屈髋、屈膝等使椎管容积增大，坐骨神经因松弛而疼痛减轻。

高位腰椎间盘突出使 L_1~L_3 神经根受累而出现相应神经分布区腹股沟、大腿前内侧痛，下位腰椎间盘突出症由于刺激了交感神经也可引起下腹部、大腿前内侧、会阴部疼痛。

（3）间歇性跛行：患者行走一定距离后感腰腿部疼痛、麻木无力加重，无法行走，取坐位或蹲位后，症状缓解或消失，可继续行走，为间歇性跛行。由于行走时椎管内受阻的静脉丛逐渐充血，加重了神经根的充血和受压程度，症状加重，而坐位或蹲位容积扩大，静脉血流畅通，症状减轻。部分腰椎间盘突出症椎管狭窄可出现间歇性跛行。

（4）下肢麻木、发凉：部分腰椎间盘突出症可出现患肢麻木，且与神经分布区一致，为突出椎间盘压迫或刺激了神经根本体感觉和触觉纤维所致。也可出现患肢发凉，为突出的椎间盘组织刺激了椎旁的交感神经纤维或窦椎神经的交感神经纤维，反射性引起了下肢血管收缩所致。

（5）下肢肌力减弱：腰椎间盘突出症压迫神经根严重或时间过久，可引起该神经根分布区域肌力减弱，甚则肌肉瘫痪等。

（6）马尾神经综合征：中央型或中央旁型腰椎间盘突出，巨大的突出物压迫平面以下马尾神经，出现马尾神经综合征，表现为肛门、尿道括约肌和性功能障碍，如会阴部麻木、便秘、排尿困难、二便失禁、阳痿等，也可见双侧严重坐骨神经痛。

（7）腰部畸形、活动受限、腰椎生理曲度变小或消失：为减轻突出髓核压迫神经，椎间隙后方张力、后韧带张力增加，使突出髓核部分回纳所致。腰椎侧弯,为骶棘肌痉挛,限制腰部活动,以减轻受压迫神经根的张力所致。腰椎活动受限,各方向活动都会受到不同程度的限制。

(8) 压痛:腰椎间盘突出症并发神经根炎,出现椎旁 2~3cm 处压痛,棘突间、棘突上压痛、叩击痛,并可见沿神经走行向下肢放射痛。臀部和下肢的后侧、外侧、内侧也可出现压痛。

(9) 步态变化:突出症状较重时可出现拘谨姿态,前倾或跛行,常以双手扶腰,需扶拐或他人扶持才可行走。

(10) 下肢肌肉萎缩:突出椎间盘压迫神经根,患肢不敢用力,引起下肢不同程度的肌力减弱,肌肉萎缩,甚至踝关节、踇趾失去背屈能力。

(11) 神经功能障碍:感觉神经障碍可出现下肢麻木、感觉减退,为腰椎间盘突出压迫神经所致,对椎间盘突出定位有一定意义。运动神经障碍,可出现肌力减弱,但对定位意义不大,因肌神经受多个神经根支配。反射功能障碍,可见腱反射减弱或消失,如 L_{3-4} 椎间盘突出则膝反射减弱,L_5-S_1 椎间盘突出则跟腱反射减弱或消失。

(12) 特殊检查:直腿抬高试验阳性,仰卧挺腹试验阳性,屈颈试验阳性,股神经牵拉试验阳性。

(13) 影像学检查:X 线片示腰椎生理曲度变直、侧弯、间隙变窄、双侧不等宽、椎间孔变小、骨质增生。CT 示腰椎间盘膨出、突出或脱出,神经根或硬膜囊受压、移位,腰椎管狭窄、黄韧带肥厚、侧隐窝狭窄等。MRI 示硬膜囊、脊髓、神经根受压等。

2. 辨证分经　腰椎间盘突出症的症状多在腰部、臀部、下肢,为督脉、足三阳经、足三阴经的循行部位,故根据症状而辨别经络分类可提高治疗效果。《灵枢·卫气》曰:"能别阴阳十二经者,知病之所生。"

(1) 督脉经病:腰背疼痛、僵硬、屈伸不利,腹肌紧张,腰部正中压痛等。《素问·骨空论》云:"督脉为病,脊强反折。"

(2) 足太阳经病:腰、臀后部、患肢后侧疼痛,也可向患侧下肢、足部放射,患肢麻木无力,腰、臀后部、下肢后侧压痛,活动受限或不利,严重者不敢活动。

(3) 足少阳经病:腰痛,臀部疼痛,大腿外侧中线、小腿外侧疼痛,腰部可有歪斜,活动加重,小腿外侧麻木无力,腰部、患肢外侧正中压痛。

(4) 足阳明经病:腰痛,臀部痛,大腿外侧、小腿前外侧疼痛、麻木,腰部、臀外侧、患肢前外侧压痛,活动不灵。

(5) 足少阴经病:腰痛,腹股沟内侧疼痛,小腿内侧后缘疼痛、麻木,腰部压痛,活动不利或受限,小腿内侧压痛。

(6) 足厥阴经病:腰痛,活动时加重,腹股沟处疼痛,患肢内侧中线疼痛、麻木、压痛,痛重者不敢活动。

（四）鉴别诊断

1. 腰椎滑脱症　腰椎滑脱症可出现腰痛、下肢疼痛、间歇性跛行等，与腰椎间盘突出症相似。但腰椎滑脱症多发于中老年，腰痛、腰部压痛较轻，多无放射痛，多有间歇性跛行，检查腰骶部有阶梯感，X线片示椎弓根峡部不连、椎体滑脱；腰椎间盘突出症多发于中青年，腰痛，且腰部压痛较重，多有放射痛，多无间歇性跛行，腰骶部无阶梯感，X线片示椎间隙多变窄。

2. 腰椎管狭窄症　腰椎管狭窄症表现为腰部不适、疼痛，下肢疼痛、麻木、无力等，行走加重，与腰椎间盘突出症相似。但腰椎管狭窄症的特点是间歇性跛行，稍下蹲即可行走，骑车没有症状，腰部症状较轻；腰椎间盘突出症多个体位都有疼痛，且疼痛一般较重。腰椎管狭窄症可为腰椎间盘突出症长期突出较重的进一步发展，压迫脊髓者，也可由其他原因引起，影像学检查可明确。

3. 梨状肌综合征　梨状肌综合征有臀部、下肢放射性疼痛，应与腰椎间盘突出症相鉴别。但梨状肌综合征没有腰痛，直腿抬高试验阴性，但梨状肌紧张试验阳性。

4. 腰三横突综合征　腰三横突综合征表现为腰痛，早晨起床前尤其明显，有时可出现患侧下肢前外侧的疼痛、麻木，应与腰椎间盘突出症相鉴别（表8-3）。

表 8-3　腰椎间盘突出症与腰三横突综合征的鉴别

项目	腰椎间盘突出症	腰三横突综合征
病因	外伤、劳损	劳损
疼痛	腰部，尤以下腰部多见	上腰部
放射痛	下肢后外侧多见	偶见前侧、不超过膝
压痛	腰部	L_{2-3} 间隙旁 6cm 处
腿部压痛	多见	无
麻木无力	多见	无
直腿抬高试验	阳性	阴性
X线片	腰椎变直、间隙较窄	第三腰椎横突长

（五）治疗

1. 刺皮术

（1）镵针半刺法：于腰背部寻找反应点，在褐色、红色反应点处行半刺法，以挑出白色纤维状物为度,1周1次。

(2) 镵针毛刺法:根据患者症状选取以督脉、足太阳经、足少阳经为主的足三阳经、足三阴经,用镵针行毛刺法,循经毛刺,每隔2~3cm选一针刺点,以不出血为度,每日1次,1周1个疗程。

2. 刺肉术

员针:取L_2~L_5夹脊穴、环跳穴等,根据病情酌用分刺法、浮刺法、合谷刺法以调节分肉,1周1次。

3. 刺筋术

(1) 员利针:取T_{8-12}夹脊穴、L_{2-5}夹脊穴、天枢穴等,用关刺针法。1周1次。

(2) 透筋针:取L_4~S_1夹脊穴、骶髂关节处,常规消毒,局部麻醉,锋针开皮后,用透筋针直刺至腰椎小关节、骶髂关节处,行关刺法、白虎摇头刺法。针刺时可有症状复制现象发生。1周1次,3次1个疗程。

(3) 毫针:主穴取腰夹脊、肾俞、委中、阳陵泉、后溪等。寒湿加风市、腰阳关、昆仑、阿是穴;外伤瘀血加膈俞、阿是穴、三阴交;肾虚加肾俞、命门、志室、太溪等。可用温针、火针,每日1次。

4. 刺脉术

锋针:取肾俞、L_{4-5}夹脊穴、腰眼、环跳、阳陵泉、委中、局部皮肤有异常改变处(如有瘀络处、暗影处),行赞刺法或豹纹刺法,针后拔罐,留10分钟。

5. 刺骨术

(1) 微铍针:首先,选取尾闾关、玉枕关治疗。①尾闾关:微铍针快速刺过皮肤,朝内上方纵行切割至尾骨尖,进行充分的纵行、横行切割松解;②玉枕关:微铍针快速刺过皮肤,垂直纵行切割至骨,进行充分的纵行、横行切割松解。每日1次,每次1~2穴。

其次,在下丹田、夹脊关、命门等处进行治疗。

(2) 长针:取L_{2-5}夹脊穴、环跳等,行输刺法或短刺法。1周1次,每次选1~3个穴位。

五、腰椎管狭窄症

(一) 概述

腰椎管狭窄症,全称腰椎椎管狭窄综合征,是指各种原因引起腰椎椎管各径线缩短,压迫硬膜囊、脊髓或神经根,从而导致相应神经功能障碍的一类疾病。静止或休息时常无症状,站立、行走一段距离后出现下肢疼痛、麻木、无力等症状,蹲下或坐下休息后缓解,方能继续行走,随病情加重,行走的距离越来越短,需休息的时间越来越长。本病多发于 40 岁以上的中老年人,属于中医"腰痛""痹证"范畴。

(二) 病因病机

1. **慢性劳损、气滞血瘀** 多因搬运工人、土建工人及长时间弯腰工作的机械工人,长时间用一种姿势工作,造成筋脉劳损,或长时间坐位工作的人,腰背部长时间后屈,筋脉紧张,形成慢性劳损,如此少量多次损伤,导致血溢脉外,瘀血停滞,筋膜增厚,甚至筋骨错动,经脉受阻,久而久之可发生本病。

2. **外伤未复、瘀血阻滞** 腰部受到比较严重的扭伤、挫伤、摔伤、撞伤,使腰部肌肉韧带椎体、椎间盘损伤,可出现筋骨错位,血溢脉外,瘀血内停,痹阻于腰,而导致本病。

3. **外邪侵袭、经脉痹阻** 多因素体阳虚,阴寒内盛,不耐邪侵,或久居潮湿、寒凉之地,寒湿侵袭,或在夏天长时间吹风扇、空调,腰部受凉,后背及腰部长时间受到风寒湿邪侵袭,发生脉络闭阻,造成本病。

4. **肝肾亏虚、经脉失养** 肝主筋,肾主骨。肾脏亏虚,可发生肾脉失养,脉络空虚、酸软无力;肝血不足,筋失所养,或松软无力,或脆弱易损,再加上外邪的入侵易发生本病。

本病由于气血不足、肝肾亏虚,经脉失养或外邪、瘀血痹阻经脉所致。就经脉而言,本病与督脉、足太阳经等相关。

(三) 诊断

多为中老年人,男性多于女性,多见于腰 5- 骶 1 之间,偶尔发生于腰 4-5。

1. **腰痛及腰腿痛** 大多数患者都有腰痛病史,进而发展为从臀部向下肢的放射痛,站立、行走或活动后症状加重,而坐位、腰椎前屈或蹲位时症状有缓解。

2. **间歇性跛行** 患者步行一段距离后,下肢出现逐渐加重的沉重、腰酸、腿痛、下肢麻木、乏力,以致被迫改变姿势或停止行走,稍弯腰休息或蹲坐数分钟后症状缓解;再走一段距离后又出现相似症状,不得不重复休息后再走,行走距离越来越短,而休息时间越来越长。间歇性跛行对本病的诊断具有重要意义。

3. **神经体征** 部分患者可有下肢麻木、冷感、乏力、某些肌肉萎缩,以及鞍区麻木、大小便失禁或尿急或排尿困难等症状。

4. **腰部过伸动作** 可引起下肢麻痛加重,此为过伸试验阳性,是诊断椎管狭窄症的重要体征。直腿抬高试验少数为阳性。

5. **影像学检查**

(1) X 线片:正位常显示腰椎轻度侧弯,关节突间、关节间距离变小,有退行性改变。侧位片显示椎管中央矢状径变小,小于15mm就说明有狭窄的可能。脊髓造影正位片如出现条纹状或须根状阴影,表示马尾神经根有受压现象,或全梗阻,如影柱呈节段性狭窄或中断,表示为多发性或全梗阻。

(2) CT、MRI 检查:硬膜囊和骨性椎二者大小比例改变,硬膜囊和神经根受压,硬膜外脂肪消失或减少,关节突肥大使侧隐窝和椎管变窄,三叶状椎管,弓间韧带、后纵韧带肥厚等。

(四) 鉴别诊断

1. 腰椎间盘突出症 腰椎间盘突出症主要表现为腰痛,或下肢疼痛,伴或不伴有麻木,一般不具有间歇性跛行,屈颈试验和直腿抬高试验多为阳性,如有间歇性跛行,可诊断为腰椎管狭窄症;腰椎管狭窄症有间歇性跛行,屈颈试验和直腿抬高试验多均为阴性。

2. 血栓闭塞性脉管炎 脉管炎主要表现为缺血性跛行、疼痛、麻木、运动障碍、苍白、无脉,多为青壮年男性,行走后足及小腿疼痛,平躺及上抬下肢时加重,足背动脉搏动减弱或消失,袜套式感觉障碍,足趾变暗,影像学检查腰部无异常。腰椎管狭窄症有间歇性跛行,步行距离随病程延长而逐渐缩短,可有节段性感觉障碍,但足背动脉搏动正常,足趾颜色正常,影像学检查腰部异常明显。

3. 马尾部肿瘤 马尾部肿瘤早期难以鉴别,中、后期主要表现以持续性双下肢及膀胱、直肠症状为特点,疼痛呈持续性加剧,尤以夜间为甚,非用强效止痛剂不可入眠。腰椎穿刺多显示蛛网膜下隙梗阻、蛋白定量升高及潘氏试验阳性等,MR 检查可确诊。

(五) 治疗

腰椎管狭窄症多较顽固,需手术治疗,运用五体针刺疗法具有较好疗效。

1. 刺皮术

(1) 镵针半刺法:于腰背部寻找反应点,在褐色、红色反应点处行半刺法,以挑出白色纤维状物为度,1 周 1 次。

(2) 镵针毛刺法:根据患者症状选取督脉和以足太阳经、足少阳经为主的足三阳经、足三阴经,用镵针行毛刺法,循经毛刺,每隔 2~3cm 选一针刺点,以不出血为度,每日 1 次,1 周 1 个疗程。

2. 刺肉术

员针:取 L_{2-5} 夹脊穴、环跳穴等,一次选 1~2 个穴位,根据病情酌用分刺法、浮刺法、合谷刺法,以复制原来症状为度,调节分气,1 周 1 次。

3. 刺筋术

(1) 员利针:取 L_{2-5} 夹脊穴、天枢穴等,用关刺针法,1 周 1 次。

（2）透筋针：取 $L_{4~5}$ 夹脊穴、骶髂关节处等，常规消毒、局部麻醉，锋针开皮后，用透筋针直刺至腰椎小关节处、骶髂关节处，行关刺法、白虎摇头刺法，针刺时可有症状复制现象发生，1 周 1 次，3 次 1 个疗程。

（3）毫针：主穴取腰夹脊、肾俞、委中、阳陵泉、后溪等。寒湿加风市、腰阳关、昆仑、阿是穴；外伤瘀血加膈俞、阿是穴、三阴交；肾虚加肾俞、命门、志室、太溪等，可用温针、火针，每日 1 次。

4. 刺脉术

锋针：取肾俞、$L_{4~5}$ 夹脊穴、腰眼、环跳、阳陵泉、委中、局部皮肤有异常改变处（如局部有瘀络处、暗影处），行赞刺法或豹纹刺法，针后拔罐，留罐 10 分钟。

5. 刺骨术

（1）微铍针：常规运用。腰椎管狭窄症为督脉病变，一般病程较长，较为顽固，疗效较差，手术首选，但部分年龄较大、畏惧手术者可用微铍针治疗，能疏通督脉、消除郁滞、调节足太阳经，也有较好疗效。

首先，选取尾闾关、玉枕关治疗。①尾闾关：微铍针快速刺过皮肤，垂直纵行切割至骶骨，进行充分的纵行、横行切割松解；②玉枕关：微铍针快速刺过皮肤，朝内上方纵行切割至骨，进行充分的纵行、横行切割松解。

其次，在下丹田、夹脊关、命门等处进行治疗。

每日 1 次，每次 1~2 穴。

（2）长针：取 $L_{2~5}$ 夹脊穴、环跳等，行输刺法或短刺法，1 周 1 次，每次选 1~3 个穴位。

（3）刺骨针：取 $L_{2~5}$ 夹脊穴、髂后上棘、骶中棘，选 1~2 点顺时针加压刺入，夹脊穴上下摩骨，髂后上棘、骶正中棘刺入骨内 0.5~1cm，针刺后无菌辅料包扎。

六、股骨头缺血性坏死

（一）概述

股骨头缺血性坏死又名股骨头无菌性坏死，主要病变是股骨头骨骺坏死，死骨吸收后为肉芽组织所代替，最后股骨头失去其原有的密度而塌陷成扁平畸形，韧带中心的血管多呈闭锁不通的病理变化而出现髋部及周围疼痛、僵硬、活动受限等，当属中医"骨蚀""骨痿""骨痹"等范畴。

（二）病因病机

1. 内因 内因为发生股骨头缺血性坏死的根本原因。中医认为，内因与肝肾不足、脾胃虚弱、气血亏虚、七情内伤、饮食失调等因素有关。

（1）肝肾不足、精血亏虚：多由于先天禀赋不足，肾精亏虚，或先天不足，肾气不足，发育不良，或久病及肾，肾精不足，或劳欲过度，伤及肝肾，或老年肾气已虚，精血亏虚所致。

人体尤其是筋骨的生长、发育、盛衰都与肝肾的盛衰有着密切的关系。先天肾气不足，肝肾两虚，劳欲过度，伤及肝肾，肝血虚，筋不能动，肾气衰，骨惫懈惰。

（2）气血亏虚、筋骨失养：多由于素体衰弱，气血不足，或久病不愈，或年老体衰，脾胃气虚，不能化生气血，或病后失养，气血亏虚，或因失血，气随血耗，气血两虚所致。亦有因肾气不足，先天不能滋养后天，而致后天脾胃不足，气血亏虚所致。

脾胃虚弱、气虚功能不足，则化生血液不足，血虚不能载气，气得不到水谷精微的持续补充而致血虚，最终形成气血两虚。髋部失于气的防御则风寒湿邪侵袭，失于气的温煦则发冷肢凉，失于气的推动则血行迟缓、涩滞，甚至瘀滞疼痛；气血虚弱，筋肉、肌腱失于濡润、滋养则紧张拘急，髋关节疼痛、屈伸不利等。后天之本在于脾，先天之本在于肾。脾胃运化功能失调，水谷精微不生，无以濡养机体，先天肾精得不到后天水谷精微充养，则肾精不足。肾主骨生髓。肾精不足，骨失所养，易发生本病，即所谓"不荣则痛"。股骨头局部气血亏虚、筋骨失养，是形成股骨头缺血性坏死的直接原因。

（3）内伤七情，气滞血瘀：气为血之帅，气行则血行。或怒，或忧，或思虑过度，精神紧张等内伤七情，使人体气机运行紊乱失常，脏腑气血失调，气机郁结郁滞，疏泄失职，肝气郁结，气滞则血瘀，形成气滞血瘀证。全身可见或烦躁易怒，或抑郁寡饮，或胀痛，或刺痛，并随精神刺激加重。局部可见气滞血瘀疼痛，瘀血内停，新血则不达，筋脉失养而拘急、屈伸活动不利等。《中藏经》曰："由怒叫无时，行步奔急，淫邪伤肝，肝失其气，因而寒热所客，久而不去，流入筋会，则使人筋急而不能行步舒缓也。"

（4）过用激素、药毒所伤：筋骨相连，是肝肾之外合。肝血肾精充盈，筋骨得养则关节功能正常。过用激素，药毒内侵，肝肾脾受损，脏腑功能紊乱，导致气机升降功能失调，久之肝肾亏损，肾阳不足，脾失于温煦，气血生化无源，骨生长不得。由于阴阳互根互生，肾阳不足，阴精化生无由，致使肝肾阴精亏虚，肾精不足，骨失所养，肝血亏虚，筋失所养，故气血两虚，肝肾不足，髓海空虚，肾虚则骨枯槁而不用，久之骨质疏松形成髋部冷痛，活动不利。脾气不足，气血生化无源，肌肉挛缩，屈伸不利，久之则发生股骨头坏死。研究证实，长期大量使用激素可导致体内免疫功能低下，能引起气虚血滞，伤阴伤阳或脾肾阳虚，导致筋骨失养，发为本病或诱发本病，为形成股骨头缺血性坏死的主要原因。

(5) 过度饮酒、痰湿内生:《素问·痹论》曰:"此亦其食饮居处,为其病本也。"饮食是保证人体生命和健康的基本条件。饮食化生的水谷精微是化生气血,维持机体生长、发育,完成各种生理功能的物质基础。脾胃主运化水谷水湿,脾气健运则运化正常,痰湿无从产生。若过度饮酒、湿热之邪直入,或酒湿困脾,皆可损伤脾胃,导致脾胃的腐熟、运化功能失常,引起消化功能障碍,水谷水湿内停,日久湿聚为痰为饮,形成痰湿,而内蓄痰湿,日久郁而化热,湿热内蕴,消灼阴津,致使骨髓失充,发为骨痿、骨蚀。酒浊水湿痹阻于髋部经络筋骨,壅滞气血,则气血不达,筋骨失养,髋部疼痛、活动不利。由此可见,长期过度饮酒,也是形成股骨头缺血性坏死的主要原因。《脾胃论》也指出:"脾病则下流乘肾……则骨乏无力,是为骨蚀,令人骨髓空虚,足不能履地。"

2. 外因 外因为股骨头缺血性坏死产生的重要条件,主要有风寒湿邪的侵袭、外伤、劳损等。

(1) 风寒湿邪的侵袭:多由于久居风寒湿地,或汗出当风、风寒侵袭,或遇雨湿所淋,或睡卧不当,踢被当风,或气候骤变,不加衣被,或过食生冷,风寒入侵等,使风寒湿邪乘虚侵袭人体,痹阻于髋,气血运行不通,不通则痛,出现髋部疼痛等。如《素问·痹论》所言:"风寒湿三气杂至,合而为痹也。"

(2) 外伤:由于髋关节为下肢运动的枢纽,具有活动量较大、负重多的生理特点,很容易造成外伤。髋部外伤有两种:一种是直接外伤,如挫伤、创伤、压伤等直接作用于髋部;另一种是间接外伤,如闪伤、扭伤、撕裂伤等。

髋部外伤,虽由外触,势必内伤,先及皮肉,次及筋骨,而皮肉筋骨的损伤,必然导致血溢脉管之外。《医宗金鉴·正骨心法要旨》曰:"今之正骨科,即古跌打损伤之证也。专从血论……"轻者髋部软组织肿胀、皮肤青紫、髋部疼痛、关节屈伸不利,重者造成髋部韧带、肌腱的撕脱、断裂,髋部剧痛、瘀紫漫肿,关节内积血,髋关节活动受限等,严重者不但筋肉损伤,而且还有股骨颈等部的骨折,直接导致瘀血内阻,新血不达,而出现股骨头缺血性坏死。

(3) 慢性劳损:股骨头缺血性坏死患者长期站立,负荷增加,症状明显加重,可见活动过度、慢性劳损也是股骨头缺血性坏死的主要致病原因。《素问·宣明五气》曰:"五劳所伤……久立伤骨,久行伤筋。"久立、久行即长期慢性活动,从时间上讲,过长过久,从程度上说,过重过大,从耐受力上论,超过了髋部的自我代偿范围,造成了髋部筋骨的损伤。

本病由于脾胃虚弱、气血不足、肝肾亏虚、精血亏损,致筋骨失养,不荣则痛,或由于七情内伤、外伤、劳损、气滞血瘀、饮酒过度、激素药毒损伤、痰浊壅滞、外邪侵袭、痹阻经脉等所致。就经脉而言,本病与足三阴经、足三阳经等有关。

(三) 诊断

1. 西医诊断

(1) 病史:髋部有明显外伤史。有激素类药物使用史。有长期酗酒史。有遗传、发育、代谢等病史。

(2) 症状

疼痛:髋部周围疼痛,可为间歇性或持续性。早期疼痛开始为隐痛、钝痛、间歇痛,活动多了疼痛加重,休息可以缓解或减轻;疼痛逐渐加重呈持续性,多为针刺样、钝痛或酸痛不适等,常向腹股沟区、大腿内侧、臀后侧、膝内侧放射,并有该区麻木感,有的以膝痛为主要症状。晚期股骨头塌陷、碎裂、变形,有的可造成髋关节半脱位,此时的疼痛与髋关节活动、负重有直接关系。活动时关节内因骨性摩擦而疼痛,静止时头臼之间不发生摩擦,疼痛不明显。即行走、活动时疼痛加重,动则即痛,静则痛止或减轻。

压痛:腹股沟、股骨大转子上、大转子内上、大转子下局部深压痛,内收肌起止点压痛。

关节僵硬与活动受限:患髋关节屈伸不利、下蹲困难、不能久站、行走鸭步,早期外展、外旋活动受限明显。

跛行:为进行性短缩性跛行,由于髋痛及股骨头塌陷,或晚期出现髋关节半脱位所致。早期往往出现短缩性跛行,儿童患者则更为明显。

(3) 体征:患肢外展、外旋或内旋活动受限,缩短,肌肉萎缩,可有半脱位体征。

4字试验(+):患肢屈髋膝,与对侧大腿成"4"字,骶髋关节疼痛,为4字试验阳性。

托马斯征(+):又称髋关节屈曲挛缩试验。患者取仰卧位,充分屈曲健侧髋膝使大腿贴近腹壁,并使腰部贴于床面,若患肢自动抬高屈膝离开床面或迫使患肢与床面接触则腰部前凸时,称托马斯征阳性。

艾利斯征(+):仰卧屈膝,两膝不等高,为艾利斯征阳性。

(4) 影像学检查

1) X 线片:骨纹理细小或中断,股骨头囊肿、硬化、扁平或塌陷。

2) CT:较 X 线片可以早期发现微小的病灶和鉴别是否有骨塌陷存在及其延伸的范围,初级压力骨小梁和初级张力骨小梁的内侧部分相结合形成一个明显的骨密度增强区,在轴位像上呈现为放射状影像,称为星状征,是早期骨坏死的诊断依据。晚期轴位 CT 扫描中可见中间或边缘的、局限的、环形的密度减低区。

3) MRI:是一种有效的非创伤性早期诊断方法,对骨坏死有明显的敏感性和特异性,较 CT 更能早期发现病变,能区分正常的、坏死的骨质和骨髓,以及修复区带,T1 和 T2 加权像中坏死的骨质与骨髓都有高信号强度,而关节软骨下骨质表现为黑暗的条纹,形成波状或锯齿状图形。

2. 辨证分经 股骨头缺血性坏死的症状多在髋部、臀部、大腿,为足三阳经、足三阴经的循行部位。根据疼痛、压痛部位等辨别经络分类可提高治疗效果。

(1)足太阴经病:髋痛,腹股沟外侧疼痛,髋部、腹股沟外侧压痛,活动不利或受限,大腿内侧前缘压痛。

(2)足厥阴经病:髋痛,活动时加重,腹股沟处疼痛,患肢内侧中线疼痛、压痛,收肌结节前部压痛,痛重者不敢活动。

(3)足少阴经病:髋痛,腹股沟内侧疼痛,髋部压痛,活动不利或受限,大腿内侧后缘、收肌结节后部压痛。

(4)足阳明经病:髋痛,臀部痛,大腿前外侧痛,髋部、臀外侧、患肢前外侧压痛,活动不灵。

(5)足少阳经病:髋痛,臀部痛,大腿外侧中线大转子下疼痛,股骨大转子上、内上、下及大腿外侧压痛。

(6)足太阳经病:髋、臀后部、大腿后侧疼痛,髋、臀后部、大腿后侧压痛,活动受限或不利。

(四)鉴别诊断

1. 强直性脊柱炎 常见于 20~40 岁男性,起病缓慢,最多见于骶髂关节和腰椎,其次为髋、膝、胸椎、颈椎等部位。受累者大都伴有骶髂关节、腰椎的病变,多表现为不明原因的腰痛及腰部僵硬感,晨起重,活动后减轻,部分患者出现坐骨神经痛症状,以后腰腿痛逐渐向上发展,胸椎及胸肋关节出现僵硬,颈椎活动受累时,头部活动受限,整个脊柱严重僵硬,患者表现为驼背畸形;早期骶髂关节可有局部压痛,血沉增快,C 反应蛋白(CRP)增高,HLA-B27(+);X 线片示股骨头囊变、整体增大、基部外孤立性骨赘,髋臼软骨下囊变、碎裂、变形,髋臼骨侵蚀白线中断,髋关节间隙狭窄。股骨头缺血性坏死有外伤、饮酒、过服激素史,各年龄段都有,表现为髋痛、髋部压痛,短缩性跛行,腰以上脊柱无症状,无变形,血沉正常,CRP 正常,HLA-B27(−);X 线片示骨纹理细小或中断,股骨头囊肿、硬化、扁平,晚期股骨头塌陷、碎裂、变形。

2. 髋关节退行性骨关节病 髋关节退行性骨关节病亦称肥大性关节炎、增生性关节炎、老年性关节炎、退行性关节炎、骨关节病等,多见于 50 岁以上肥胖患者,有劳损史,有轻度髋痛、压痛、髋活动受限,但较轻;X 线片示关节间隙狭窄,股骨头变扁、肥大,股骨颈变粗变短,头颈交界处有骨赘形成。股骨头缺血性坏死有外伤、饮酒、过服激素史,各年龄段都有,表现为髋痛、髋部压痛较重,短缩性跛行;X线片示骨纹理细小或中断,股骨头囊肿、硬化、扁平,晚期股骨头塌陷、碎裂、变形。

3. 髋关节结核 髋关节结核也有髋部疼痛、活动受限、短缩性跛行,血沉增快等,与股骨头缺血性坏死相似。但髋关节结核多有结核病接触史,多见于儿童、青壮年,伴有低热、盗汗,可有髋关节肿胀,晚期有髋关节处窦道,组织活检有结核杆菌;X线片示股骨头骨质疏松,骨小梁变细,骨皮质变薄、晚期关节软骨面破坏,软骨下骨板完全模糊。股骨头缺血性坏死有外伤、饮酒、过服激素史,各年龄段都有,表现为髋痛、髋部压痛,短缩性跛行,血沉正常,组织活检无结核杆菌,X线片示骨纹理细小或中断,股骨头囊肿、硬化、扁平,晚期股骨头塌陷、碎裂、变形。

4. 髋关节滑膜炎 髋关节滑膜炎的发病与外伤有关,表现为髋关节的疼痛,严重时可有局部肿胀,髋关节活动受限。磁共振检查可提示髋关节腔内有积液。本病与儿童股骨头坏死早期易发生混淆,应予鉴别(表8-4)。

表 8-4　股骨头缺血性坏死与髋关节滑膜炎的鉴别

项目	股骨头缺血性坏死	髋关节滑膜炎
病史	外伤、饮酒、过服激素史	外伤、自身免疫异常
年龄	中青年、老年均有	儿童
髋痛	有	可有
压痛	有	可有
功能活动受限	有	多无
预后	多差、致残率高	好、多能痊愈
4字试验	+	-
托马斯征	+	-
X线片	骨纹理细小或中断,股骨头囊肿、硬化、扁平,晚期股骨头塌陷、碎裂、变形	骨质无异常改变

(五) 治疗

股骨头缺血性坏死多需手术治疗,但五体针刺疗法也可获得较满意疗效。

1. 刺皮术

(1) 镵针半刺法:于髋关节局部、膝关节、后背足太阳经循行部寻找反应点,在褐色、红色反应点处行半刺法,以挑出白色纤维状物为度,1周1次。

(2) 镵针毛刺法:首选督脉与任脉毛刺,再根据患者症状选取足少阴经、足厥阴经、足太阴经、足阳明经、足太阳经、足少阳经等,用镵针行毛刺法,循经毛刺,每隔 2~3cm 选一针刺点,以不出血为度,每日 1 次,1 周 1 个疗程。

2. 刺肉术

员针:以髋关节局部挛缩经筋压痛点为穴,根据病情酌用分刺法、浮刺法、合谷刺法以复制原来症状为度,调节分气,1 周 1 次。

3. 刺筋术

(1) 员利针:取 L_{1-5} 夹脊穴、天枢穴等,行关刺针法,1 周 1 次。

(2) 毫针:主穴取腰 L_{1-5} 夹脊、气海俞、关元俞、肾俞、委中、膝阳关、阳陵泉、太溪等。寒湿加风市、腰阳关、昆仑、阿是穴等。每日 1 次。

4. 刺脉术

锋针:取肾俞、夹脊穴、腰眼、环跳、阳陵泉、气冲、冲门、委中、局部皮肤有异常改变处(如局部有瘀络处、暗影处),行赞刺法或豹纹刺法,针后拔罐,留 10 分钟。

5. 刺骨术

(1) 微铍针:常规运用。

首先,选取尾闾关、玉枕关治疗。①尾闾关:微铍针快速刺过皮肤,朝内上方纵行切割至尾骨尖,进行充分的纵行、横行切割松解;②玉枕关:微铍针快速刺过皮肤,垂直纵行切割至骨,进行充分的纵行、横行切割松解。

其次,在下丹田、夹脊关等处进行治疗。

每日 1 次,每次 1~2 穴。

(2) 长针:取 L_{1-5} 夹脊穴、环跳等,行输刺法或短刺法,1 周 1 次,每次选 1~3 个穴位。

(3) 刺骨针:从股骨大转子中心向股骨头方向顺时针加压刺入,刺入骨内 2~3cm,针刺后无菌辅料包扎。

七、膝骨关节炎

(一) 概述

膝骨关节炎也称膝关节骨质增生症,又叫退行性膝关节炎,是一种关节软骨面退行性变和继发性骨质增生而导致膝关节疼痛、活动加重等的慢性膝关节疾病,属于中医"痹证""老寒腿"等范畴,为中老年常见病、多发病。

(二) 病因病机

1. 内因　内因为发生膝骨关节炎的根本原因,与肝肾不足、气血亏虚、七情内伤、饮食失调、形体肥胖等因素有关。

（1）肝肾不足、精血亏虚：多由于年幼、肾气未充、年老肾气已虚，或先天不足、肾气亏虚，或久病及肾、肾精不足而致。肝肾亏虚，精血不足，筋骨失于充养，筋脉肌肉松弛，骨质疏松，血液循环、新陈代谢浊气蓄积，因虚致瘀，痹阻于膝部经脉、筋骨，出现疼痛、拘挛、屈伸不利等。

（2）气血虚弱、筋失所养：多由于年老体衰，或素体衰弱，气血不足，或久病不愈，气血两伤，或脾气虚，不能化生而继见血少，或病后失养，气血亏虚，或因失血，气随血耗，气血两虚所致；亦有因肾气不足，先天不能滋养后天，而致后天不足，气血亏虚所致。气虚功能不足，则化生血液不足，血虚不能载气，气得不到水谷精微的持续补充而致血虚，最终形成气血两虚。膝部失于防御则风寒湿邪侵袭，失于温煦则发冷肢凉，失于推动则血行迟缓、涩滞，甚至瘀滞疼痛。气血虚弱，筋肉、肌腱失于濡润、滋养，则紧张拘急、膝关节屈伸不利等。

（3）内伤七情，气滞血瘀：情志不调，或怒，或忧，或思虑过度，精神紧张等内伤七情，使人体气机运行紊乱失常，脏腑气血失调，气机郁结郁滞，疏泄失职，肝气郁结，气滞则血瘀，形成气滞血瘀，则膝周可见气滞血瘀疼痛，且血瘀内停，新血不达，筋脉失养而拘急、屈伸活动不利等。《中藏经》曰："由怒叫无时，行步奔急，淫邪伤肝，肝失其气，因而寒热所客，久而不去，流入筋会，则使人筋急而不能行步舒缓也。"

（4）形体肥胖，负担较重：膝部为下肢运动的枢纽，为负重量较大的关节之一，也是运动量比较大的关节，这就决定了膝部易于损伤，产生痹阻不通之证，而形体肥胖者，更是如此。正常的机体筋肉，是人体运动的物质基础和动力来源，但形体过于肥胖，则加重机体负担，成为产生疾病的原因之一。形体肥胖者，其一是体重较大，给膝部造成负荷更大，长期的膝部超负荷工作和生活，使膝部积劳成疾，产生筋骨等各种慢性劳损性疾病。有些肥胖者，因减肥而超负荷运动，造成膝部损伤、疼痛。其二，形体肥胖者，多形盛气弱，气的功能不足，推动、温煦、卫外功能减弱，筋脉得不到气的温煦营养而发凉脆弱，易于损伤，得不到气的推动而气血运行缓慢涩滞、瘀血内停，失于卫外则寒湿之邪易于侵入。其三，形盛之人，多蕴痰湿，痰湿内停，脾被湿困，运化无力，更生痰湿，痰湿内停，气机被阻，经脉被涩，血运障碍，易致血瘀。所以形体肥胖者，为膝部损伤、血瘀痹阻准备了内在病理基础，其负重多运动量大，又提供了外在损伤的发病条件，这些因素导致了肥胖之人膝部损伤机会多、发病率高，故肥胖为膝部发病的一个重要内在原因。肥胖患者，治愈之后，且易于复发。

（5）饮食失节、痰湿内生：《素问·痹论》曰："此亦其食饮居处，为其病本也。"饮食化生的水谷精微是化生气血，维持机体生长、发育，完成各种生理功能的物质基础。脾胃主运化水谷水湿，脾气健运则运化正常，痰湿无从产生。

若饮食不节，或饮食偏嗜，或过食生冷，寒邪直中，皆可损伤脾胃，导致脾胃的腐熟、运化功能失常，引起消化功能障碍，水谷水湿内停，日久湿聚为痰为饮，形成痰湿，或过食肥甘厚味，嗜酒无度，内蓄痰湿，痰浊水湿痹阻于膝部经络筋骨，壅滞气血，则膝部疼痛、重着、肿胀，而湿性黏滞，故膝痛缠绵、长期不愈。

2. 外因 外因为膝骨关节炎产生的重要条件，主要有风寒湿邪的侵袭、外伤、劳损等。

（1）风寒湿邪的侵袭：多由于久居风寒湿地，或汗出当风，风寒侵袭，或遇雨湿所淋，或睡卧不当，踢被当风，或气候骤变，不加衣被，或过食生冷，风寒入侵等，使风寒湿邪乘虚侵袭人体，痹阻于膝，气血运行不通，不通则痛，出现膝部疼痛等。如《素问·痹论》所言："风寒湿三气杂至，合而为痹也。"四时季节的不时之气对本病也有影响，如膝部疼痛冬春发病率远高于夏秋两季，因冬春两季，为风、寒主气，风寒之邪易乘虚入侵，膝部疼痛者，此时易诱发或加重。《素问·痹论》曰："以冬遇此者为骨痹，以春遇此者为筋痹。"故冷痛多见。

（2）外伤：膝关节为下肢运动的枢纽，具有活动量较大、负重多的生理特点，很容易造成外伤。膝部外伤有两种：一种是直接外伤，如挫伤、创伤、压伤等直接作用于膝部；另一种是间接外伤，如闪伤、扭伤、撕裂伤等。关节的组织结构无法得以完全修复，且膝关节的软组织形成了不同程度的瘢痕、粘连、挛缩，也可遗留膝关节的僵直、功能活动受限等。

（3）慢性劳损：长期站立、下蹲工作者，膝骨关节炎发病率明显增多，可见活动过度、慢性劳损也是膝骨关节炎的主要致病原因。《素问·宣明五气》曰："五劳所伤……久立伤骨，久行伤筋。"

膝骨关节炎以风寒湿三气杂至、慢性劳损、外伤、形体肥胖等为主要致病原因，但"邪之所凑，其气必虚"，因此除外邪侵袭、外伤、劳损外，也与患者身体虚弱、腠理空疏，或年老肝肾虚弱、精血不足、脾胃虚弱、饮食劳倦内伤，而致气血虚弱、精气不足等因素不耐邪侵有关。故《济生方》曰："皆因体虚，腠理空疏，受风寒湿气而成痹也。"

本病由于外伤、劳损、七情内伤、气滞血瘀、痰浊内蕴、外邪侵袭、痹阻经脉，不通则痛，或脾胃虚弱、气血不足、肝肾亏虚、精血亏损，筋骨失养，不荣则痛。形态肥胖，负重过大者，易于发病。就经脉而言，本病与足三阴经、足三阳经等有关。

（三）诊断

1. 西医诊断 膝骨关节炎为中老年常见病，女性多于男性，肥胖者、重体力劳动者多发。

（1）膝痛：膝痛为膝骨关节炎最常见的就诊症状。疼痛可轻可重，轻者仅有点酸楚不适，也可出现酸痛，重者可因疼痛而影响睡眠，甚至彻夜难眠，可呈酸痛、冷痛、胀痛、刺痛、跳痛等，极少数也可出现热痛。初活动时疼痛，上下楼加重，下蹲更为明显。疼痛多在阴雨天或受凉时加重。疼痛部位多位于髌下、髌骨内侧等。

（2）压痛：膝骨关节炎皆有压痛，甚至没有出现疼痛或疼痛不明显时也可出现压痛。压痛多位于髌骨内下、髌下、髌内，也可位于髌骨外下、髌上、外上等，较重者可位于膝内侧关节间隙、腘窝，压痛可以较轻，也可疼痛较重、拒按。髌骨活动时或有摩擦感时，压痛较为明显。

（3）肿胀：膝骨关节炎多没有肿胀，尤其是症状较轻者或者初期。较重者或者后期，由于滑膜炎症增生、肿胀，产生积液，引起关节肿胀。也可由于髌下脂肪的炎症而出现肿胀。肿胀可出现在局部，如在髌骨内下，也可整个膝关节肿胀。肿胀可以较轻，也可比较明显，甚至按压有波动感。

（4）变形：膝骨关节炎较轻者多没有变形，年老、后期可出现变形，如关节呈"O"型腿、"K"型腿等，以"O"型腿多见。滑囊有炎症，可出现肿胀变形，股四头肌萎缩可出现萎缩变形。膝关节由于屈伸活动受限而出现走路变形或呈跛行。

（5）功能障碍：膝骨关节炎时间较长者可下蹲困难，或不能下蹲，较重者可因疼痛而不敢行走、上下楼，髌骨活动范围变小，膝关节屈伸受限。

（6）摩擦感：活动髌骨，可出现髌骨与股骨髁的摩擦感，并发出摩擦音。屈伸膝关节时可出现，伸直下肢、髌骨在股骨上活动时也可出现。

（7）活动弹响：活动可有弹响声。弹响声可出现在早期疼痛不明显者，也可出现在后期疼痛较重者。响声出现在膝关节屈伸活动中。

（8）晨僵：晨起后开始活动、长时间行走、剧烈运动或久坐起立开始走时，膝关节疼痛僵硬，稍活动后好转。膝骨关节炎晨僵一般不超过半小时。

（9）髌骨研磨试验阳性。浮髌试验多阴性，有关节积液者阳性。

（10）实验室检查：血常规、尿常规一般都在正常范围。关节滑液检查可见白细胞增多，偶尔见红细胞，血沉正常，抗"O"及类风湿因子阴性，关节液为非炎性。

（11）影像学检查

1）X线片：关节间隙不均匀狭窄，内侧狭窄多较明显，髁间嵴变尖，髌骨后缘和外侧缘增生形成骨刺，上下两极增生较重，关节边缘骨赘逐渐增大，皮质下骨质囊性变，较重者可出现内、外翻畸形等。

2）MRI：膝关节MRI能显示骨关节炎的关节软骨、半月板、韧带、滑膜、游离体及骨质的改变。

2. 辨证分经　膝骨关节炎的症状在下肢膝关节及其附近,为足三阳经、足三阴经的循行部位。根据症状,辨别经络,给予分类,可提高治疗效果。《灵枢·卫气》曰:"能别阴阳十二经者,知病之所生;候虚实之所在者,能得病之高下。"

(1) 足太阴经病:膝内侧偏前疼痛、肿胀,压痛明显,疼痛较重者可上下牵扯,影响功能活动。此处多为膝骨关节炎最初发病部位,也多为发病过程中膝部疼痛最重或较重部位,也是涉及上下范围最长者,重症者膝关节变形也多从此处开始。

(2) 足厥阴经病:膝内侧疼痛,活动时加重,腹股沟处疼痛,痛重者不敢活动。

(3) 足少阴经病:膝关节内后侧疼痛、压痛,可有肿胀,活动不利或受限,可牵扯小腿内侧后缘疼痛。

(4) 足阳明经病:膝部外侧前缘疼痛,髌骨外下缘、外缘、外上缘压痛,局部可有肿胀,活动不灵,可上下牵扯。

(5) 足太阳经病:患膝后侧疼痛,也可向患侧下肢牵扯,膝后侧压痛,活动受限或不利,下蹲困难或不能下蹲,严重者不敢活动。

(6) 足少阳经病:膝部外侧中线疼痛,局部也可有压痛,为足三阳经较少发病者。

临床上,早期可为一经病;中、后期多为一经为主,二经或多经并病。足三阴经发病多于足三阳经,故内侧较外侧多且重。足三阴经病以足太阴经病为多为重,足三阳经病以足阳明经病为多。

(四) 鉴别诊断

1. 类风湿关节炎　膝骨关节炎与膝关节类风湿关节炎都有膝部疼痛、压痛、活动加重、晨僵等。但膝关节类风湿关节炎晨僵持续时间长,多见于儿童和成人,伴有全身其他关节的肿痛等全身表现,血沉(ESR)增快,白细胞计数(WBC)增高,类风湿因子(RF)(+),X线片示膝部软组织肿胀、骨质稀疏,关节间隙变窄,关节变形、半脱位、强直。膝骨关节炎晨僵持续时间短,多见于老年人,ESR、WBC均正常,RF(-),X线片示膝关节间隙变窄、骨赘、骨硬化、囊性变,无强直。

2. 髌骨软化症　髌骨软化症与膝骨关节炎皆有膝痛。一般认为髌骨软化症是骨质增生早期表现,尚未出现骨质增生者,而膝骨关节炎是髌骨软化症的进一步表现,二者应注意鉴别。

3. 膝关节急性滑囊炎　膝关节急性滑囊炎与膝骨关节炎都有膝痛,部分膝骨关节炎有膝部肿胀,二者应予鉴别(表8-5)。

表 8-5　膝关节急性滑囊炎与膝骨关节炎的鉴别

项目	膝关节急性滑囊炎	膝骨关节炎
年龄	青中年	中老年
病史	急慢性损伤史	可有慢性损伤、受凉史
肿胀	较重,呈弥漫性	多无,可有肿胀
关节积液	有,较明显	多无,如有、多较少
膝痛	胀痛、完全屈曲加重	疼痛较重、多呈冷痛、活动加重
压痛	有	有,痛点较多
浮髌试验	有	多无
X 线片	骨质无异常	骨质增生

4. 髌下脂肪垫损伤　髌下脂肪垫损伤与膝骨关节炎都表现为髌骨下疼痛,都有外伤、劳损或膝部受凉病史,尤其是膝骨关节炎早期与髌下脂肪垫损伤相似,应予鉴别(表 8-6)。

表 8-6　髌下脂肪垫损伤与膝骨关节炎的鉴别

项目	髌下脂肪垫损伤	膝骨关节炎
疼痛部位	髌下韧带两旁、较局限	髌下为主、其他部位均有
肿胀	髌下韧带两旁肿胀	多无、可有髌下及其他部位
压痛	髌下韧带两旁压痛	髌下多有、其他部位也有
伸直痛	明显	不明显
过伸试验	阳性	阴性
髌腱松弛压痛试验	阳性	阴性
X 线片	脂肪垫支架的纹理增粗	骨质增生、间隙变窄

(五) 治疗

1. 刺皮术

(1) 镵针半刺法:于后背足太阳经循行部寻找反应点,在褐色、红色反应点处行半刺法,以挑出白色纤维状物为度,1 周 1 次。

(2) 镵针毛刺法:首选督脉、任脉、足太阳经毛刺,再根据患者症状选取足少阴经、足厥阴经、足太阴经、足少阳经等,用镵针行毛刺法,循经毛刺,每隔 2~3cm 选一针刺点,以不出血为度,每日 1 次,1 周 1 个疗程。

2. 刺肉术

员针:于髋关节至膝关节局部、足太阴经、足阳明经经筋等处找到挛缩压痛点为穴,根据病情酌用分刺法、浮刺法,调节分气,1周1次。

3. 刺筋术

(1) 员利针:取 L_{1-5} 夹脊穴、髀关、伏兔、承扶、殷门,以及太阳经、少阳经、阳明经经筋的筋节点、压痛点,行关刺针法,1周1次。

(2) 透筋针:于膝关节内外侧关节囊粘连增厚处定点,常规消毒,局部麻醉,锋针开皮后,用透筋针直刺关节囊与内外侧副韧带挛缩粘连处,行短刺法、分刺法、白虎摇头刺法,感到手下松动为止,1周1次,3次1个疗程。

(3) 毫针:取 L_{1-3} 夹脊穴、髀关、伏兔、承扶、殷门、气海俞、关元俞、肾俞、委中、膝阳关、阳陵泉、太溪、阿是穴等,每日1次。

4. 刺脉术

锋针:取夹脊穴、董氏奇穴三金穴、委中、局部皮肤异常改变处(如有瘀络处、暗影处),行赞刺法或豹纹刺法,针后拔罐,留10分钟。

5. 刺骨术

(1) 微铍针:首先,选取尾闾关、玉枕关治疗。①尾闾关:微铍针快速刺过皮肤,垂直纵行切割至骶骨,进行充分的纵行、横行切割松解;②玉枕关:微铍针快速刺过皮肤,朝内上方纵行切割至骨,进行充分的纵行、横行切割松解。

其次,在下丹田、夹脊关等处进行治疗。

每日1次,每次1~2穴。

(2) 长针:取 L_{1-3} 夹脊穴、环跳等,行输刺法或短刺法。1周1次,每次选1~3个穴位。

(3) 刺骨针:于内外膝眼胫骨平台下 1.5cm 定点,或者取局部痛点(避开神经与血管),顺时针加压刺入,刺入骨内 1~2cm,出针后有瘀血流出,针刺后无菌辅料包扎。骨关节炎采用刺骨针法有较好的远期效果。

八、慢性膝关节滑囊炎

(一) 概述

慢性膝关节滑囊炎是指膝关节附近的滑囊发生了炎症,急性期过后,膝关节长期疼痛、肿胀,时轻时重,缠绵难愈,反复发作的病证。本病属于中医"痹证"范畴。

(二) 病因病机

1. 内伤七情、气滞血瘀 情志刺激,内伤七情,使人体气机运行紊乱失常,脏腑气血失调,气机郁结、郁滞,疏泄失职,肝气郁结,气滞则血瘀,形成气滞血瘀,加之肝郁脾虚,脾失健运,水湿内停,下注于膝,皆可致膝部疼痛、肿胀、屈伸活动不利等。

2. 饮食失节、水湿内生　若饮食不节,或饮食偏嗜,或过食生冷,寒邪直中,皆可损伤脾胃,导致脾胃的腐熟、运化功能失常,水谷水湿内停,日久湿聚为痰为饮,形成痰湿,或过食肥甘厚味,嗜酒无度,内蓄湿热,痰浊湿热痹阻于膝部经络筋骨,壅滞气血,则膝部疼痛重着、肿胀,且湿性黏滞,故膝痛缠绵、长期不愈。《素问·生气通天论》云:"湿热不攘,大筋缩短,小筋弛长,缩短为拘,弛长为痿。"

3. 外邪侵袭、痹阻气血　多由于久居风寒湿地,或汗出当风、风寒侵袭,或遇雨湿所淋,或睡卧不当,踢被当风,或气候骤变,不加衣被,或过食生冷,风寒入侵等,使风寒湿邪乘虚侵袭人体,痹阻于膝,气血运行不通,不通则痛,出现膝部疼痛等。

4. 慢性劳损、瘀血阻络　膝部慢性损伤或急性损伤失治、误治,瘀血内停,痹阻经络,经络不通,运行停止,水湿内停,郁积于膝,形成膝部水湿、瘀血,发为疼痛、肿胀等。

慢性膝关节滑囊炎以风寒湿三气杂至、急性损伤、慢性劳损、饮食失节等为主要致病原因,但"邪之所凑,其气必虚",故也与患者身体虚弱、腠理空疏、脾胃虚弱、饮食劳倦内伤,而致气血虚弱、精气不足等不耐邪侵有关。《济生方》曰:"皆因体虚,腠理空疏,受风寒湿气而成痹也。"就经脉而言,本病与足三阴经、足三阳经等有关。

(三)诊断

1. 症状　多无明显外伤史,主要表现为膝关节肿胀、疼痛、发软、活动受限、肿胀持续不退,不敢下蹲,活动增多时加重,休息后减轻,久病者可扪到膝关节囊肥厚感。

2. 体征　膝部压痛,浮髌试验阳性。

3. 辅助检查　血液检查无异常。MRI 可观察滑囊等软组织的病变。通过超声,使用声波构建体内组织的图像,观察受累滑囊的肿胀。

(四)治疗

1. 刺皮术

(1) 镵针半刺法:于后背足太阳经循行部寻找反应点,在褐色、红色反应点处行半刺法,以挑出白色纤维状物为度,1 周 1 次。

(2) 镵针毛刺法:首选督脉、任脉、足太阳经毛刺,再根据患者症状选取足少阴经、足厥阴经、足太阴经、足阳明经、足少阳经等,用镵针行毛刺法,循经毛刺,每隔 2~3cm 选一针刺点,以不出血为度,每日 1 次,1 周 1 个疗程。

2. 刺肉术

员针:取 $L_{2~3}$ 夹脊穴、梁丘、血海、髀关、膝阳关等,根据病情选 1~2 个穴位酌用分刺法、浮刺法,1 周 1 次。

3. 刺筋术

(1) 员利针:取 $L_{2~4}$ 夹脊穴、髀关、伏兔、承扶、殷门,以及足太阴经、少阳经、阳明经经筋的筋节点、压痛点,行关刺针法,1 周 1 次。

(2) 透筋针:于膝关节肿胀增厚处定点,常规消毒,局部麻醉,锋针开皮后,用透筋针直刺关节囊与内外侧副韧带挛缩粘连处,行关刺法、白虎摇头刺法,感到手下松动为止,术毕弹力绷带加压包扎。1 周 1 次,3 次 1 个疗程。

(3) 大针:取梁丘、血海、内外膝眼等,锋针开皮后,以大针向关节腔方向透刺,通透关节以利积液的外流吸收,术毕弹力绷带加压包扎。1 周 1 次,3 次 1 个疗程。

(4) 毫针:主穴取 $L_{2~5}$ 夹脊穴,配穴取髀关、伏兔、承扶、殷门、水分、中脘、气海俞、关元俞、肾俞、委中、膝阳关、阳陵泉、太溪、阿是穴等,每日 1 次。

4. 刺脉术

锋针:取夹脊穴、董氏奇穴三金穴、委中、局部皮肤有异常改变处(如局部有瘀络处、暗影处),行赞刺法或豹纹刺法,针后拔罐,留 10 分钟。

5. 刺骨术

微铍针:首先,选取尾闾关、玉枕关治疗。①尾闾关:微铍针快速刺过皮肤,垂直纵行切割至骶骨,进行充分的纵行、横行切割松解;②玉枕关:微铍针快速刺过皮肤,朝内上方纵行切割至骨,进行充分的纵行、横行切割松解。

其次,在下丹田、夹脊关等处进行治疗。

每日 1 次,每次 1~2 穴。

一、类风湿关节炎

（一）概述

类风湿关节炎（RA）是一种常见的以关节组织慢性炎症为主要表现的系统性自身免疫性疾病。本病临床表现为以双侧手、腕、膝和足关节等小关节受累为主的对称性、持续性关节炎。受累关节疼痛、肿胀、功能下降，病变呈持续、反复过程。病变关节主要病理表现为炎细胞浸润、滑膜增生、血管翳形成以及由此导致的软骨和骨的损伤。最终导致关节畸形和功能丧失。RA 在我国的发病率为 0.32%~0.36%，可发生于任何年龄，随着年龄增加发病率也逐步增加。一般女性多发，发病高峰在 45~50 岁。RA 病程缠绵、反复，致残率高。本病属于中医"痹病"范畴，与历节病、风湿、鹤膝风等病相似，五体针刺疗法疗效肯定。

（二）病因病机

1. **正气虚弱、经脉失养** ①气血亏虚、卫外失固：多由素体气血亏虚，或脾胃虚弱，气血化生无力，或病后气血未复，气血虚弱，邪气乘虚而入，顺经络流注筋骨血脉，搏结于关节而发生关节痹痛。《灵枢·阴阳二十五人》云："血气皆少则无须，感于寒湿则善痹，骨痛爪枯也。"②肝肾亏虚、筋骨失养：肾主骨，肝主筋。肝肾亏虚，筋骨失养，可使气血滞涩不行，壅遏于骨节及周围而滞痰、留瘀，同时不耐邪侵，易于感受外邪，风寒湿之邪乘虚袭入，阻遏营卫，壅滞经络，深入筋骨,使关节肿胀疼痛变形,屈伸不利。《灵枢·决气》云:"液脱者,骨属屈伸不利,色夭,脑髓消,胫酸。"

2. 风寒湿侵袭、痹阻经脉 多由久居寒冷之地,失于保暖,或住所潮湿,寒湿较重,或睡卧当风,触冒风雨,风寒侵袭,或劳累后体虚,感湿受寒,均可使卫外功能减弱,风寒湿邪入侵,阻滞经络,血脉阻塞,关节凝滞,使气血运行不畅,而成痹病。风邪为百病之长,善行而数变,易伤阴而耗气,多为诸邪先行;寒为阴邪,其性凝滞而收引,易伤阳气,可使气血不通,不通则痛;寒邪伤阳,人体阳气受损,失于温煦,阴寒内生,故可加重疼痛。《素问·举痛论》曰:"寒气入经而稽迟,泣而不行,客于脉外则血少,客于脉中则气不通,故卒然而痛。"湿为阴邪,其性重着黏滞,迁延日久,气血不和,经脉不畅,流注关节,表现为关节肿胀、缠绵难愈。

3. 痰浊瘀血、痹阻关节 多由风寒袭肺,肺气郁闭,聚液成痰,寒凝而成浊,或脾胃损伤,脾失健运,水液不能正常运化,停于体内,或循经脉注于关节,也可湿聚成痰,或久痹不愈,伤及肝肾,肾阳不足,不能化气行水,水道不通,水液上泛,聚而为痰,若肾阴不足,阴虚化火,虚火炼液成痰,或七情内伤,肝失疏泄,气机失调,肝气郁滞,气郁化火,炼液成痰,或肝郁脾虚,运化失职,聚湿成痰,或久痹化火,炼津成痰,皆可形成痰湿、痰浊。或七情内伤,肝气郁滞,气滞血瘀,或风寒湿热之邪内犯人体,造成气血经脉运行不畅,而成瘀血,或外伤瘀血未散,遗留血瘀,或痹证日久,五脏气机紊乱,升降无序,则气血逆乱,亦成瘀血。痰浊与瘀血,均为病理产物,又可作为类风湿关节炎的致病因素,且相互影响,相互作用,相互加重,而成恶性循环,使痰瘀互结,胶着于关节,闭阻经络血脉,并使关节、皮肤、肌肉、筋骨失于濡养,造成关节肿大、变形,顽固难愈;类风湿关节炎又是一种慢性缠绵日久的病变,留连日久,与外邪的作用相合,又可以加重瘀血和痰浊。故类风湿关节炎称为顽痹。

本病以正气虚弱、气血不足、精血亏虚为本,而尤以阳气不足,温煦失司、运化失常、经脉痹阻为主;以外邪、痰浊、瘀血痹阻经脉、流注关节为标。就经脉而言,本病与督脉、手足三阳经、三阴经等相关。

(三) 诊断

本病好发于女性,发病率为男性的2~3倍。可发生于任何年龄,高发年龄为40~60岁。临床常见类型:①急进型:起病急骤,症情严重,愈发愈甚,持续发展,则病情难以控制,直至关节变形致残,卧床不起,生活不能自理,约占10%;②波浪型:病情起伏,波动不稳,缠绵不休,缓解与复发交替出现,迁延多年,对机体消耗甚大,造成全身情况差,形体消瘦,影响患者情绪,占绝大多数;③弛缓型:发病起始重笃,经过及时治疗,病情得到控制,然后逐渐趋向缓和、稳定,甚至自然缓解,占 10%~15%。

1. **晨僵** 晨僵是本病的重要诊断依据之一,即患者晨起后或经过一段时间停止活动后,受累关节出现僵硬,活动受限。晨僵是由于患者不活动,关节周围组织水肿所致。随着关节活动增加,组织间液逐渐吸收,而使晨僵缓解。晨僵首发于手部关节,僵硬不适,不能握拳,随病情进展,可出现全身关节的僵硬感。晨僵的时间与病变程度相一致。

2. **疼痛** 最突出的症状是疼痛,程度与病变轻重和个体耐受性有关,常因天气变化、寒冷刺激、情绪波动、疲劳等而加重。疼痛是由于滑膜炎症引起关节腔内压增高和炎症代谢产物堆积,产生对游离神经末梢过度的伤害性刺激所致。初期可表现为指、腕、趾、踝等小关节游走性疼痛。一旦关节肿胀,则疼痛开始相对固定,往往持续 6 周以上,而且当这个关节症状尚未消失时,另外关节又出现疼痛,即此处未消,他处又起。疼痛往往呈多发性、对称性。随着病变进展,肘、肩、膝、髋、颈椎可相继受累。活动期疼痛剧烈、持续,压痛明显,而缓解期多为钝痛。

3. **肿胀** 由于关节腔内渗出液增多,滑膜增生以及关节周围软组织炎性改变所致。关节周围均匀性肿大,少数发红。肿胀在四肢小关节显而易见,手指近端指间关节梭形肿胀是类风湿关节炎的特征性改变,多发生在中指。其次,肿胀可出现在掌指关节和腕关节。

4. **活动障碍** 活动障碍为本病常见的体征。早期常由于炎性渗出、疼痛、肿胀而出现活动受限,且肿胀消失后活动功能恢复正常。随着病情发展,关节周围肌肉萎缩,滑膜绒毛状增生的肉芽组织压迫和消蚀软骨后使关节间隙变窄,而活动受限。继续发展,关节内发生纤维及骨性融合,最终使关节活动功能完全丧失。

5. **关节畸形** 晚期表现为关节畸形。由于关节周围肌肉、韧带等破坏,使关节产生某种特殊的畸形和运动异常

6. **皮下结节** 20% 的患者出现皮下结节,多出现于关节隆突部位,如肘关节鹰嘴处,腕及指部伸侧,也可见于滑膜囊和腱鞘部位。结节呈圆形或卵圆形,一般直径 2~3mm,质地坚硬,无触痛,在皮下可自由移动,也可与深层组织黏附。

7. **类风湿血管炎** 为血管的炎性改变,管腔狭窄,血栓形成,血管闭塞。表现为指趾坏疽、甲床瘀斑和内脏损害等。

8. **其他全身并发症** 常伴有全身疲乏感、食欲不振、消瘦、手足麻木和刺痛等。心脏损害表现为心包炎、心肌炎、心内膜炎和全心炎,肺损害表现为类风湿胸膜炎、弥散性肺间质纤维化、类风湿尘肺等。眼损害表现为巩膜炎、角膜结膜炎、穿孔性巩膜软化。本病还可发生神经系统、血液系统、消化系统等

多脏器损害。

9. 辅助检查 血沉:活动期血沉明显增快,随病情缓解而下降。

C反应蛋白:C反应蛋白普遍升高,与病情密切相关。

类风湿因子(RF):RF多阳性。

X线检查:Ⅰ期,正常或关节端骨质疏松;Ⅱ期,关节端骨质疏松,偶有关节软骨下囊样破坏或骨侵蚀改变;Ⅲ期,明显的关节软骨下囊样破坏,关节间隙狭窄,关节半脱位等畸形;Ⅳ期,除Ⅱ、Ⅲ期改变外,合并有纤维性或骨性强直。

(四)鉴别诊断

1. 强直性脊柱炎 强直性脊柱炎与类风湿关节炎都有关节疼痛、晨僵、血沉增快、C反应蛋白普遍升高等,且强直性脊柱炎曾一度被认为是类风湿关节炎的变异,称其为中枢型类风湿关节炎。但二者各有特点:①强直性脊柱炎在男性多发,而类风湿关节炎女性居多。②强直性脊柱炎都有骶髂关节受累,类风湿关节炎则很少有骶髂关节病变。③强直性脊柱炎为全脊柱自下而上地受累,而类风湿关节炎只侵犯颈椎。④外周关节炎在强直性脊柱炎为少数关节、非对称性,且以下肢关节为主,并常伴有肌腱端炎;在类风湿关节炎则为多关节、对称性和四肢大小关节均可发病。⑤强直性脊柱炎无类风湿关节炎可见的类风湿结节。⑥强直性脊柱炎的类风湿因子阴性,而类风湿关节炎的阳性率占60%~95%;强直性脊柱炎以HLA-B27阳性居多,而类风湿关节炎则与HLA-DR4相关。

2. 风湿性关节炎 风湿性关节炎与类风湿关节炎都有关节肿痛,但二者各不相同。①发病情况不同:风湿性关节炎初发年龄以9~17岁多见,男女比例相当;类风湿关节炎以中年女性多见。②病因不同:风湿性关节炎是链球菌感染造成,而类风湿关节炎是多种原因引起的关节滑膜的慢性炎症。③症状不同:风湿性关节炎呈多发性、游走性、对称性,多累及大关节,关节局部呈红、肿、热、痛,不造成关节的畸形,伴有环形红斑、舞蹈症、心脏炎的症状;类风湿关节炎有晨僵,往往侵犯小关节,呈多发性、对称性,也会侵及其他大小关节,晚期往往造成关节畸形,还可出现类风湿结节和心、肺、肾、周围神经及眼的病变。④实验室检查不同:风湿性关节炎抗"O"高,类风湿关节炎往往类风湿因子高。

(五)治疗

类风湿关节炎为临床疑难病证,目前没有满意疗法,为五体针刺疗法适应证,多选择运用。

1. 刺皮术

（1）镵针毛刺法：循任督二脉、足太阳经、病变部位经脉等，用镵针行毛刺法，每隔 2~3cm 选一针刺点，以不出血为度，每日 1 次，1 周 1 个疗程。

（2）镵针半刺法：于背部寻找反应点，在褐色、红色反应点处行半刺法，以挑出白色纤维状物为度，1 周 1 次。

2. 刺肉术

员针：常规先通督脉，再通膀胱经，行分刺法、浮刺法。1 周 1 次。患病关节局部经筋挛缩压痛点等，根据病情酌用分刺法、浮刺法、合谷刺法，1 周 1 次。

3. 刺筋术

（1）员利针：上肢症状选 C_4~T_5 夹脊穴，下肢症状选 L_1~S_3 夹脊穴，行关刺针法，1 周 1 次。

（2）毫针：选取足太阳经、病变部位经脉、有关经脉等腧穴。腧穴较多时可分组治疗，留针 30 分钟，每日 1 次。类风湿关节炎多为虚寒性疾病，可行温针、火针治疗。1 周 1 个疗程。

（3）小针刀：以病变部位、腰背部等压痛点、筋结点为治疗点，顺肌肉、血管、神经走行刺入，然后纵向剥离、切割，可在软组织间进行，也可刺至骨，5 天 1 次。

4. 刺脉术　取夹脊穴、足太阳经、患病关节局部（如局部有瘀络处、暗影处等），行赞刺法或豹纹刺法，针后拔罐，留 10 分钟，3~5 日 1 次。

5. 刺骨术

微铍针：常规运用。

首先，选取玉枕关、尾闾关治疗。①玉枕关：微铍针快速刺过皮肤，朝内上方纵行切割至骨，进行充分的纵行、横行切割松解，加压刺骨；②尾闾关：微铍针快速刺过皮肤，垂直纵行切割至骶骨，进行充分的纵行、横行切割松解，加压刺骨。每日或 2 日 1 次，每次 1~2 穴。

其次，在大椎、夹脊关、命门等处进行治疗。

二、强直性脊柱炎

（一）概述

强直性脊柱炎（AS）是一种慢性进行性疾病，主要侵犯骶髂关节、脊柱骨突、脊柱旁软组织及外周关节，并可伴发关节外表现，严重者可发生脊柱畸形和关节强直。本病男性多见，男女比例为 10.6∶1，女性发病缓慢且病情较轻；发病年龄通常在 18~22 岁，30 岁以后及 8 岁以前发病者少见，为督脉病证，属于中医"腰痛""痹证"等范畴。五体针刺疗法治疗强直性脊柱炎,已为大量临床实践证明,不仅能有效缓解强直性脊柱炎造成的疼痛、僵硬,而且对延缓或减轻 AS 的病理学进程,缓解中晚期强直性脊柱炎所致关节功能障碍和肢体畸形矫正,都具有较好疗效。五体针刺疗法治疗强直性脊柱炎,为局部治疗和整体调理的有机结合,在临床实践中已被证明疗效满意,患者痛苦小,无副作用,操作简便,可以反复使用,而无不良结果。

(二) 病因病机

1. **正气不足、筋骨失养**　人之精气,受之于父母。若先天禀赋不足,肝肾亏虚,筋骨薄弱,或房劳过度,内伤肾气,精气衰弱,或久病及肾,肾气虚弱,则邪易妄入,或过度安逸,缺少锻炼,正气渐虚,筋骨脆弱,久致肝肾虚损,皆可导致肝肾不足,精血亏虚。肝主筋,肾主骨,筋骨失养,不荣则痛。或因饮食不节,损伤脾胃,涉水冒雨,湿邪困脾,疲劳过度,损伤脾气,脾失健运,化源空虚,气血不足,经脉失养,不荣则痛。正气不足,不耐邪侵,外邪易于入侵,阻塞气血经络,流注于经络、关节、肌肉、脊柱等,而致本病。《医宗必读》云:"有寒,有湿,有风,有热,有闪挫,有瘀血,有气滞,有痰积,皆标也。肾虚其本也。"

2. **风寒湿侵袭、痹阻筋骨**　多由正虚不足,又久居寒冷,失于保暖,或住所潮湿,寒湿侵袭,或睡卧当风,风寒入侵,或触冒风雨、水中作业,寒湿侵入,或过度劳累,复感湿寒等,使风寒湿邪入侵,阻滞督脉等经络,血脉阻塞,关节凝滞,使气血运行不畅,而成痹病。

3. **瘀血痰浊、阻塞经脉**　正气不足,脏腑气血阴阳失调,会产生瘀血与痰饮。肝郁气滞,气滞则血瘀,脾肾虚弱,水湿内停,聚而成痰,风寒湿之邪侵袭人体,可造成气血经脉运行不畅,而形成痰浊、瘀血。同时,强直性脊柱炎缠绵日久,痰瘀与外邪相合,又可以加重瘀血和痰浊。痰浊与瘀血,相互影响,相互作用,相互加重,使痰瘀互结,胶着于关节,闭阻督脉等经络血脉,而成恶性循环,使关节、脊柱、经脉疼痛。《类证治裁》云:久痹"必有湿痰败血瘀滞经络。"

由此可见,强直性脊柱炎的发病是内因与外因相互作用的结果。《杂病源流犀烛》云:"腰痛,精气虚而邪客病也……则肾虚其本也,风寒湿热痰饮、气滞血瘀闪挫其标也。"六淫外感是致病的外在因素,使气血运行不畅而发病。人体先天禀赋不足,阳气虚弱、肝肾亏虚、气血不足,使人体容易被外邪所伤,是强直性脊柱炎发病的根本原因。病邪作用于人体产生瘀血、痰浊,而瘀血、痰浊也是强直性脊柱炎发病的病因之一。瘀血、痰浊互相交结,胶着于督脉等经络血脉和肌肤筋骨关节,使顽固难愈,成为顽痹,迁延时日,久痹入络,经久不愈。本病病位主要在督脉,表现以阳气虚弱为主;督脉空虚,温运不足,气血运行迟缓、涩滞,为致病的主要原因。就经脉而言,本病与督脉、足太阳经、足太阴经、足少阴经、手足阳明经等相关。

(三) 诊断

1. 病史　多发生于 10~40 岁男性,高峰年龄为 20~30 岁,40 岁以后发病者少见。女性较男性少见,病情进展比较缓慢。

2. 症状

(1) 疼痛和功能受限:初发症状常为下腰、臀、髋部疼痛和活动不便(腰僵),阴雨天或劳累后加重,休息或遇热减轻。其疼痛常因腰部扭转、碰撞,或咳嗽、喷嚏而加重。持续数月即缓解消失,随着病变的进展,疼痛和腰僵均变为持续性,卧床休息后不能缓解,疼痛性质变为深部钝痛、刺痛、酸痛或兼有疲劳感,甚至可使患者在凌晨从睡梦中痛醒。疼痛和脊柱活动受限逐渐上行扩展到胸椎和颈椎,只有少部分呈下行性发展。患者可出现胸痛、胸部呼吸运动减弱,且胸椎和肋椎关节病变可刺激肋间神经,引起肋间神经痛,易误诊为心绞痛。为减轻疼痛,患者喜欢采取脊柱前屈的姿势,日久脊柱发生驼背畸形。

(2) 其他症状:年龄较小的患者,始发症状为单侧或双侧的膝肿痛、积液,部分患者早期可在大转子、坐骨结节、跟骨结节和耻骨联合等肌腱附着点处出现疼痛、压痛或肿胀。约有 20% 的患者呈急骤发病,有较高的体温和明显的全身症状,脊柱、骶髂关节、膝、肩等关节均可同时被累及。如果脊柱和双侧髋、膝关节均在畸形位强直,患者多数被迫卧床不起,如勉强行走必须借助于拐杖或板凳;如强直在功能位,患者尚能直立,并能利用身体的转动和距小腿关节的背屈和跖屈活动缓慢步行。部分患有复发性虹膜炎,引起复发性眼痛和视力减退。

3. 体征

(1) 脊柱僵硬和姿势改变:早期可见到平腰(腰椎前凸减少或消失)及腰椎背伸受限;晚期可见到腰椎前凸反向变为后凸,脊柱各方面活动均受到限制。除非髋关节有内收、外展畸形,脊柱侧凸很少见到。晚期有脊柱侧凸时可见到弓弦征,即侧弯活动时,凹侧椎旁肌肉像弓弦一样紧张。患者整个脊柱发展成纤维性或骨性强直时,脊柱活动则完全丧失,脊背呈板状固定,严重者呈驼背畸形,甚至迫使有的患者站立时只能脸向地面,只可向下看不能向前看,更不能向上看,有的患者需由别人牵手引路才敢前行。

(2) 胸廓呼吸运动减少:一般认为,胸部的周径扩张度小于 3cm 者为阳性,表示其扩张受限。严重时可消失。

(3) 骶髂关节检查法:挤压旋转骶髂关节而引起疼痛,是早期骶髂关节炎可靠的体征。检查骶髂关节一般可使用以下方法。①骨盆分离法:双手压患者髂前上棘处向后,向外压迫,使骶髂关节张开;②骨盆挤压法:于髂骨嵴处用力向中线挤压髂骨,从而使骶髂关节受到挤压;③骶骨下压法:患者俯卧,检查者用双手压迫骶骨向前。

(4) 周围受累关节的体征:早期可见受累关节肿胀、积液和局部皮肤发热,晚期可见各种畸形,髋关节出现屈曲挛缩和内收、外展或旋转畸形,骨性强直机会多;膝可呈屈曲挛缩畸形,常可见到髋膝综合征和站立时的"Z"形姿势。

(5) 肌腱附着点病变体征:大转子、坐骨结节、髂骨嵴、耻骨联合和跟骨结节都能发生病变,但因其接近病变的中心发病区,症状、体征易被掩盖。而跟骨结节远离发病中心部位且位置表浅,故症状、体征易引起注意,且特别突出明显。早期即可见跟腱附着处红、肿、热、压痛、跛行,如合并跟腱前、后滑膜囊炎,则肿胀更显著。晚期,因骨质增生,可看到或触知局部骨性粗大畸形。

4. 实验室检查 在早期和活动期,80% 的患者血沉增快;在静止期或晚期,血沉多降至正常。组织相容性抗原(HLA-B27)为阳性。

5. X 线检查 AS 最早的变化发生在骶髂关节。该处的 X 线片显示软骨下骨缘模糊,骨质糜烂,关节间隙模糊,骨密度增高及关节融合。通常按 X 线片表现将骶髂关节炎的病变程度分为 5 级:0 级正常,Ⅰ级可疑,Ⅱ级有轻度骶髂关节炎,Ⅲ级有中度骶髂关节炎,Ⅳ级为关节融合强直。

(四) 鉴别诊断

1. 腰骶关节劳损 慢性腰骶关节劳损为持续性、弥漫性腰痛,以腰骶部最重,脊柱活动不受限,X 线片无特殊改变。急性腰骶关节劳损,疼痛因活动而加重,休息后可缓解。强直性脊柱炎有晨僵,脊柱活动逐渐受限并加重,X 线片有特异性改变。

2. 骨关节炎 常发生于老年人,特征为骨骼及软骨变性、肥厚,滑膜增厚,受损关节以负重的脊柱和膝关节等较常见。累及脊椎者常以慢性腰背痛为主要症状,与 AS 易混淆。但本病不发生关节强直及肌肉萎缩,无全身症状,X 线片表现为骨赘生成和椎间隙变窄。

3. 类风湿关节炎 现已确认 AS 不是 RA 的一种特殊类型,两者有许多不同点可资鉴别。RA 女性多见,通常先侵犯手足小关节,且呈双侧对称性,骶髂关节一般不受累,如侵犯脊柱,多只侵犯颈椎,且无椎旁韧带钙化,有类风湿皮下结节,血清 RF 常阳性,HLA-B27 常阴性。而强直性脊柱炎骶髂关节疼痛,脊柱上行性发展,椎旁韧带钙化,HLA-B27 常阳性。

(五) 治疗

强直性脊柱炎为督脉病变,是遗传性疾病,只能缓解症状,提高生活质量,五体针刺疗法疗效肯定,多选择运用。

1. 刺皮术

(1) 镵针毛刺法：循任督二脉、足太阳经等，用镵针行毛刺法，每隔 2~3cm 选一针刺点，以不出血为度，每日 1 次，1 周 1 个疗程。

(2) 镵针半刺法：于颈腰背部寻找反应点，在褐色、红色反应点处行半刺法，以挑出白色纤维状物为度，1 周 1 次。

2. 刺肉术

员针：于脊柱后正中线、颈腰骶旁，根据病情酌用分刺法、浮刺法、合谷刺法，调节督脉之气和分肉间气，1 周 1 次。

3. 刺筋术

(1) 员利针：取颈腰骶夹脊穴，用关刺针法，调节脏腑功能，1 周 1 次。

(2) 透筋针：选骶髂关节处定点，每侧选 2 个治疗点，常规消毒，局部麻醉，锋针开皮后，用透筋针直刺至骶髂关节融合处行短刺法、白虎摇头刺法，胸腰椎关节融合处也可以行上述针刺方法。2 周 1 次，3 次 1 个疗程。

(3) 毫针：选取督脉、足太阳经等腧穴。腧穴较多时可分组治疗，留针 30 分钟，每日 1 次。强直性脊柱炎为虚寒性疾病，温针、火针治疗更为适宜。1 周 1 个疗程。

(4) 小针刀：以颈腰背部、有关关节等处的压痛点、筋结点为治疗点，顺肌肉、血管、神经走行刺入，然后纵向剥离、切割，可在软组织间进行，也可刺至骨，5 天 1 次。

4. 刺脉术

(1) 锟针：背部腧穴强刺激按压，局部有酸胀感。

(2) 锋针：取颈腰背部、督脉、有关关节等处的压痛点、筋结点，锋针点刺放血，行赞刺法或豹纹刺法，可加拔火罐。

5. 刺骨术

(1) 微铍针：常规运用。

首先，选取玉枕关、尾闾关治疗。①玉枕关：微铍针快速刺过皮肤，朝内上方纵行切割至骨，进行充分的纵行、横行切割松解，加压刺骨；②尾闾关：微铍针快速刺过皮肤，垂直纵行切割至骶骨，进行充分的纵行、横行切割松解，加压刺骨。每日或 2 日 1 次，每次 1~2 穴。

其次，在大椎、夹脊关、命门、下丹田等处进行治疗。

督脉其他部位可配合运用。

(2) 刺骨针：取颈腰骶等夹脊穴、脊柱小关节处、骶髂关节处，每次治疗点不超过 4 个，常规消毒，局部麻醉后，锋针开皮，用刺骨针短刺关节囊，可穿透关节囊与骨皮质，针刺不可过深以防发生意外，针刺完毕无菌辅料包扎。2 周 1 次，3 次 1 个疗程。

三、痛风

(一) 概述

痛风是由于嘌呤核苷酸代谢异常引起的高尿酸血症,即尿酸盐或尿酸结晶从超饱和的细胞外液沉积于组织或器官所引起的一组临床综合征,严重者可致关节畸形和活动功能障碍。痛风性关节炎是由痛风引起的突然发生关节红肿和剧痛的炎症,多为跖趾关节、踝关节疼痛难忍,活动受限,易反复发作。近年来,随着生活水平的提高,我国的痛风发病率逐年升高,成为仅次于糖尿病的代谢病。痛风的发病年龄于40岁左右达最高峰。本病属于中医"痹证""历节风"范畴。

(二) 病因病机

1. 正气不足、脾肾虚弱 正气虚弱,腠理疏松,卫外不固,易受风寒湿热之邪侵袭,且在感受外邪之后,易致肌肉、关节、经络痹阻而形成痹证。素体脾虚,或饮食不节,损伤脾胃,脾失健运,水湿内停,酿生湿浊,外注皮肉关节。禀赋异常,肾精不足,或疾病日久不愈,耗气伤精,累及肝肾,而肾主骨藏精,肝主筋藏血,若肝肾不足,精血亏虚,筋骨不利,而发为痹。

2. 过食肥甘、湿热内蕴 素体肥胖,内蕴湿热,或嗜食海鲜酒类,或恣食肥甘厚味,内郁湿热,或饥饱不调,安逸少动,损伤脾胃,阻碍气机,中焦运化失职,水湿内停,聚湿生痰,痰湿内阻日久生热,湿热痹阻经络关节则酿成痛风之证。

3. 外感寒湿、痹阻关节 多由居处潮湿之地,或涉水冒雨,风寒侵袭,或气候骤变,感受寒冷,风寒之邪乘虚侵袭机体,寒邪郁而化热,形成湿热,注于经络,留于关节,致气血痹阻而痛风、关节之证剧作。

4. 血瘀痰浊、病久酿痰成瘀 多因风湿寒热之邪留着经络日久,寒邪凝滞,郁而化热,湿邪化痰、化热,热邪煎灼津液成痰而致病。清代顾松园《医镜》云:"邪郁病久,风变为火,寒变为热,湿变为痰。"或正气不足,气血运行不畅而瘀阻等,致使关节、经络气血运行不利,而变生瘀血、痰浊,深入筋骨,停留关节骨骱,固结根深,难以逐除,痰瘀胶结,痹阻加重,疼痛剧烈,关节僵硬变形而成顽痹,缠绵难愈。

本病的发生多因先天禀赋异常、正气不足、肝肾亏虚等,过食肥甘、湿热内蕴,外感风湿寒热之邪,留而不去,或血瘀痰阻,致使气血运行不畅,痰湿浊瘀流注,肢体、经络、关节闭阻,不通则痛。病位主要在肾、脾两脏,病变波及关节、经络。《金匮翼》云："脏腑经络，先有蓄热，而复遇风寒湿气客之，热为寒郁，气不得通，久之寒亦化热，则瘭痹燃然而闷也。"

(三) 诊断

1. 临床表现

(1) 无症状高尿酸血症：仅有血清尿酸浓度的增高而无临床症状。只有在发生关节炎时才称为痛风。

(2) 急性痛风性关节炎：起病急骤，疼痛剧烈，关节周围软组织出现明显的红肿热痛，痛甚剧烈，甚至不能忍受被褥的覆盖。大关节受累时可有关节渗液，半数以上患者首发于跗趾，而跖趾、踝、膝、指、腕、肘关节亦为好发部位，以春秋季节多发，半夜起病者较多。

(3) 痛风石及慢性关节炎：尿酸盐在关节内沉积增多，炎症反复发作进入慢性阶段而不能完全消失，引起关节骨质侵蚀及周围组织纤维化，使关节发生僵硬、畸形、活动受限，严重影响关节功能。尿酸盐结晶在关节附近肌腱、腱鞘及皮肤结缔组织中沉积，形成黄白色、大小不一的隆起赘生物，即痛风石，可小如芝麻，大如鸡蛋或更大，典型部位为耳轮。

(4) 肾脏病变：临床上长期痛风患者约 1/3 有肾损害，表现为单侧或双侧腰痛、浮肿、血压升高、尿路结石、少尿、无尿、氮质血症、肾衰竭等。

2. 辅助检查

(1) 血尿酸测定：正常男性 (261.8 ± 59.5) mol/L，女性 (202.3 ± 53.4) mol/L。痛风患者高于正常值。

(2) X 线检查：可有软组织肿胀，关节软骨缘破坏，关节面不规则，继之关节间隙狭窄，软骨下骨内及骨髓内均见痛风石沉积、骨质疏松，以致骨质呈凿孔样缺损如虫蚀，大小不一，其边缘锐利呈半圆形或连续弧形，边缘可有增生钙化，严重者骨折。

(四) 鉴别诊断

类风湿关节炎　类风湿关节炎与痛风都会出现关节肿痛的症状，但它们却属于不同的病种。①病因不同：类风湿关节炎多与遗传因素有关，是一种自身免疫性疾病。痛风则是嘌呤代谢障碍导致尿酸含量过高引起的疾病。②症状不同：类风湿关节炎的关节症状常是对称性的、小关节的梭形肿胀、畸形，并且有明显的晨僵现象。痛风患者的关节疼痛更剧烈，且多在半夜或清晨突然发作，开始是一侧跗趾出现，可自行缓解，可出现痛风石。③形体不同：类风湿关节炎多消瘦、体质较差，痛风多形体肥胖、营养过剩。④实验室检查不同：类风湿关节炎血沉增快，类风湿因子(+)，痛风则血尿酸增高。

(五) 治疗

痛风为代谢异常性疾病，为五体针刺疗法适应证，多选择运用。

1. 刺皮术

(1) 镵针毛刺法：循任督二脉、足太阳经等，用镵针行毛刺法，每隔2~3cm选一针刺点，以不出血为度，每日1次，1周1个疗程。

(2) 镵针半刺法：于腰背部寻找反应点，在褐色、红色反应点处行半刺法，以挑出白色纤维状物为度，1周1次。

2. 刺肉术

员针：于腰背旁，根据病情酌用分刺法、浮刺法、合谷刺法，1周1次。

3. 刺筋术

(1) 员利针：取腰背夹脊穴，用关刺针法，调节脏腑功能，1周1次。

(2) 毫针：选取任督二脉、局部等腧穴。腧穴较多时可分组治疗，留针30分钟，每日1次，1周1个疗程。

(3) 小针刀：以局部红肿、压痛点、筋结点为治疗点，顺肌肉、血管、神经走行刺入，然后纵向剥离，可在软组织间进行，5天1次。

4. 刺脉术

锋针：于局部红肿、压痛等部位锋针点刺放血，行赞刺法或豹纹刺法，放血量要大，可加拔火罐，1天1次，症状较重者可每天2次，可较快止痛，缓解症状。

5. 刺骨术

(1) 微铍针：久病顽固者运用。

首先，选取玉枕关、尾闾关治疗。①玉枕关：微铍针快速刺过皮肤，朝内上方纵行切割至骨，进行充分的纵行、横行切割松解，加压刺骨；②尾闾关：微铍针快速刺过皮肤，垂直纵行切割至骶骨，进行充分的纵行、横行切割松解，加压刺骨。每日或2日1次，每次1~2穴。

其次，在大椎、夹脊关、命门、下丹田等处进行治疗。

(2) 刺骨针：于关节红肿处(避开重要神经与血管)，常规消毒，局部麻醉，锋针开皮后，用刺骨针短刺关节囊，可穿透关节囊与骨皮质，针刺不可过深以防发生意外，针刺后会有痛风石及瘀血流出，可拔罐以利于痛风石的排出，针刺完毕无菌辅料包扎，每次治疗点1~3个，2周1次，3次1个疗程。

一、痛　经

（一）概述

痛经为最常见的妇科病证之一,指行经前后或月经期出现下腹部疼痛、坠胀,伴有腰酸或其他不适。痛经分为原发性痛经和继发性痛经两类。原发性痛经指生殖器官无器质性病变的痛经,占痛经的 90% 以上;继发性痛经指由盆腔器质性病变引起的痛经,又称经行腹痛。五体针刺疗法可治疗原发、继发两类,以原发性疗效好。

（二）病因病机

1. **七情内伤、气滞血瘀**　素体抑郁,或情志不舒,或七情过度,肝失疏泄,气机失调,肝郁气滞,气滞则血瘀,血行不畅,阻滞于冲任经脉,胞中经血壅滞,不通则痛。

2. **寒湿凝滞、胞络不通**　多因经期冒雨涉水受寒,或衣被过少,风寒侵袭,或空调、风扇过凉,损伤阳气,或嗜食寒凉,脾胃受损,寒湿伤于下焦,客于胞中,经血为寒湿凝滞,气血不通而致痛。

3. **湿热下注、瘀阻胞宫**　素体湿热内蕴,流注冲任,阻滞气血运行,或经期、产后摄生不慎,感受湿热之邪,稽留于冲任、客居胞中,与血相搏,蕴结宫中,气血不畅,或脾虚水湿内停,郁而化热,形成湿热,湿热下注冲任,气机胞络壅滞不通,不通则痛。

4. **气血虚弱、胞宫失养** 素体脾胃虚弱,气血不足,或大病久病之后,气血亏虚,或疲劳过度,耗伤气血,经行之后,血海愈空,胞脉失养,不荣则痛。

5. **肝肾亏虚、胞宫失润** 素体虚弱,肝肾不足,或多产房劳,以致精亏血少,或久病及肾,导致肾虚,精血亏虚,冲任不盛,经行之后,血海空虚,胞脉失养,不荣而痛。亦有素禀阳虚,阴寒内生,冲任、胞宫失于温养而凝滞,不得畅通而痛经。

痛经的发生常由情志所伤、起居不慎、或六淫为害、或先天禀赋不足等,致使冲任、胞宫气血运行不畅,不通而痛;或致冲任、胞宫失于濡养,不荣而痛。痛经病位在冲任、胞宫,与足太阴经、足少阴经、足厥阴经等有关,变化在气血,表现为痛证。

(三) 诊断

1. 原发性痛经青春期多见,常在初潮后 1~2 年内发病。

2. 疼痛多自月经来潮后开始,最早出现在经前 12 小时,以行经第 1 日疼痛最剧烈,持续 2~3 日后缓解。可呈酸痛、冷痛、胀痛、刺痛、隐痛、坠痛、绞痛、痉挛性痛、撕裂性痛等,过度紧张焦虑、悲伤、过劳或受冷等加重,且疼痛常呈痉挛性,位于下腹部耻骨上,可放射至腰骶部和大腿内侧。

3. 可伴有乳房胀痛、肛门坠胀、胸闷、烦躁、悲伤易怒、心惊、失眠、头痛、头晕、恶心、呕吐、胃痛、腹泻、倦怠乏力、面色苍白、四肢冰凉、冷汗淋漓、虚脱昏厥等症状。

4. 妇科检查及辅助检查多无异常发现。

(四) 鉴别诊断

1. **子宫内膜异位症** 子宫内膜异位症时,痛经较重,为继发、渐进性,子宫一致性胀大,不孕、性交疼痛、进行性加剧的周期性直肠刺激症状,表现为直肠、肛门、外阴部坠胀、坠痛、里急后重感和大便次数增多,部分出现经期尿急、尿频等周期性膀胱刺激症状,若病变侵犯膀胱黏膜则有周期性血尿和疼痛。

2. **慢性盆腔炎** 慢性盆腔炎与痛经都有经行腹痛。但慢性盆腔炎腰骶部及小腹坠痛,劳累后加重,白带量多,有异味,月经提前,量多,甚至经期延长,妇科检查有慢性盆腔炎的体征;痛经白带无异常,妇科检查无异常。

3. **子宫肌瘤** 子宫肌瘤与痛经皆可出现月经不调。子宫肌瘤月经周期缩短、经量增多、经期延长,甚或持续性不规则流血、下腹坠胀、腰背酸痛、白带多,子宫增大,如压迫邻近器官可出现尿频、尿急、便秘、里急后重、肾盂积水等,严重时合并不孕、贫血。妇科检查、超声波检查可发现子宫肌瘤。痛经经量无异常,妇科检查多无异常发现。

（五）治疗

痛经为五体针刺疗法适应证,多选择运用。

1. 刺皮术

（1）镵针毛刺法:循任督二脉、冲脉、足太阳经、足三阴经等,用镵针行毛刺法,每隔 2~3cm 选一针刺点,以不出血为度,每日 1 次,1 周 1 个疗程。

（2）镵针半刺法:于腰骶部寻找反应点,在褐色、红色反应点处行半刺法,以挑出白色纤维状物为度,1 周 1 次。

2. 刺肉术

员针:于腰骶旁 L_5~S_4,根据病情酌用分刺法、浮刺法、合谷刺法,以调节腰骶部分肉间气,1 周 1 次。

3. 刺筋术

（1）员利针:取腰骶夹脊穴（L_5~S_4）、督脉穴位,用关刺针法,调节肝脾肾功能,1 周 1 次。

（2）毫针:选取任督二脉、冲脉、足太阳经、足三阴经腧穴,可以选次髎、曲骨、气海、十七椎、三阴交、太冲等穴。腧穴较多时可分组治疗,留针 30 分钟,每日 1 次,也可温针、火针治疗,1 周 1 个疗程。

（3）小针刀:以腰骶部、下腹部压痛点、筋结点为治疗点,顺肌肉、血管、神经走行刺入,然后纵向剥离,可在软组织间进行,也可刺至骨,5 天 1 次。

4. 刺脉术　瘀血型取腰骶部压痛点、筋结点,锋针点刺放血,每周 1 次。

5. 刺骨术

微铍针:顽固性痛经运用。

首先,选取玉枕关、尾闾关治疗。①玉枕关:微铍针快速刺过皮肤,朝内上方纵行切割至骨,进行充分的纵行、横行切割松解,加压刺骨;②尾闾关:微铍针快速刺过皮肤,垂直纵行切割至骶骨,进行充分的纵行、横行切割松解,加压刺骨。每日或 2 日 1 次,每次 1~2 穴。

其次,在夹脊关、命门、下丹田等处进行治疗。

二、闭　经

（一）概述

女子年逾 18 周岁,月经尚未来潮,或月经来潮后又中断 6 个月以上者,除妊娠、哺乳期等生理性闭经外,称为闭经,其中前者称原发性闭经,后者称继发性闭经。极少女子存在暗经。女子 49 岁左右闭经,属正常生理现象。本病古称女子不月、月事不来、经水不通、经闭等。

（二）病因病机

1. **肝肾虚弱、精血不足**　先天禀赋不足，肾气未充，天癸未盛，肝血虚少，冲任失于充养，无以化为经血，或多产、坠胎，损伤肾气，或房事不节，肾精耗伤，或久病伤肾，以致肾精亏耗，肝血亦虚，经血匮乏，冲任亏损，胞宫无血可下，而成闭经。亦有素体阴虚，或过食辛热灼伤津血，或久病伤精耗阴，血海枯竭而致闭经。

2. **脾胃虚弱、气血不足**　或素体脾胃虚弱，或饮食不节，损伤脾胃，或思虑过度，劳伤心脾，或劳累过度，或大病久病之后，损伤脾胃，以致脾失健运，气血生化之源不足，冲任虚损，血海空乏，无血可下，而成闭经。素体血虚，或大病久病，失血过多，或哺乳过长，耗伤阴血等，以致冲任血虚，胞宫不能满溢而闭经。

过食肥甘厚味，形体肥胖，痰湿内盛，或脾失健运，水湿内停，痰湿内生，痰湿壅塞冲任，气血运行受阻，血海不能满溢，遂致月经停闭。

3. **内伤七情、气滞血瘀**　七情内伤，素性抑郁，或忿怒过度，肝失疏泄，肝气郁结，气滞血瘀，瘀阻冲任，气血运行受阻，血海不能满溢，遂致月经停闭。

4. **寒邪侵袭、寒凝血瘀**　平素喜食冷饮，或经产之时，血室正开，过食生冷，或涉水感寒，寒邪乘虚客于冲任，胞宫失温，血为寒凝成瘀，滞于冲任，气血运行瘀阻，血海不能满溢，遂致月经停闭。

（三）诊断

1. 月经停止 6 个月者即可诊断闭经，根据病史可进一步诊断原发性闭经或继发性闭经。

2. 闭经原因的诊断较复杂，常用诊断方法有：①询问病史：如经、带、胎、产史，服药史，精神因素，各种疾病等；②体格检查：全身和盆腔检查；③辅助检查：孕酮试验、雌激素试验、卵巢功能和垂体功能检查等。

3. 闭经应与早孕鉴别　尿妊娠试验、妇科检查和 B 超可协助诊断。

（四）治疗

闭经为五体针刺疗法适应证，有一定疗效，多选择运用。

1. **刺皮术**

（1）镵针毛刺法：循任脉、督脉、冲脉、足太阳经、足少阴经、足厥阴经等，用镵针行毛刺法，每隔 2~3cm 选一针刺点，以不出血为度，每日 1 次，1 周 1 个疗程。

（2）镵针半刺法：于腰骶部寻找反应点，在褐色、红色反应点处行半刺法，以挑出白色纤维状物为度，1 周 1 次。

2. 刺肉术

员针：于腰骶旁 L_5~S_4，根据病情酌用分刺法、浮刺法、合谷刺法，调节腰骶经气，1 周 1 次。

3. 刺筋术

（1）员利针：取腰骶夹脊穴、督脉穴位，用关刺针法，调节肝脾肾功能，1 周 1 次。

（2）毫针：选取冲任、督脉、足太阳经、足少阴经、足厥阴经等腧穴，以中级、关元、归来、三阴交为主。腧穴较多时可分组治疗，留针 30 分钟，每日 1 次，也可用温针、火针治疗，1 周 1 个疗程。

（3）小针刀：以腰骶部、下腹部压痛点、筋结点为治疗点，顺肌肉、血管、神经走行刺入，然后纵向剥离，可在软组织间进行，也可刺至骨，5 天 1 次。

4. 刺脉术 十二阴父、照海、血海、大敦、水泉等附近找浮络，锋针点刺出血；瘀血型取腰骶部压痛点、筋结点，锋针点刺放血，每周 1 次。

5. 刺骨术

微铍针：首先，选取玉枕关、尾闾关治疗。①玉枕关：微铍针快速刺过皮肤，朝内上方纵行切割至骨，进行充分的纵行、横行切割松解，加压刺骨；②尾闾关：微铍针快速刺过皮肤，垂直纵行切割至骶骨，进行充分的纵行、横行切割松解，加压刺骨。每日或 2 日 1 次，每次 1~2 穴。

其次，在夹脊关、命门、中丹田、下丹田等处进行治疗。

三、不 孕

（一）概述

不孕为 1 年未采取任何避孕措施，性生活正常而没有成功妊娠。本病主要分为原发不孕和继发不孕。原发不孕为从未受孕；继发不孕为曾经怀孕，以后又不孕，大约影响到 10%~15% 的育龄夫妇。

（二）病因病机

1. 肾气虚弱、冲任失调 肾藏精，主生长、发育与生殖。若先天肾气不足，精气不充，或房事不节，损伤于肾，或久病伤肾，肾气暗耗，皆可导致肾气虚弱，冲任虚衰，胞脉失养，不能摄精成孕；若肾阳不足，命门火衰，冲任失于温煦，阴寒内生，不能摄精成孕；若肾阴不足，精血亏损，胞失滋润，甚或阴虚火旺，血海蕴热,冲任失调,均不能摄精成孕。

2. 七情内伤、肝气郁结 七情内伤,情怀不畅,善感多怒,疏泄失常,气机不利,肝气郁结,气滞则血瘀,血运不畅,冲任不得相资,难以摄精成孕。或肝郁化火,郁热内蕴,可致疏泄失常,气血不调,冲任失和,胞宫不能摄精成孕。或肝郁克脾,脾气虚弱,运化失职,化源不足,气血亏虚,冲任血少,亦难以受孕。或暴怒伤肝,肝脏阴血不足,冲任失和,胞宫失养,而致不孕。

3. 瘀血内停、胞脉阻滞 情志内伤,气机不畅,气滞则血瘀,血随气结,胞脉阻滞,或经期、产后,余血未净,胞宫空虚,外邪侵袭,留滞胞络,或外伤血溢脉外,瘀血内停,瘀滞冲任,皆可致胞宫、胞脉阻滞不通导致不孕。

4. 痰湿内滞、胞络受阻 寒湿外侵,困扰脾胃,脾胃受损,失于健运,水湿内停,聚而成痰,形成痰湿,或素体肥胖,恣食厚味,脾虚不运,痰湿内生,或劳倦内伤,脾胃气弱,健运失司,水湿内停,或肝郁脾虚,脾失健运,水湿内停,或肾虚气化失司,水湿内生,湿聚成痰,流注下焦,滞于冲任,壅阻胞宫,不能摄精成孕。

5. 阴血不足、胞宫失养 体质素弱,阴血不足,或脾气虚弱,化源不足,血气生化无力,或因失血伤阴,以致阴血不足,冲任空虚,胞宫失养,血少不能摄精成孕。

本病由于肾气虚弱、冲任失调、阴血不足、胞宫失养,或气滞、血瘀、痰浊阻滞胞脉所致。就经脉而言,本病与任脉、冲脉、足太阴经、足少阴经、足太阳经郁滞有关。

(三) 诊断

1. **有正常性生活的配偶,没有避孕1年后仍不怀孕。**

2. **月经紊乱** 一是经期延长,常见于黄体功能不全及子宫内膜炎;二是经量改变,经量过多、过少;三是月经周期改变,月经提早或延迟。

3. **白带异常** 有阴道炎、宫颈炎、宫颈糜烂、子宫内膜炎、附件炎、盆腔炎及各种性传播疾病存在时,会出现白带增多、色黄、有气味、呈豆腐渣样或水样,或伴外阴痒、痛等,而这些疾病又都可不同程度地影响受孕。

4. **溢乳** 非哺乳期乳房自行或挤压后有乳汁溢出,多提示有下丘脑功能不全、垂体肿瘤、泌乳素瘤或原发性甲状腺功能低下、慢性肾衰竭等疾病,也可以由避孕药及利血平等降压药引起。溢乳常常合并闭经导致不孕。

5. **痛经** 子宫内膜异位症、盆腔炎、子宫肌瘤、子宫发育不良、子宫位置异常等疾病存在时可出现行经腹痛。

6. **闭经** 年龄超过18岁尚无月经来潮,月经来潮后又连续停经超过6个月。闭经引起的不孕为数不少。

7. 月经前后诸症 少数妇女月经前后周期性出现"经前乳胀""经行头痛""经行泄泻""经行浮肿""经行发热""经行口糜""经前面部痤疮""经行风疹块""经行抑郁或烦躁"等一系列症状,常因内分泌失调而黄体功能不全引起,常可导致不孕。

8. 腹痛 慢性下腹、两侧腹隐痛或腰骶痛常常在有盆腔炎、子宫肌炎、卵巢炎、子宫内膜异位症、子宫、卵巢、肿瘤时出现。

9. 检查

(1) 系统检查:全身检查以了解患者的病情。生殖系统检查有视诊、触诊,阴道窥镜检查、内诊,以了解女性的阴道、子宫、宫颈、输卵管、卵巢及盆腔的大致情况。

(2) 排卵检测:通过基础体温测定及宫颈黏液检查或激素测定来判断排卵是否正常。

(3) 输卵管通畅检查:通过通气检查、输卵管造影检查等,了解输卵管通畅与否,以及子宫输卵管发育是否正常、有无畸形等。

(4) 子宫内膜检查:通过子宫内膜活检了解子宫内膜的功能效果。

(5) 内分泌功能测定:在月经周期的不同时间做血清雌激素、孕激素水平的测定,以了解卵巢功能的情况,测定基础代谢率,了解甲状腺功能。

(四) 治疗

部分不孕为五体针刺疗法适应证,可选择运用。

1. 刺皮术

(1) 镵针毛刺法:循任脉、督脉、冲脉、足太阴经、足少阴经、足太阳经等,用镵针行毛刺法,每隔2~3cm选一针刺点,以不出血为度,每日1次,1周1个疗程。

(2) 镵针半刺法:于腰骶部寻找反应点,在褐色、红色反应点处行半刺法,以挑出白色纤维状物为度,1周1次。

2. 刺肉术

员针:于腰骶旁,根据病情酌用分刺法、浮刺法、合谷刺法,调节腰骶经气,1周1次。

3. 刺筋术

(1) 员利针:取腰骶夹脊穴(L_5~S_4),用关刺针法,调节肝脾肾功能,1周1次。

(2) 毫针:选取任脉、督脉、冲脉、足太阴经、足少阴经、足太阳经等腧穴,如中极、气海、关元、子宫、曲骨、横骨、肾俞、玉门、三阴交、太溪等穴据情选用。腧穴较多时可分组治疗,留针30分钟,每日1次,也可用温针、火针治疗,1周

1个疗程。

（3）小针刀：以腰骶部、下腹部的压痛点、筋结点为治疗点，顺肌肉、血管、神经走行刺入，然后纵向剥离，可在软组织间进行，也可刺至骨，5天1次。

4. 刺脉术　瘀血型取腰骶部压痛点、筋结点，锋针点刺放血，3天1次。

5. 刺骨术

微铍针：首先，选取玉枕关、尾闾关治疗。①玉枕关：微铍针快速刺过皮肤，朝内上方纵行切割至骨，进行充分的纵行、横行切割松解，加压刺骨；②尾闾关：微铍针快速刺过皮肤，垂直纵行切割至骶骨，进行充分的纵行、横行切割松解，加压刺骨。每日或2日1次，每次1~2穴。

其次，在夹脊关、命门、中丹田、下丹田等处进行治疗。

四、围绝经期综合征

（一）概述

围绝经期综合征指妇女绝经前后出现性激素波动或减少所致的一系列以自主神经系统功能紊乱为主，伴有神经心理症状的一组症候群，如月经紊乱、眩晕、耳鸣、烘热汗出、面红潮热、烦躁易怒、肢面浮肿等各种症状，也称绝经前后诸证。

（二）病因病机

1. 肝肾阴虚、虚火上炎　肾为先天之本，元气之根，主管人体的生殖、生长、发育。肾气的盛衰主宰天癸的至与衰。肾气盛，天癸至；肾气衰，天癸竭。《素问·上古天真论》云："女子……七七，任脉虚，太冲脉衰少，天癸竭，地道不通，故形坏而无子也。"如素体虚弱，肝肾阴虚，或失血耗液，或因疾病，损伤肝肾，或产育过多，房劳过度，肾阴受损，或七情过极，肝郁化火，灼伤阴液等，致使营阴暗耗，精血亏虚，阴虚火旺，而出现本类证候。

2. 脾肾阳虚、温运失常　素体脾肾不足，阳气衰弱，或因劳累过度，房事不节，损伤肾阳，或久病损伤，肾阳亏虚，或脾阳不足，日久累及肾阳，致脾肾阳虚，或肾阳不足而不能温煦脾阳，致脾阳亦虚等，使阳气虚弱，阴寒内生，脏腑功能衰退而致本病。

3. 阴阳俱损、功能低下　绝经之际，多精血亏虚，肾阳失温，真阴真阳亏虚，亦有肾阴亏虚，阴损及阳，脾肾阳虚，阳损及阴，最后导致阴阳两虚，功能低下，不能激发、推动机体的正常生理活动而致诸症丛生。

4. 心脾两虚、心神失养　多由素日心脾不足，或因思虑过度，劳伤心脾，复断经之年肾虚精亏,脏腑功能减退,更致心脾不足,或思虑过度,耗伤阴血,阴血亏虚,年至七七,阴血益亏,不能濡养心神,故而出现心悸等。

5. **心肾不交、水火失济** 正常之人,心火下温于肾,使肾水不寒,肾水上济于心,使心阳不亢,称为心肾相交,水火既济。经断之时,真阴不足,肾精亏虚,肾水不能上济于心,心火妄动,心火又不能下归于肾,心肾不能相交,神失所养,以致心肾失济而成本病,出现心烦、失眠等。

6. **七情所伤、气滞血瘀** 多因心胸狭窄,心情不畅,恼怒抑郁,导致肝失疏泄,肝气郁结,气机不调,气滞血瘀,或肝气郁结,经绝之际,脾虚气弱,易致肝气乘脾,致使肝郁脾虚,或肝气郁结,木气克土,脾失健运,水湿运行受阻,聚湿为痰,痰气互结,阻遏气机升降,而导致本病。

本病多由于年老体衰,肾气虚弱,或受产育、精神情志等因素的影响,使阴阳失去平衡,引起心、肝、脾、肾等脏腑功能紊乱所致。而肝肾阴虚,阳失潜藏,亢逆于上,是本病的主要病机。就经脉而言,本病涉及任脉、冲脉、足太阴经、足少阴经、足太阳经等。

(三)诊断

1. **病史** 多发生于 45~55 岁。

2. **症状** ①月经周期改变:或月经周期延长,经量减少,最后绝经。或月经周期不规则,经期延长,经量增多,甚至大出血或出血淋漓不断,然后逐渐减少而停止。或月经突然停止。②血管舒缩症状:潮热、出汗,潮热起自前胸,涌向头颈部,然后波及全身,少数妇女仅局限在头、颈和乳房。在潮红的区域患者感到灼热,皮肤发红,紧接着暴发性出汗。持续数秒至数分钟不等,发作频率每天数次至 30~50 次。夜间或应激状态易促发。

可出现轻重不等的症状,有人在绝经过渡期症状已开始出现,持续到绝经后 2~3 年;少数人可持续到绝经后 5~10 年症状才有所减轻或消失。人工绝经者往往在术后 2 周即可出现围绝经期综合征,术后 2 个月达高峰,可持续 2 年之久。

3. **检查** 促卵泡生成激素升高,雌二醇与孕酮水平下降。

(四)治疗

围绝经期综合征为内分泌疾病,为五体针刺疗法适应证,尤其长期久病患者,多选择运用。

1. **刺皮术**

(1)镵针毛刺法:循任脉、冲脉、足太阴经、足少阴经、足太阳经等,用镵针行毛刺法,每隔 2~3cm 选一针刺点,以不出血为度,每日 1 次,1 周 1 个疗程。

（2）镵针半刺法：于腰背部寻找反应点，在褐色、红色反应点处行半刺法，以挑出白色纤维状物为度，1周1次。

2. 刺肉术

员针：于腰背旁 T_3~T_9、L_2~S_3，根据病情酌用分刺法、浮刺法、合谷刺法，调节腰背经气，1周1次。

3. 刺筋术

（1）员利针：取腰背夹脊穴 T_3~T_9、L_2~S_3，用关刺针法，调节肝肾功能，1周1次。

（2）毫针：选取任脉、冲脉、足三阴经、足太阳经等腧穴，如百会、关元、肾俞、三阴经、风池、太溪、太冲等，烦热加照海、涌泉，腰酸痛加腰阳关、命门等。腧穴较多时可分组治疗，留针30分钟，每日1次，1周1个疗程。

（3）小针刀：以腰背部压痛点、筋结点为治疗点，顺肌肉、血管、神经走行刺入，然后纵向剥离，可在软组织间进行，也可刺至骨，5天1次。

4. 刺脉术 血瘀型取腰背部压痛点、筋结点，锋针点刺放血，偶尔用之。

5. 刺骨术

微铍针：常规运用。

首先，选取玉枕关、尾闾关治疗。①玉枕关：微铍针快速刺过皮肤，朝内上方纵行切割至骨，进行充分的纵行、横行切割松解，加压刺骨；②尾闾关：微铍针快速刺过皮肤，垂直纵行切割至骶骨，进行充分的纵行、横行切割松解，加压刺骨。每日或2日1次，每次1~2穴。

其次，在大椎、夹脊关、命门、中丹田、下丹田等处进行治疗。

五、带下病

（一）概述

带下病是以阴道分泌物量多为主，带下色白、质稀、味腥，或色黄、质稠如涕如脓，且连绵不断，或伴全身、局部症状的病证。古有五色带之名，尤以白带、黄带为多见。本病多因脾虚湿热，或寒湿困脾而致冲任不固，带脉失约所致，可见于西医学阴道炎、子宫颈炎、盆腔炎、卵巢早衰、闭经等引起的带下增多等。

（二）病因病机

1. 脾气虚弱、水湿内停 饮食不节，损伤脾胃，或劳倦过度，劳则气耗，脾气受损，或忧思气结，损伤脾气，皆可导致脾气虚弱，运化失职，水湿内停，湿浊停聚,流注下焦,伤及任带,任脉不固,带脉失约,而致带下病。

2. 肾气虚弱、水湿下注 素体肾气不足,或房劳多产,或恣情纵欲,肾气损伤,肾气虚损,气化失常,水湿内停,下注冲任,损及任带,而致带下病。肾阳虚损,封藏失职,精关不固,精液滑脱,白带增多,而致带下病。亦有肾阴偏虚,相火偏旺,灼伤血络,任带失固而带下赤白者。

3. 湿热下注、湿毒蕴结 脾气虚弱,运化失职,水湿内停,郁久化热,形成湿热,或情志不畅,肝郁化火,肝热脾湿,湿热互结,流注下焦,损及任带,约固无力,而成带下病。或经期产后,胞脉空虚,忽视卫生,或久居阴湿之地,湿热外侵,或房室不洁,热毒侵袭,或手术损伤,以致感染湿毒,损伤任带,约固无力,而成带下病。

本病由于脾肾气虚、水湿下注,或湿热蕴结、流注于下所致。就经脉而言,本病与任脉、带脉、足太阴经、足太阳经等相关。

(三)诊断

1. 病史 患者多有经期、产后不洁,手术后感染、手术切除双侧卵巢、盆腔放疗、肿瘤化疗、产后大出血等病史。

2. 症状 带下量较平时明显增多,色、质、味异常,或伴有外阴、阴道瘙痒、灼热、疼痛等局部症状,或伴有全身症状。

(四)鉴别诊断

带下过多者应注意与经间期出血、漏下、癥瘕等疾病区别。

1. 经间期出血 是指在 2 次月经中间出现少量规律性阴道出血,出现部位来源于胞宫,注意与白带变红鉴别。

2. 漏下 是指经血非时而下,淋漓不尽,月经周期、经期、经量等异常。而赤带出自阴道,无周期性、规律性,部分患者月经正常。

3. 癥瘕 胞宫内癥瘕部分表现为脓性白带或黄带或赤白带,多伴臭味,腹部有包块。而赤带、黄带或赤白带等带下增多,妇科检查、B 超可确诊。

(五)治疗

带下病适用于五体针刺疗法治疗,尤其长期久病患者,宜选择运用。

1. 刺皮术

(1)镵针毛刺法:循任脉、带脉、足太阴经、足太阳经等,用镵针行毛刺法,每隔 2~3cm 选一针刺点,以不出血为度,每日 1 次,1 周 1 个疗程。

(2)镵针半刺法:于腰骶部寻找反应点,在褐色、红色反应点处行半刺法,以挑出白色纤维状物为度,1 周 1 次。

2. 刺肉术

员针:于腰骶旁 L_5~S_4,根据病情酌用分刺法、浮刺法、合谷刺法,调节腰骶经气,1 周 1 次。

3. 刺筋术

(1) 员利针:取腰骶夹脊穴(L_5~S_4),用关刺针法,调节脾肾功能,1 周 1 次。

(2) 毫针:选取任脉、带脉、足太阴经、足太阳经等腧穴,以中级、三阴交、阴陵泉、带脉等为主。腧穴较多时可分组治疗,留针 30 分钟,每日 1 次,1 周 1 个疗程。

(3) 小针刀:以腰骶部、下腹部的压痛点、筋结点为治疗点,顺肌肉、血管、神经走行刺入,然后纵向剥离,可在软组织间进行,也可刺至骨,5 天 1 次。

4. 刺脉术
取腰背部压痛点、筋结点,锋针点刺放血。

5. 刺骨术

微铍针:久病、顽固患者运用。

首先,选取玉枕关、尾闾关治疗。①玉枕关:微铍针快速刺过皮肤,朝内上方纵行切割至骨,进行充分的纵行、横行切割松解,加压刺骨;②尾闾关:微铍针快速刺过皮肤,垂直纵行切割至骶骨,进行充分的纵行、横行切割松解,加压刺骨。每日或 2 日 1 次,每次 1~2 穴。

其次,在大椎、夹脊关、命门、中丹田、下丹田等处进行治疗。

第十一章

五官科疾病

一、耳　鸣

(一) 概述

耳鸣是听觉功能紊乱而产生的一种症状,指人们在没有任何外界刺激条件下所产生的异常声音感觉,如感觉耳内有蝉鸣声、嗡嗡声、嘶嘶声等单调或混杂的响声。本病可由肾气虚弱、耳窍失养等引起。五体针刺疗法治疗的范围主要是功能性耳鸣。

(二) 病因病机

1. **风热侵袭、上扰耳窍**　外感风热之邪,或风寒郁而化热,形成风热,风热侵袭,肺失宣降,致外邪循经上犯耳窍,清空之窍遭受蒙蔽,而导致耳鸣耳聋。

2. **气血不足、窍失所养**　劳倦过度,耗伤气血,或思虑过度,劳伤心脾,或大病之后,耗伤心血,心血亏虚,或饮食不节,损伤脾胃,脾胃虚弱,化源不足,气血亏虚,不能上奉于耳,耳窍经脉空虚,导致耳鸣。

3. **痰湿内伤、壅闭耳窍**　饮食不节,脾胃受伤,脾失健运,水湿内停,湿聚而成痰,或过食肥甘厚腻,内蕴痰湿,或思虑过度,伤及脾胃,水湿不运,聚而生痰,久则痰郁化火,痰火郁于耳中,壅闭清窍,从而导致耳鸣耳聋。

4. **气滞血瘀、阻塞耳窍**　七情内伤,肝气郁结,气机不畅,气滞则血瘀,或因跌仆爆震、突闻巨响等伤及气血,致瘀血内停,或久病入络,均可造成耳窍经脉壅阻,清窍闭塞,发生耳鸣或耳聋。

5. 肾气虚弱、耳窍失养　先天肾精不足，或后天失养，或恣情纵欲，伤及肾精，或年老肾精亏损，肾阴不足，则虚火内生，上扰耳窍，肾阳不足，则耳窍失于温煦，均可引起耳鸣耳聋。《灵枢·决气》云："液脱者……耳数鸣。"

6. 肝胆之火、循经上扰　素体肝胆火旺，或情志抑郁，或暴怒伤肝，致肝失条达，气郁化火，形成肝火，循经上扰耳窍，可引起耳鸣耳聋。亦有肝胆湿热循经上扰耳窍，引起耳鸣。

耳由肾所主，少阳经循行于耳。本病由于少阳风热、肝胆之火循经上扰，痰浊、瘀血阻塞经脉，清窍闭塞，或气血不足、精血亏虚、肾虚不能上充于耳，耳窍失养所致。就经脉而言，本病与足少阴经、手足少阳经、足厥阴经等有关，引起经脉痹阻或经脉亏虚而发。

（三）诊断

1. 病史　中、老年多发。突然起病，逐渐加重。

2. 症状　耳鸣可高可低，常描述为如蝉鸣、哨音、汽笛声、隆隆声、风声、拍击声等，有的还伴有听力下降、眩晕等症状。可伴有头晕、心烦、失眠、多梦、腰酸等。

3. 耳部检查多无异常

（四）治疗

部分耳鸣为五体针刺疗法适应证，有一定疗效，可选择运用。

1. 刺皮术

（1）镵针毛刺法：循督脉、足少阴经、手足少阳经、足厥阴经等，用镵针行毛刺法，每隔 2~3cm 选一针刺点，以不出血为度，每日 1 次，1 周 1 个疗程。

（2）镵针半刺法：于颈背部寻找反应点，在褐色、红色反应点处行半刺法，以挑出白色纤维状物为度，1 周 1 次。

2. 刺肉术

员针：于颈背部、枕骨下项线按压寻找压痛点、条索结节处，用分刺法、浮刺法、合谷刺法，1 周 1 次。

3. 刺筋术

（1）员利针：取颈背夹脊穴、枕骨下项线部等，用关刺针法，1 周 1 次。

（2）毫针：取翳风、听宫、听会为主穴，可根据具体病情选取足少阴经、手足少阳经、足厥阴经等的腧穴。腧穴较多时可分组治疗，留针 30 分钟，每日 1 次，1 周 1 个疗程。

（3）小针刀：以颈背夹脊穴、枕骨下项线部等处的压痛点、筋结点为治疗点，顺肌肉、血管、神经走行刺入，然后纵向剥离，可在软组织间进行，也可刺至骨,5 天 1 次。

4. 刺脉术 取颈背部压痛点、筋结点,锋针点刺放血。

5. 刺骨术

微铍针:首先,选取玉枕关、尾闾关治疗。①玉枕关:微铍针快速刺过皮肤,朝内上方纵行切割至骨,进行充分的纵行、横行切割松解,加压刺骨;②尾闾关:微铍针快速刺过皮肤,垂直纵行切割至骶骨,进行充分的纵行、横行切割松解,加压刺骨。每日或 2 日 1 次,每次 1~2 穴。

其次,在大椎、夹脊关、天突、上丹田、下丹田等处进行治疗。

二、过敏性鼻炎

(一) 概述

过敏性鼻炎又称变应性鼻炎,是鼻腔黏膜的变应性疾病,可出现打喷嚏、流清涕、鼻塞、鼻痒等。近年来,由于大气污染加剧,使有些原本非过敏性体质的人也演变成过敏性体质,故过敏性鼻炎有增多趋势。本病青少年多见,为中医"鼻鼽"范畴。

(二) 病因病机

1. 肺经寒邪、壅滞鼻窍 素有肺虚,脏腑阳气不足,寒邪外侵,得以客于肺经,壅滞鼻窍,宣降失调,遂致鼽嚏不止。《中藏经·论肺脏虚实寒热生死逆顺脉证之法》云:"肺气通于鼻,和则能知香臭矣。有寒则善咳,实则鼻流清涕。"《诸病源候论》云:"肺气通于鼻,其脏有冷,冷随气入乘于鼻,故使津涕不能自收。"

2. 肺气亏虚、卫外不固 多由于先天肺气不足,素体虚弱,或产后体虚,肺气不足,或病后失养,肺气虚弱,致肺气亏虚,卫外不固,腠理疏松,营卫失调,风寒、异气乘虚侵袭,痹阻鼻窍,发为嚏。

3. 脾气亏虚、化源不足 多由后天不足,脾气亏虚,气血不足,或脾阳不足,土不生金,化源不足,清阳不升,肺失所养,故脾虚则肺气不足,卫表不固,易感外邪侵袭,其鼻为嚏。

4. 肾阳亏虚、温运失职 多由素体肾虚,肾阳虚弱,或久病及肾,肾阳不足,或房劳过度,损伤肾气,或脾虚日久而致肾虚,肾阳不足,肺失温煦,卫表不固,易感外邪侵袭,或脾肾两虚,不能温化固摄水液,寒水上犯,以致清涕外注为鼽。如《医法圆通·各症辩认阴阳用药法眼·鼻流清涕》说:"肾络通于肺,肾阳衰而阴寒内生,不能收束津液,而清涕亦出。"

本病的发生与肺脾肾阳气亏虚,体质特异,卫外不固关系密切,故不胜风寒异气或花粉等不洁之气侵袭,或因某些饮食物触发,致阵发性鼻痒、喷嚏、清涕长流,且反复发作。就经脉而言,本病与手太阴经、足太阳经等相关。

(三) 诊断

1. **可有变态反应家族史。**
2. **幼婴、少年多发。**
3. **鼻痒和连续喷嚏** 每天常有数次阵发性发作,随后鼻塞和流涕,尤以晨起和夜晚明显。鼻痒见于多数患者,有时鼻外、软腭、面部和外耳道等处发痒,而季节性鼻炎以眼痒较为明显。
4. **大量清水样鼻涕** 持续清水样鼻涕,但急性反应趋向减弱或消失时,可减少或变稠厚,若继发感染可变成黏脓样分泌物。
5. **鼻塞** 程度轻重不一,单侧或双侧,间歇性或持续性,亦可为交替性。
6. **嗅觉障碍** 如果是由于黏膜水肿、鼻塞而引起者,多为暂时性。因黏膜持久水肿导致嗅神经萎缩而引起者,多为持久性。

(四) 鉴别诊断

1. **急性鼻炎** 急性鼻炎早期为清水样涕,后变为黏液脓性鼻涕,患者可有低热和全身不适,以秋冬或冬春季之交多见,检查见鼻黏膜充血肿胀,有分泌物。病情一般经过 7~14 天便逐渐好转。过敏性鼻炎则出现鼻痒和连续喷嚏、大量持续清水样鼻涕,反复发作,多年难愈。
2. **慢性鼻炎** 由急性鼻炎发展而来,轻者为单纯性鼻炎,重者为肥厚性鼻炎,鼻堵塞,轻者间歇或交替出现,重者持续性,鼻分泌物增多;检查见鼻黏膜充血肿胀,鼻道有少量黏液性分泌物,严重者黏膜表面凹凸不平,下鼻甲黏膜呈桑葚状变化,中鼻甲黏膜呈息肉样变。过敏性鼻炎以鼻痒和连续喷嚏为主。
3. **萎缩性鼻炎** 鼻塞、鼻内有臭味,并有脓痂,检查见鼻黏膜干燥萎缩,下鼻甲缩小、鼻腔宽大,鼻内可有大量灰绿色污秽痂皮,有臭味,主要由鼻黏膜、骨膜和鼻甲骨萎缩所致。过敏性鼻炎出现鼻痒、连续喷嚏、鼻塞、大量清水样鼻涕,无异味。

(五) 治疗

过敏性鼻炎为过敏性疾病,为五体针刺疗法适应证,多选择运用。

1. **刺皮术**

(1) 镵针毛刺法:循任督二脉、手足太阴经、足太阳经、足少阴经等,用镵针行毛刺法,每隔 2~3cm 选一针刺点,以不出血为度,每日 1 次,1 周 1 个疗程。

（2）镵针半刺法:于上背部寻找反应点,在褐色、红色反应点处行半刺法,以挑出白色纤维状物为度,1 周 1 次。

2. 刺肉术

员针:循颈背部督脉或膀胱经按压,找到压痛或条索处定点,多选大椎透风府,根据病情酌用分刺法、浮刺法、1 周 1 次。

3. 刺筋术

（1）员利针:取上背部夹脊穴,用关刺针法,1 周 1 次。

（2）毫针:鼻通在太阳下 1 寸选穴,针刺方向为向下向前各倾斜 15°,刺入 1.5 寸以针感向鼻部、面部传导为度,留针 30 分钟;配穴选取督脉、手足太阴经、足太阳经、足少阴经等腧穴。腧穴较多时可分组治疗,留针 30 分钟,每日 1 次。过敏性鼻炎多为虚寒型,可用温针、火针治疗。1 周 1 个疗程。

（3）小针刀:以颈背部压痛点、筋结点为治疗点,顺肌肉、血管、神经走行刺入,然后纵向剥离,叮在软组织间进行,5 天 1 次。

4. 刺脉术

（1）锋针:对于热性过敏性鼻炎,取上背部压痛点、筋结点,锋针点刺放血,其他型不能放血。

（2）锃针:于背部腧穴强刺激按压,局部有酸胀感。

5. 刺骨术

微铍针:首先,选取玉枕关、尾闾关治疗。①玉枕关:微铍针快速刺过皮肤,朝内上方纵行切割至骨,进行充分的纵行、横行切割松解,加压刺骨;②尾闾关:微铍针快速刺过皮肤,垂直纵行切割至骶骨,进行充分的纵行、横行切割松解,加压刺骨。每日或 2 日 1 次,每次 1~2 穴。

其次,在大椎、夹脊关、天突等处进行治疗。

三、慢性鼻窦炎

（一）概述

慢性鼻窦炎是以鼻流黄稠浊涕、前额及颌面部疼痛为主要表现的病证,由于急性鼻窦炎失治、误治发展而来,为中医"鼻渊""鼻漏"等范畴,青少年多见。

（二）病因病机

1. 肺经风热、结滞鼻窍 多因风热侵袭,邪毒犯肺,或风寒侵袭,郁而化热,形成风热,风热壅遏肺经,肺失宣降,使邪毒循经上犯,结滞鼻窍,灼伤鼻窦肌膜发病,既病之后,每遇外感即易诱发或加重。

2. **胆腑郁热、上蒸鼻窍** 多因情志不畅,喜怒失节,损伤肝胆,胆失疏泄,气机郁滞,气郁化火,胆火循经上犯,移热于脑,或邪热犯胆,胆经热盛,上蒸于脑,伤及鼻窦,燔灼肌膜,热炼津液而为涕,迫津外渗发为本病。

3. **脾胃湿热、上犯鼻窍** 多因脾胃素有蕴热,或嗜食酒醴肥甘辛辣之物,脾胃湿热内生,运化失常,清气不升,浊阴不降,湿热邪毒循经上犯,停聚鼻窦内,灼损鼻窦内肌膜所致。

4. **脾肺虚弱、邪气易干** 多因素体脾肺气虚,或病变日久,耗伤肺脾之气,脾气虚弱,运化失健,清阳不升,气血运行不畅,营气难以上布鼻窍;运化失职,水湿内停,是郁而化热,形成湿热,上蒸于鼻,发为本病。肺气不足,卫外不固,易为邪毒侵袭,"邪之所凑,其气必虚",邪毒滞留鼻窍,凝聚于鼻窦,伤蚀肌膜而为病。

5. **肾阴不足、虚火上扰** 素体肾阴不足,或鼻渊日久,热毒伤阴,阴精大伤,虚火内扰,余邪滞留不清,两者搏结于鼻窦,肌膜败坏,而成浊涕,发为鼻渊。

本病由于肺经风热、胆腑郁热、脾胃湿热等结滞鼻窍,或脾肺虚弱、肾阴不足、虚火上扰鼻窍所致。就经脉而言,本病与手太阴肺经、手阳明大肠经等相关,经脉郁滞或经脉亏虚而发病。

(三) 诊断

1. **好发群体** 所有人群均易发生,低龄、年老体弱者更多见。

2. **症状**

(1) 脓涕:鼻涕多为脓性或黏脓性,黄色或黄绿色,量多少不定。

(2) 鼻塞:轻重不等。

(3) 嗅觉障碍:出现不同程度的嗅觉障碍。

(4) 头痛:一般无明显局部疼痛或头痛。如有头痛,常表现为钝痛或头部沉重感,白天重,夜间轻。前组鼻窦炎多表现前额部和鼻根部胀痛或闷痛,后组鼻窦炎的头痛在头顶部、后枕部。

(5) 其他症状:可有头昏、易倦、精神抑郁、萎靡不振、纳差、失眠、记忆力减退、注意力不集中、工作效率降低等症状。眼部可有压迫感,亦可引起视力障碍,但少见。

3. **检查** 鼻腔检查:以鼻腔上部变化为主,可见中鼻甲水肿或肥大,甚至息肉样变。前组鼻窦炎可见中鼻道及下鼻甲表面有黏脓性分泌物附着,后组鼻窦炎可见嗅裂及中鼻道后部存有黏脓液,严重者鼻咽部可见脓性分泌物。

鼻内镜检查:可见水肿、脓涕或息肉。

X 线鼻窦摄片:可协助诊断。

(四) 治疗

慢性鼻窦炎为五体针刺疗法适应证,尤其久病患者,多选择运用。

1. 刺皮术

(1) 镵针毛刺法:循任督二脉、手太阴经、手阳明经等,用镵针行毛刺法,每隔 2~3cm 选一针刺点,以不出血为度,每日 1 次,1 周 1 个疗程。

(2) 镵针半刺法:于上背部寻找反应点,在褐色、红色反应点处行半刺法,以挑出白色纤维状物为度,1 周 1 次。没有反应点则不用镵针半刺法治疗。

2. 刺肉术

员针:取上背夹脊穴,根据病情酌用分刺法、浮刺法、合谷刺法,1 周 1 次。

3. 刺筋术

(1) 员利针:取上背夹脊穴,用关刺针法,调节脾肺之气,1 周 1 次。

(2) 毫针:鼻通在太阳下 1 寸选穴,针刺方向为向下向前各倾斜 15°,刺入 1.5 寸以针感向鼻部、面部传导为度,留针 30 分钟。配穴选取任脉、足太阳经、手太阴经、手阳明经等腧穴,以鼻部、上背部为主。腧穴较多时可分组治疗,留针 30 分钟,每日 1 次,1 周 1 个疗程。

4. 刺脉术　热性慢性鼻窦炎,锋针点刺放血。

5. 刺骨术

微铍针:久病患者运用。

首先,选取玉枕关、尾闾关治疗。①玉枕关:微铍针快速刺过皮肤,朝内上方纵行切割至骨,进行充分的纵行、横行切割松解,加压刺骨;②尾闾关:微铍针快速刺过皮肤,垂直纵行切割至骶骨,进行充分的纵行、横行切割松解,加压刺骨。每日或 2 日 1 次,每次 1~2 穴。

其次,在上丹田、天突、大椎、夹脊关等处进行治疗。

四、慢性咽炎

(一) 概述

慢性咽炎为咽黏膜、黏膜下及淋巴组织的慢性炎症引起的咽部不适、异物感、疼痛等病证。咽炎的病变在于咽喉,但其病理形成与肺、肝、胃、肾有密切关系。咽炎分为慢性单纯性咽炎、慢性肥厚性咽炎、萎缩性及干燥性咽炎、慢性过敏性咽炎、慢性反流性咽炎等。本病为临床常见病,病程长,症状容易反复发作,属中医"咽喉肿痛"范畴。

（二）病因病机

1. **肺脾气虚,咽喉失养** 脾胃虚弱,气血化生不足,清阳不升,咽失所养;或脾虚水湿不化,停聚成痰,肺虚水道通调失常,聚而为痰,阻滞清道,咽喉不利。

2. **肺胃郁热,咽喉不利** 嗜食辛辣炙煿厚味,烟酒过度,湿热内生,肺胃郁热内蕴,循经上熏,耗伤津液,或郁热煎炼津液成痰,痰热结滞清道,咽喉不利。

3. **肾阳亏虚,咽喉失煦** 肾阳亏虚,咽失温养;或命门火衰,阴盛于下,格阳于上,虚阳客于咽喉;或阳虚气化不利,津液凝结成痰,上干咽喉为病。

4. **肝气郁结,气滞痰阻** 因情志抑郁,思虑过度,致肝失疏泄,肝气郁结,气机阻滞,木克土,致脾失健运,水津不行,聚湿成痰,痰气相搏,壅阻咽嗌而成本病,反复发作。

5. **阴虚火旺,咽失所养** 反复感受外邪,或邻近器官邪毒染及,或热病之后致阴液耗损,肺肾阴亏,津不上承,咽失濡养,或因虚火内生,上灼于咽而生,房劳伤肾,水不济火;素体阴虚,郁而化火,循经上灼咽部,发为咽病。

6. **气滞血瘀,咽喉不利** 反复感受外邪,或脏腑阴阳气血失调,致久病入络,瘀血痹阻咽喉脉络,清道不利。

慢性咽炎由于肺胃郁热、阴虚火旺,循经熏蒸咽部,肝气郁结、气滞血瘀,阻塞咽部,或肺脾气虚,咽部失养等所致。就经脉而言,本病与任脉、手太阴经、手阳明经、足少阴经、足阳明经、足厥阴经等有关,乃经脉郁热、郁滞、亏虚为病。

（三）诊断

1. **病史** 患者有连续咽部不适感 3 个月以上的病史。

2. **症状** 可见咽部不适、异物感、痒感、灼热感、干燥感或刺激感、疼痛等。可伴有咳嗽、恶心、声音嘶哑等。

3. **咽部改变** 咽部黏膜慢性充血,小血管曲张,呈暗红色,表面有少量黏稠分泌物或咽后壁多个颗粒状滤泡隆起,呈慢性充血状,咽侧索淋巴组织增厚呈条索状,或咽黏膜干燥、菲薄,覆盖脓性干痂。慢性单纯性咽炎,咽黏膜慢性充血,小血管曲张,呈暗红色,表面有少量黏稠分泌物。慢性肥厚性咽炎,咽后壁多个颗粒状滤泡隆起,呈慢性充血状,有时融合为一体,在淋巴颗粒隆起的顶部可形成囊状白点,破溃时可见黄白色渗出物,咽侧索淋巴组织可增厚呈条索状。慢性萎缩性咽炎或慢性干燥性咽炎,咽部附有干痂,伴有口臭;检查见咽黏膜干燥、菲薄,重者呈鳞状、发亮,可覆盖脓性干痂。反流性咽炎的查体同慢性单纯性及肥厚性咽炎,因咽喉反流可能伴有声带小结、声带息肉而出现声嘶。

4. 影响因素 症状常在用嗓过度、气候突变、环境温度及湿度变化、情志刺激时加重,尤其以萎缩性及干燥性咽炎为著。

(四)鉴别诊断

1. 慢性扁桃体炎 慢性扁桃体炎也可表现为咽异物感、咽痒、干燥、疼痛、刺激性干咳等不适症状,可伴有间断于咽部咯出小米粒大小伴有臭味的黄色豆渣样物。慢性扁桃体炎的患者,查体可见扁桃体可有增生肥大,扁桃体表面瘢痕、凹凸不平、与周围组织粘连,或扁桃体隐窝内可见栓塞物。

2. 咽部或邻近部位的良恶性肿物 良性肿物如口咽及下咽部乳头状瘤、纤维瘤、血管瘤、脂肪瘤、平滑肌瘤、神经鞘瘤等,口咽及下咽、鼻咽、喉、食管的恶性肿瘤如鳞状细胞癌、肉瘤、淋巴瘤等。口咽及下咽、鼻咽及喉部病变可通过耳鼻咽喉科专科查体、鼻内镜及纤维喉镜予以发现;早期的食管癌患者在出现吞咽功能障碍以前,常仅有咽部不适或胸骨后压迫感,较易与慢性咽炎混淆,应行食管造影、食管镜检查予以确诊。对中年以上的患者,若无既往明显咽炎症状,出现咽部不适时,应行相应的详细检查。

(五)治疗

慢性咽炎虽为咽部疾病,但为脏腑病证,是五体针刺疗法适应证,多选择运用。

1. 刺皮术

(1)镵针毛刺法:循任督二脉、手太阴经、手阳明经、足少阴经、足阳明经、足厥阴经等,用镵针行毛刺法,每隔2~3cm选一针刺点,以不出血为度,每日1次,1周1个疗程。

(2)镵针半刺法:于上背部寻找反应点,在褐色、红色反应点处行半刺法,以挑出白色纤维状物为度,1周1次。

2. 刺肉术

员针:取上背部夹脊穴,根据病情酌用分刺法、浮刺法、合谷刺法,1周1次。

3. 刺筋术

(1)员利针:调节肺肾之气,取背部夹脊穴,用关刺针法,1周1次。

(2)毫针:取翳风、天突、膻中为主穴,配穴选取任督二脉、手太阴经、手阳明经、足少阴经、足阳明经、足厥阴经等腧穴。腧穴较多时可分组治疗,留针30

分钟,每日 1 次,1 周 1 个疗程。

(3) 小针刀:以上背部压痛点、筋结点为治疗点,顺肌肉、血管、神经走行刺入,然后纵向剥离,可在软组织间进行,也可刺至骨,5 天 1 次。

4. 刺脉术　于少商、内庭点刺出血 3~5 滴,也可以在咽喉壁增生的滤泡上点刺出血。取上背部压痛点、筋结点、有关经脉穴位,锋针点刺放血。

5. 刺骨术

微铍针:病程较长者运用。

首先,选取玉枕关、尾闾关治疗。①玉枕关:微铍针快速刺过皮肤,朝内上方纵行切割至骨,进行充分的纵行、横行切割松解,加压刺骨;②尾闾关:微铍针快速刺过皮肤,垂直纵行切割至骶骨,进行充分的纵行、横行切割松解,加压刺骨。每日或 2 日 1 次,每次 1~2 穴。

其次,在大椎、上丹田、夹脊关、天突等处进行治疗。

一、痔 疮

（一）概述

痔疮是一种位于肛门部位的常见疾病，任何年龄都可发病，但随着年龄增长，发病率逐渐增高。在我国，痔是最常见的肛肠疾病，素有"十人九痔"的说法。痔按发生部位的不同，分为内痔、外痔、混合痔等。

（二）病因病机

1. 外感六淫、湿热内蕴 风寒暑湿燥火等六淫侵袭人体，下注肛肠，皆可发病。不同病因的发病机制不同，寒邪凝滞肛肠，血行涩滞，发为此病。《灵枢·痈疽》云："寒邪客于经络之中则血泣，血泣则不通，不通则卫气归之，不得复反，故痈肿。寒气化为热，热胜则腐肉，肉腐则为脓。"风热之邪侵袭肛部，热毒蕴结，热胜肉腐而为脓肿。《河间六书》云："风热不散，谷气留溢，传于下部，故令肛门肿满，结如梅李核，甚者及变而为瘘也。"而六淫之中，尤以湿热为主，湿热下注肛肠，痹阻气血，发为此病。清代叶桂《临证指南医案》云："痔疮下血，湿热居多。"

2. 过食辛辣、内蕴热毒 过量饮食、过度饮酒、多食辛辣之味，胃肠积热，湿热之邪蓄积，下注于肛肠，热胜肉腐为脓。《外科正宗》云："又或酒色过度，肠胃受伤，以至浊气瘀血流注肛门，俱能发痔。"或过食肥甘厚味，内生湿热，湿热下注肛肠为病。《素问·生气通天论》云："高梁之变，足生大丁。"饮食失调，损伤脾胃,脾失健运,水湿内生,水湿之邪内停,日久郁而化热,形成湿热,湿热之邪下注发病。《素问·生气通天论》曰:"因而饱食,筋脉横解,肠澼为痔。"

3. 脏腑本虚、结构异常 脏腑虚弱,不耐外邪侵袭,遇到外邪,易于发病。结构异常,代偿能力弱,遇到外邪也易于发病。正如《丹溪心法》云:"痔者,皆因脏腑本虚,外伤风湿,内蕴热毒,醉饱交接,多欲自戕,以致气血下坠,结聚肛门,宿滞不散,而冲突为痔也。"

4. 不良习惯、诱发痔疾 久坐、久蹲、久立、久行、久站工作者,肛门直肠部静脉回流困难,血管扩张,易发痔病。前列腺肥大、妊娠等,都可使腹压增加,肛门盲肠部充血,促发痔疾。《疮疡经验全书》说:"久忍大便,遂使阴阳不和,关格壅塞,风湿下冲,乃生五痔。"《诸病源候论》云:"忍大便不出,久作气痔。"

《外科正宗》云:"夫痔者,乃素积湿热,过食炙煿,或因久坐而血脉不行,又因七情而过伤生冷,以及担轻负重,竭力远行,气血纵横,经络交错……俱能发痔。"《血证论》云:"是以大肠病,有由中气虚陷,湿热下注者;有由肺经遗热,传于大肠者;有由肾经阴虚,不能润肠者;有由肝经血热,渗漏大肠者,乃大肠与各脏相连之义也。"就经脉而言,本病与督脉、足太阳经、手阳明经等相关,乃经脉郁滞、运行失常为病。

(三) 诊断

1. 主要表现为便血,便血的性质可为无痛、间歇性、便后鲜血,便时滴血或手纸上带血,便秘、饮酒或进食刺激性食物后加重。

2. 单纯性内痔无疼痛,仅有坠胀感,可出血,发展至脱垂,合并血栓形成、嵌顿、感染时才出现疼痛。

3. 内痔分为4度 ①Ⅰ度:排便时出血,便后出血可自行停止,痔不脱出肛门;②Ⅱ度:常有便血;排便时脱出肛门,排便后自动还纳;③Ⅲ度:痔脱出后需手辅助还纳;④Ⅳ度:痔长期在肛门外,不能还纳。其中,Ⅱ度以上的内痔多形成混合痔,表现为内痔和外痔的症状同时存在,可出现疼痛不适、瘙痒,其中瘙痒常由于痔脱出时有黏性分泌物流出。后三度多成混合痔。

4. 外痔平时无特殊症状,发生血栓及炎症时可有肿胀、疼痛。

5. 检查

(1) 肛门视诊:除Ⅰ度内痔外均可见,蹲位可观察脱出程度。

(2) 直肠指诊:内痔意义不大,但可了解直肠有无其他病变。

(3) 肛门镜:可直视下了解直肠、肛管内情况。

(四) 鉴别诊断

1. **直肠癌** 主要症状为大便习惯改变,可有直肠刺激症状,且病情呈进行性加重,指诊可触及菜花样肿物,结肠镜及活检病理可定性。

2. 直肠息肉 儿童多见,多为低位带蒂息肉,呈圆形、实性、活动度好,一般不出血,也无坠胀感、疼痛感。

3. 直肠脱垂 黏膜呈环形,表面光滑,为括约肌松弛所致,大便不带血,也不痛。

(五) 治疗

痔疮为大肠病,也为任督二脉病变,为五体针刺疗法适应证,多选择运用。

1. 刺皮术

(1) 镵针毛刺法:循任督二脉、足太阳经、手阳明经等,用镵针行毛刺法,每隔2~3cm选一针刺点,以不出血为度,每日1次,1周1个疗程。

(2) 镵针半刺法:于腰背部寻找反应点,在褐色、红色反应点处行半刺法,以挑出白色纤维状物为度,针刺后拔火罐,1周1次。

2. 刺肉术

员针:取腰骶夹脊穴,根据病情酌用分刺法、浮刺法、合谷刺法,1周1次。

3. 刺筋术

(1) 员利针:取腰骶夹脊穴,用关刺针法,1周1次。

(2) 毫针:取二白、气海、承山、长强、中脘、足三里为主穴,配穴选取任督二脉、足太阳经、手阳明经腧穴,留针30分钟,每日1次,1周1个疗程。

(3) 小针刀:以腰背部压痛点、筋结点为治疗点,顺肌肉、血管、神经走行刺入,然后纵向剥离,可在软组织间进行,5天1次。

4. 刺脉术 于足太阳经循行部位走罐,在出痧的位置用锋针点刺放血。

5. 刺骨术

微铍针:久病患者运用。

首先,选取玉枕关、尾闾关治疗。①玉枕关:微铍针快速刺过皮肤,朝内上方纵行切割至骨,进行充分的纵行、横行切割松解,加压刺骨;②尾闾关:微铍针快速刺过皮肤,垂直纵行切割至骶骨,进行充分的纵行、横行切割松解,加压刺骨,即刻有明显疗效。每日或2日1次,每次1~2穴。

其次,在大椎、夹脊关、命门、下丹田等处进行治疗。

6. 预防

(1) 适当体育锻炼,常做提肛运动,改善血液循环。

(2) 预防便秘,养成定时排便的习惯,保持大便通畅。

(3) 自我按摩,避免久坐久立。

(4) 饮食不要偏食辛辣油腻食物。

二、乳腺增生

(一) 概念

乳腺增生是乳腺上皮和纤维组织增生,乳腺组织导管和乳小叶在结构上的退行性病变,以及进行性结缔组织的生长出现乳房周期性胀痛、乳房肿块等的病证。乳腺增生是女性最常见的乳房疾病,发病率占乳腺疾病的首位。近些年来,该病发病率呈逐年上升的趋势,年龄也越来越低龄化,多见于25~45岁的女性。乳腺增生属于中医"乳癖""乳核""乳痰"等范畴。

(二) 病因病机

1. 七情内伤、气滞血瘀 肝主疏泄,通调气机,又影响冲任二脉的通畅,七情过度,或悲或喜、或忧虑,可致七情内伤,肝失条达,肝郁气滞,气机运行不畅,气血瘀滞于经脉,乳房脉络瘀阻而发病,不通则痛,引起乳房疼痛。患乳腺增生后,遇到情志刺激又会使症状加重。

2. 劳倦内伤、冲任失养 由于工作操劳过度,尤其是长期体力透支,自我加压,以及社会环境、生活习惯、心理、生理诸多因素,导致劳力过度,损伤肾及脾胃。肾脏损伤,消耗元气,精血不足,脾胃受损,脾胃虚弱,气血化源不足,精气血无以灌养冲任,冲任失调而成本病。

3. 痰浊内生、阻结于乳 若先天不足,脾胃虚弱,失于健运,水湿内停,聚湿成痰,或贪凉饮冷、暴饮暴食,损伤脾胃,脾失健运,则清阳不升,浊阴不降,留于中焦,生湿聚痰,或肝郁脾虚,脾失健运,水湿内停,或肝失疏泄,气滞则津液停留于身体局部,或肝郁气滞化火,炼液成痰,痰气结于乳房而成乳癖。

乳腺增生的病变部位在乳房。本病与肝、脾胃、肾等脏腑有关,乃痰湿、血瘀、气滞凝滞日久,痰瘀互结而成。就经脉而言,本病与任脉、足阳明经、足厥阴经、足太阴经等有关,乃经气郁结为病。

(三) 诊断

1. 乳房周期性疼痛 起初为胀痛,月经前疼痛加剧,行经后疼痛减退或消失,疼痛性质分为胀痛、刺痛、窜痛、隐痛或触痛,严重者经前经后均呈持续性疼痛。有时疼痛向腋部、肩背部、上肢等处放射,疼痛多为双侧,也可单侧,患者常感情志不畅或心烦易怒,遇到生气等情绪变化、劳累、天气变化时加重。

2. 乳房肿块 肿块可发于单侧或双侧乳房内,单个或多个,好发于乳房外上象限,亦可见于其他象限。肿块形状有片块状、结节状、条索状、颗粒状等,其中以片块状为多见。肿块边界不明显,质地中等或稍硬韧,活动好,与周围组织无粘连,常有触痛。肿块大小不一,小者如粟粒般大,大者可逾 3~4cm。乳房肿块也随月经周期而变化,月经前肿块增大变硬,月经来潮后肿块缩小变软。

3. 触痛 乳房可有触压痛,以外上侧及中上部为明显。

4. 乳头溢液 少数患者可出现乳头溢液,为自发溢液,呈草黄色或棕色浆液性。

5. 月经失调 本病患者可兼见月经前后不定期,量少或色淡,可伴痛经。

6. 钼靶X线检查 结节型见孤立、密集、散在结节,平均颗粒直径 3~4cm。小片状、小球形、半圆形致密团型见密度较高,为瘤样增大。大片状、肥厚型以高致密为主,边界清楚。

(四) 鉴别诊断

1. 乳腺纤维腺瘤 乳腺纤维腺瘤与乳腺增生均可见到乳房肿块,单发或多发,质地韧实。乳腺增生的乳房肿块大多为双侧多发,偶有单侧单发,肿块大小不一,呈结节状、片块状或颗粒状,质地一般较软,可呈硬韧,多伴有经前乳房胀痛,触之疼痛,且肿块的大小随月经而发生周期性变化,发病以中青年为多。乳腺纤维腺瘤的乳房肿块大多为单侧单发,多为圆形或卵圆形,边界清楚,活动度大,质地一般韧实,亦有多发者,一般无乳房胀痛,或有轻度经期乳房不适,无触痛,肿块不随月经周期而变化,以 20~25 岁最多见。乳腺纤维腺瘤在钼靶 X 线片上表现为圆形或卵圆形密度均匀的阴影及环形透明晕。

2. 乳腺癌 乳腺癌和乳腺增生均有乳房肿块。但乳腺增生的肿块质地较软,或中等硬度,肿块多为双侧多发,大小不一,为结节状、片块状或颗粒状,活动、与皮肤及周围组织无粘连,肿块的大小随月经周期、情绪变化,肿块生长缓慢,好发于中青年女性。乳腺癌的肿块质地较硬,有的坚硬如石,肿块大多为单侧单发,可呈圆形、卵圆形、不规则形,活动度差,与皮肤及周围组织发生粘连,肿块与月经周期及情绪变化无关,可在短时间内迅速增大,呈进行性加重,多发于中老年。

(五) 治疗

乳腺增生为内分泌疾病,五体针刺疗法对其疗效肯定,起效较快,可选择运用。

1. 刺皮术

(1) 镵针毛刺法:循任脉、足阳明经、足厥阴经、足太阳经、足太阴经等,用镵针行毛刺法,每隔 2~3cm 选一针刺点,以不出血为度,每日 1 次,1 周 1 个疗程。

(2) 镵针半刺法：于背部寻找反应点，在褐色、红色反应点处行半刺法，以挑出白色纤维状物为度，1 周 1 次。

2. 刺肉术

员针：取背部椎旁、肩胛部、肋部等分肉，根据病情酌用分刺法、浮刺法、合谷刺法，调节肩背、肋部经气，1 周 1 次。

3. 刺筋术

(1) 员利针：取背部夹脊穴 $T_{3\sim7}$，用关刺针法，调节肝脾功能，1 周 1 次。

(2) 毫针：选取任脉、足阳明经、足厥阴经、足太阳经、足太阴经等腧穴，以乳根、足三里、期门、膻中等为主。腧穴较多时可分组治疗，留针 30 分钟，每日 1 次，1 周 1 个疗程。

(3) 小针刀：以背部压痛点、筋结点为治疗点，多位于脊柱两侧、肩胛内上角、冈下窝等，顺肌肉、血管、神经走行刺入，然后纵向剥离，可在软组织间进行，5 天 1 次。

4. 刺脉术

(1) 锋针：取背部椎旁、肩胛部、肋部等处的压痛点、筋结点，锋针点刺放血，3 天 1 次。

(2) 镵针：于背部腧穴强刺激按压，局部有酸胀感。

5. 刺骨术

微铍针：适用于顽固性乳腺增生。

首先，选取玉枕关、尾闾关治疗。①玉枕关：微铍针快速刺过皮肤，朝内上方纵行切割至骨，进行充分的纵行、横行切割松解，加压刺骨；②尾闾关：微铍针快速刺过皮肤，垂直纵行切割至骶骨，进行充分的纵行、横行切割松解，加压刺骨。每日或 2 日 1 次，每次 1~2 穴。

其次，在大椎、夹脊关、命门、中丹田等处进行治疗。

三、痤　疮

(一) 概述

痤疮是一种常见的青春期皮肤病，以粉刺、丘疹、脓疱、结节等多形性皮损为特点，发病部位以面部及上胸背部，尤其以面部为多，病情易反复，多数患者迁延不愈。痤疮俗称青春痘、粉刺、暗疮等，古代称面疮、酒刺。

(二) 病因病机

1. 风热外袭、郁滞皮肤　肺主表，外合皮毛。风热侵犯，或风寒郁而化热，形成风热,迫于肌肤,肺经郁热,肺卫失宣,皮毛被郁,卫气郁滞,热毒内蕴,蓄于玄府,故致颜面胸部起丘疹、红疙或痛或痒。风热均为阳邪,其性善动炎上,故风热多侵犯人体上部,病发于面部及上胸背部。毒热之邪直接侵入,或热邪、湿热之邪郁久化毒,毒热之邪互结于粉刺部位,导致化脓、红肿热痛,即形成脓肿型、囊肿型痤疮。

2. 饮食失节、脾胃湿热　若饮食不节,或过食肥甘厚味,或过食辛辣之品,或过食食品添加剂等,损伤脾胃,脾失健运,运化水湿功能失职,使湿邪滞留于肠胃中,久则郁而生热。肺与肠相表里,大肠之积热上蒸于肺胃,最终导致肺胃血热。手阳明经和足阳明经均上行于面部,故面生粉刺、丘疹、脓疱。若湿郁化痰,痰湿凝于肌腠毛窍而发痤疮。痤疮患者中,有很大一部分伴有便秘,进一步证明了胃肠积热。

3. 内伤七情、肝郁化火　抑郁、烦躁、恼怒等七情内伤,肝气郁结,气郁化火,冲任失调,肝火挟冲任之血热上攻于胸部与颜面,火郁局部则发为痤疮。肝气郁结,气滞血瘀,瘀血内停,再与痰邪相结,痹阻于局部,形成结节、瘀痕。部分女性患者,常在月经前后痤疮发作或加重,可伴有月经失调、痛经等,此即与内伤七情、冲任失调有关。

4. 肾阴不足、虚火上犯　若素体肾阴不足,女子二七和男子二八相火盛时失去了制约,导致天癸过旺,循经上蒸头面。或素体肾阴不足,肾水不能上滋于肺,则导致肺阴不足,或肾阴不足,不能充养肺胃之阴,阴虚内热,虚火上犯发病。

(三) 诊断

1. **年龄**　多见于青年人。
2. **部位**　好发于面、上胸、背等皮脂腺丰富部位。
3. **症状**　初发损害为与毛囊一致的圆锥形丘疹,如白头粉刺及黑头粉刺,白头粉刺可挑挤出白黄色豆渣样物质,而黑头粉刺系内含脂栓氧化所致,皮损加重后可形成炎症丘疹,顶端可有小脓疱;继续发展可形成大小不等暗红色结节或囊肿,挤压时可有波动感,经久不愈可化脓形成脓肿,破溃后常形成窦道和瘢痕。各种损害大小深浅不等,常以其中一二种损害为主,皮疹消退后留色素沉着,少数留凹陷性瘢痕,常伴有皮脂溢出。
4. **病程**　病情时轻时重,皮损此起彼伏,常持续多年。

(四) 鉴别诊断

酒渣鼻　好发于中年人,皮损分布于鼻尖、两颊、额、颌部为主,患部伴有毛细血管扩张、丘疹、脓疱,晚期形成鼻赘。

(五) 治疗

痤疮为内分泌紊乱性疾病,为五体针刺疗法适应证,可选择运用。

1. 刺皮术

(1) 镵针毛刺法:循任督二脉、足太阳经、手太阴经、足阳明经、足太阴经等,用镵针行毛刺法,每隔 2~3cm 选一针刺点,以不出血为度,每日 1 次,1 周 1 个疗程。

(2) 镵针半刺法:于上背部寻找反应点,在褐色、红色反应点处行半刺法,以挑出白色纤维状物为度,针刺后拔火罐,1 周 1 次。

2. 刺肉术

员针:取上背夹脊穴 $C_5 \sim T_7$,根据病情酌用分刺法、浮刺法、合谷刺法,1 周 1 次。

3. 刺筋术

(1) 员利针:取上背夹脊穴 $C_5 \sim T_7$,用关刺针法,调节脏腑,1 周 1 次。

(2) 毫针:取血海、大椎、三阴交、内庭、肺俞、肝俞、脾俞、肾俞为主穴,配穴选取任督二脉、足太阳经、手太阴经、足阳明经、足太阴经等腧穴。腧穴较多时可分组治疗,留针 30 分钟,每日 1 次,1 周 1 个疗程。

(3) 小针刀:于上背部足太阳经筋寻找压痛点、筋结点为治疗点,顺肌肉、血管、神经走行刺入,然后纵向剥离,可在软组织间进行,5 天 1 次。

4. 刺脉术 取上背部大椎、肺俞、风门附近的压痛点、筋结点,锋针点刺放血,可加拔火罐,以增强泻火作用、增加疗效。

5. 刺骨术

微铍针:适用于顽固性痤疮。

首先,选取玉枕关、尾闾关治疗。①玉枕关:微铍针快速刺过皮肤,朝内上方纵行切割至骨,进行充分的纵行、横行切割松解,加压刺骨;②尾闾关:微铍针快速刺过皮肤,垂直纵行切割至骶骨,进行充分的纵行、横行切割松解,加压刺骨。每日或 2 日 1 次,每次 1~2 穴。

其次,在大椎、上丹田、天突、夹脊关、中丹田等处进行治疗。

四、银屑病

(一) 概述

银屑病俗称牛皮癣,是一种常见的具有特征性皮损的慢性易于复发的炎症性皮肤病。初起为炎性红色丘疹,约粟粒至绿豆大小,以后逐渐扩大或融合成为棕红色斑块,边界清楚,周围有炎性红晕,基底浸润明显,表面覆盖多层干燥的灰白色或银白色鳞屑。轻轻刮除表面鳞屑,逐渐露出一层淡红色发亮的半透明薄膜,称薄膜现象。再刮除薄膜,则出现小出血点,称点状出血现象。白色鳞屑、发亮薄膜和点状出血是诊断银屑病的重要特征,称为三联征。寻常型银屑病皮损从发生到最后消退大致可分为3个时期——进行期、静止期、退行期。

(二) 病因病机

1. 血热毒盛、外发肌肤 长期精神紧张,情志不畅,心情急躁、夜卧失眠、操劳疲惫、心绪烦扰、七情内伤、气机壅滞,郁久化火,以致火热亢盛;或因饮食失节,过食辛辣刺激、腥发动风的食物,嗜酒过度,以致脾胃失和、水湿内停,气机不畅、郁久化热,形成湿热,内蕴湿热,外发肌肤;或风邪外侵,伏于营血,血热毒盛,毒邪侵害人体,积聚皮肤腠理而致。湿热毒邪蕴结体内,浸淫肌肤是发病的原因。

2. 血瘀内阻、皮失所养 多由于情志不调,七情内伤,气机郁滞,血行不畅,而致气滞血瘀,瘀血内停,皮肤失养所致,或其他原因致瘀血内阻,新血则不达,皮肤失养等。瘀血为本病形成的重要原因。银屑病患者有明显的微循环和血液流变学变化,其异常程度与银屑病的病情有关。

3. 血虚风燥、皮肤失养 多由于脾气虚,化源不足,不能生化而继见血少,或久病不愈,气血两伤,或因失血,气随血耗致气血两虚所致;亦有病程迁延日久,耗阴伤血,而致阴虚血燥,肌肤失其养,血燥生风而起层层白屑,由营血亏损、生风生燥、肌肤失养而成。

4. 肝肾亏损、肌肤失养 肝肾亏虚,体内阴液不足,阴不制阳,虚风内生,发为本病。肝肾亏虚,先天之阴不足,肺阴失养,导致肺阴不足,肺主皮毛,皮毛失养而发为本病。

本病由于血热毒盛,外发肌肤,或气血不足、肝肾亏虚,肌肤失养,或瘀血内阻,皮肤失养所致。就经脉而言,本病与手阳明经、足太阴经、足太阳经等相关,多为经脉郁热、郁滞致病。

(三) 诊断

1. 临床表现和皮疹特点 初起为炎性红色丘疹,约粟粒至绿豆大小,以后逐渐扩大或融合成为棕红色斑块,边界清楚,周围有炎性红晕,基底浸润明显,表面覆盖多层干燥的灰白色或银白色鳞屑。轻轻刮除表面鳞屑,逐渐露出一层淡红色发亮的半透明薄膜,称薄膜现象。再刮除薄膜,则出现小出血点,称点状出血现象。白色鳞屑、发亮薄膜和点状出血是诊断银屑病的重要特征,称为三联征。

皮损形态:点滴状、钱币状、地图状、环状、带状、泛发性、脂溢性皮炎样、湿疹样、蛎壳状、扁平苔藓样、慢性肥厚性、疣状等。

2. 好发部位 头皮、四肢伸侧多见,对称分布;指(趾)甲和黏膜亦可被侵,少数可见于腋窝及腹股沟等皱襞部,掌跖很少发生。

3. 发病与季节的关系 大部分患者为冬重夏轻。

4. 遇辛辣、饮酒等刺激食物加重。

5. 病程

(1) 进行期:新皮疹不断出现,旧皮疹不断扩大,鳞屑厚,炎症明显,痒感显著,皮肤敏感性增高,可出现同形反应。

(2) 静止期:无新疹,旧疹不退。

(3) 退行期:炎症消退,鳞屑减少,皮疹缩小变平,周围出现浅色晕,最后遗留暂时性色素减退或沉着。

(四) 鉴别诊断

1. 脂溢性皮炎 脂溢性皮炎皮损的边缘不明显,基底浸润较轻,皮疹上的鳞屑呈糠秕状,无 Ausspitz 征,头皮部位脂溢性皮炎常伴有脱发,毛发不呈束状。

2. 玫瑰糠疹 玫瑰糠疹的皮损主要发生在躯干及四肢近端,皮疹的长轴与皮纹一致,鳞屑细小而薄,病程短暂,愈后不易复发。

3. 扁平苔藓 扁平苔藓的皮损多发生在四肢,为紫红色多角形扁平的丘疹,表面有蜡样光泽,可见 Wickham 纹,口腔常有损害,常有不同程度瘙痒,组织病理具有特异性。

4. 慢性湿疹 湿疹瘙痒剧烈,急性期或早期可有水疱渗出、糜烂、结痂,慢性期皮损肥厚,呈苔藓样变及有色素沉着。

5. 神经性皮炎 神经性皮炎的皮损为显著瘙痒的群集苔藓样丘疹或苔藓样变斑块,多发生于四肢伸侧、颈后及尾骶等易摩擦易搔抓的部位,对称分布,皮损肥厚明显,皮嵴隆起,皮纹粗大。剧烈瘙痒。患部时时受到搔抓,但除抓破处有抓痕和小面积渗液结痂外,损害的表面总很干燥,不发生水疱。

(五) 治疗

银屑病为顽固性皮肤病,为五体针刺疗法适应证,有较好疗效,多选择运用。

1. 刺皮术

(1) 镵针毛刺法:循任督二脉、足太阳经、手阳明经、足太阴经等,用镵针行毛刺法,每隔 2~3cm 选一针刺点,以不出血为度,每日 1 次,1 周 1 个疗程。

（2）镵针半刺法：于背部寻找反应点,在褐色、红色反应点处行半刺法,以挑出白色纤维状物为度,1 周 1 次。

2. 刺肉术

员针：取背部夹脊穴 $T_{3~9}$,根据病情酌用分刺法、浮刺法、合谷刺法,1 周 1 次。

3. 刺筋术

（1）员利针：取背部夹脊穴 $T_{3~9}$,用关刺针法,1 周 1 次。

（2）毫针：主穴取大椎、曲池、风府、血海、三阴交、太冲,配穴取任督二脉、足太阳经、手阳明经、足太阴经等腧穴。腧穴较多时可分组治疗,留针 30 分钟,每日 1 次,1 周 1 个疗程。

（3）小针刀：以背部压痛点、筋结点为治疗点,顺肌肉、血管、神经走行刺入,然后纵向剥离,可在软组织间进行,5 天 1 次。

4. 刺脉术 取背部压痛点、筋结点,锋针点刺放血。耳背静脉刺血亦对银屑病有一定效果。

5. 刺骨术

微铍针：久病运用,一般 2 次即有明显效果。

首先,选取玉枕关、尾闾关治疗。①玉枕关：微铍针快速刺过皮肤,朝内上方纵行切割至骨,进行充分的纵行、横行切割松解,加压刺骨;②尾闾关：微铍针快速刺过皮肤,垂直纵行切割至骶骨,进行充分的纵行、横行切割松解,加压刺骨。每日或 2 日 1 次,每次 1~2 穴。

其次,在大椎、天突、夹脊关、命门等处进行治疗。

五、带状疱疹后遗神经痛

（一）概述

带状疱疹后遗神经痛就是带状疱疹遗留下来的疼痛,属于后遗症的一种。临床认为,带状疱疹的皮疹消退以后,其局部皮肤仍有疼痛不适,且持续 1 个月以上者称为带状疱疹后遗神经痛,表现为局部阵发性或持续性灼痛、刺痛、跳痛、刀割样痛,严重者影响睡眠、饮食、精神状态等,可能持续数月甚至数年。

（二）病因病机

1. 失治误治、余毒未清 多由于失治误治,或治疗不及时,水疱虽然消退,但余毒未清,湿热余毒未尽,日久化热生毒,邪毒仍阻遏经络,脏腑组织代谢废物不能通过络脉排出，毒素积蓄更加损伤络脉，阻塞气血，"不通则痛"。

2. 气滞血瘀、经脉不通 多由于情志不遂，肝失疏泄，气机郁滞，气滞则血瘀，瘀阻络脉，经络不通所致。皮损虽然消退，但瘀血阻络仍在，瘀血内停，气滞血瘀，经脉不通，"不通则痛"。或肝郁脾虚，脾失健运，水湿内停，聚而成痰，形成痰湿，日久痰湿与瘀血互相胶结，痹阻经脉。

3. 阴虚气弱、经脉失荣 皮疹消退，但余邪未尽，或患者素体阴液不足，或气郁日久化火伤阴，阴虚火旺，不荣而痛；或疼痛日久致正气虚弱，气血不足，无力驱邪外出，或年老正气不足，脾肾阳虚，气虚无力推动邪气外出，使余毒不清，气血失和，阴阳失调，"不荣则痛"。

带状疱疹病位主要在心、肝、脾三脏。疾病初期侧重于清肝经湿热解毒，后期侧重于扶正祛邪、活血化瘀止痛。正如《临证指南医案》所说："盖久痛必入于络，络中气血，虚实寒热，稍有留邪，皆能致痛。"经脉阻滞不通，"不通则痛"，故疼痛不止。邪毒稽留不去，伤及阴阳气血，阳失温煦，阴失濡润，则导致"不荣则痛"。总之，带状疱疹后遗神经痛患者多瘀与虚并存。就经脉而言，本病与足少阳经、足太阳经、足厥阴经等有关。

（三）诊断

1. 症状 剧烈的顽固性疼痛，带状疱疹皮损消除后疼痛仍持续，轻微刺激即引起疼痛发作，不刺激也会突然发作，呈火烧样痛、撕裂样痛、针刺样痛、刀割样痛、闪电样痛、绳索捆绑样绷紧痛等，为减轻衣服对身体的刺激，有人不敢穿衣，或把衣服撑起来，整夜睡不好觉。以对痛觉超敏感为特征，轻轻触摸即可产生剧烈的难以忍受的疼痛，称为激惹触痛。如有病毒侵犯到相应脑神经会影响视力、引起面瘫和听觉障碍。除疼痛外，还会诱发心脏病、脑出血，甚至导致死亡。

2. 疼痛特点 ①疼痛在身体的一侧；②疼痛是跳动性的刺痛；③疼痛部位有发热感；④疼痛在夜间 12 点至凌晨 3 点加剧。

3. 体征 局部皮肤晦暗，浅感觉减退和痛觉敏感，触痛明显。

（四）治疗

带状疱疹后遗神经痛为顽固性疼痛疾病，为五体针刺疗法适应证，多选择运用。

1. 刺皮术

（1）镵针毛刺法：循任督二脉、足太阳经、足少阳经、足厥阴经等，用镵针行毛刺法，每隔 2~3cm 选一针刺点，以不出血为度，每日 1 次，1 周 1 个疗程。

（2）镵针半刺法：于背部寻找反应点，在褐色、红色反应点处行半刺法，以挑出白色纤维状物为度,1周1次。

2. 刺肉术

员针:取背部疱疹发病部位相对应的夹脊穴,根据病情酌用分刺法、浮刺法,1周1次。

3. 刺筋术

(1)员利针:取背部疱疹发病部位相对应的夹脊穴,用关刺针法,1周1次。

(2)毫针:取血海、三阴交、支沟、阳陵泉、大椎、肝俞、太溪、照海等为主穴,配穴选取任督二脉、足太阳经、足少阳经、足厥阴经等腧穴。腧穴较多时可分组治疗,留针30分钟,每日1次,1周1个疗程。

(3)小针刀:以腰背部压痛点、筋结点为治疗点,顺肌肉、血管、神经走行刺入,然后纵向剥离,可在软组织间进行,5天1次。

4. 刺脉术 于背部等疱疹发病部位的压痛点、筋结点、皮损点等处,行赞刺法或豹纹刺法,锋针点刺放血,然后加拔火罐。

5. 刺骨术

微铍针:病程较久者运用。

首先,选取玉枕关、尾闾关治疗。①玉枕关:微铍针快速刺过皮肤,朝内上方纵行切割至骨,进行充分的纵行、横行切割松解,加压刺骨;②尾闾关:微铍针快速刺过皮肤,垂直纵行切割至骶骨,进行充分的纵行、横行切割松解,加压刺骨。每日或2日1次,每次1~2穴。

其次,在大椎、夹脊关、命门、中丹田、下丹田等处进行治疗。

六、荨麻疹

(一)概述

荨麻疹是由各种因素致使皮肤黏膜血管发生暂时性炎性充血与大量液体渗出,造成局部水肿性损害,迅速发生与消退,有剧痒,可有发热、腹痛、腹泻或其他全身症状的皮肤病。本病俗称风团、风疹团、风疙瘩等,是一种常见皮肤病,分为急性、慢性等。五体针刺疗法对急慢性荨麻疹都有疗效。

(二)病因病机

1. 外感六淫、侵袭肌肤 六淫致病,以风邪为主,常兼夹寒热湿燥之邪,搏结于皮肤肌肉之中,或与血气相搏,而发为瘾疹。素体阳虚,不耐风寒,或直接感受外来风寒之邪,客于肌表,伤及营卫,以致营卫不和,外发风疹。或外感风热之邪,留连肌肤,卫气郁闭,风行皮下而发风疹。

2. **内伤情志、火郁肌肤** 七情所伤,肝气郁结,郁而化火,或心经有火,血分有热,郁滞营气,气血怫郁,化为内风,外透为疹。或情志内伤,冲任不调,肝肾不足,致风邪搏结于肌肤而发病。

3. **饮食失调、胃肠积热** 饮食失调,或过食肥甘、荤腥之品,损伤脾胃,胃肠积热,或本为脾虚之体,运化无力,脾湿内生,湿郁而化热,形成湿热,郁于肌肤而发,且湿性黏滞,可成反复不愈的缠绵之证。

4. **气血不足、虚风内生** 肺脾气虚,卫外不固,风寒、风热等邪易袭,致营卫不和而发本病;或血虚之人,或失血之后,失于调养而致血虚,阴血不足,虚风内生,而致本病。

本病的病因病机关键是正气不足,卫气失固,虚邪贼风侵犯皮肤腠理。

(三)诊断

1. **症状** 皮疹为风团、潮红斑,大小不等,形状各异,自觉瘙痒,常突然发生,成批出现,数小时后又迅速消退,消退后不留痕迹,但可反复发作。

2. **伴有症状** 可伴有腹痛、恶心、呕吐和胸闷、心悸、呼吸困难,少数有发热、关节肿胀、低血压、休克、喉头水肿窒息等,多没有伴随症状。

3. **病程** 长短不一。急性荨麻疹病程在1个月以内,超过1个月为慢性。

4. **皮肤划痕试验** 部分病例呈阳性反应。

(四)治疗

1. **刺皮术**

(1)镵针毛刺法:循任督二脉、足太阳经、足太阴经、手足阳明经等,用镵针行毛刺法,每隔2~3cm选一针刺点,以不出血为度,每日1次,1周1个疗程。

(2)镵针半刺法:于背部寻找反应点,在褐色、红色反应点处行半刺法,以挑出白色纤维状物为度,1周1次。

2. **刺肉术**

员针:取背部夹脊穴,根据病情酌用分刺法、浮刺法、合谷刺法,1周1次。

3. **刺筋术**

(1)员利针:取背部夹脊穴,用关刺针法,1周1次。

(2)毫针:取血海、风池、曲池、膈俞、足三里、三阴交、支沟、阳陵泉、大椎、肝俞为主穴,取任督二脉、足太阳经、足太阴经、手足阳明经等腧穴为配穴。腧穴较多时可分组治疗,留针30分钟,每日1次,也可用温针、火针治疗,1周1个疗程。

(3)小针刀:以背部压痛点、筋结点、有关腧穴为治疗点,顺肌肉、血管、神经走行刺入,然后纵向剥离,在软组织间进行,5天1次。

4. 刺脉术 取曲池、血海、委中,锋针点刺出血3~5ml;取背部压痛点、筋结点、有关腧穴,锋针点刺拔罐放血。

5. 刺骨术

微铍针:久病、顽固患者运用。

首先,选取玉枕关、尾闾关治疗。①玉枕关:微铍针快速刺过皮肤,朝内上方纵行切割至骨,进行充分的纵行、横行切割松解,加压刺骨;②尾闾关:微铍针快速刺过皮肤,垂直纵行切割至骶骨,进行充分的纵行、横行切割松解,加压刺骨。每日或2日1次,每次1~2穴。

其次,在大椎、夹脊关、命门等处进行治疗。

七、神经性皮炎

(一)概述

神经性皮炎又称慢性单纯性苔藓,是好发于颈部、四肢、腰骶等部位,以阵发性皮肤瘙痒和皮肤苔藓化为特征的慢性皮肤病,为常见皮肤病,多见于成年人。

(二)病因病机

1. 七情所伤、肝火郁滞 情志不遂,郁闷不舒,或精神紧张等七情内伤,致肝失疏泄,气机郁结,气滞血瘀,阻于肌肤,肌肤失养为病;或郁而化火,肝火郁滞,火热灼伤气血而发于肌表起病。或肝郁脾虚,肝脾功能失调,脾失健运,水湿内停,郁而化热,客于肌肤腠理之间而发病。并且精神因素成为诱发的重要因素,且致病情反复。

2. 外感侵袭、风热郁滞 外感风热之邪,或感受风寒,郁而化热,风热阻滞肌肤,营血失和,血虚生燥,肌肤失荣致病。

3. 饮食失节、脾胃蕴热 饮食失节,过食辛辣之品,助阳生火,或嗜酒无度,或过食肥甘厚味之品,内蕴湿热,损伤脾胃,脾失健运,气血精微运化失常,蕴而化热,循经发于肌肤。饮食失节、脾胃蕴热既为发病原因,又为诱发因素。

4. 肝肾阴虚、化风生燥 素体阴虚,或热病伤阴,或病久耗伤阴液,肝肾亏虚,精血不足,肾水不足,水不涵木,血虚生风生燥,皮肤失去濡养而发病。

初起为风湿热之邪阻滞肌肤或硬领等外来机械刺激所引起。情志内伤、风邪侵扰是本病发病的诱发因素,营血失和、气血凝滞则为其病机。

(三)诊断

1. 发病年龄 本病中青年多见。

2. 症状 初发时仅有瘙痒感,而无原发皮损,由于搔抓及摩擦,皮肤逐渐出现粟粒至绿豆大小的扁平丘疹,圆形或多角形,坚硬而有光泽,呈淡红色或正常皮色,散在分布。因有阵发性剧痒,患者经常搔抓,丘疹逐渐增多,日久则融合成片,肥厚、苔藓样变,表现为皮纹加深、皮嵴隆起,皮损变为暗褐色,干燥、有细碎脱屑,斑片样皮损边界清楚,边缘可有小的扁平丘疹,散在而孤立,皮损斑片的数目不定,可单发或泛发周身,大小不等,形状不一。

3. 好发部位 颈部两侧、项部、肘窝、腘窝、骶尾部、腕部、踝部,亦见于腰背部、眼睑、四肢及外阴等部位。

4. 病程 病程较长,常反复发作。

(四)鉴别诊断

1. 慢性湿疹 慢性湿疹与神经性皮炎都有皮损、瘙痒。但慢性湿疹多由急性湿疹转化而来,在病程中有渗出倾向,皮疹表现为浸润肥厚性斑疹、斑块,苔藓化不明显,伴剧痒。神经性皮炎没有渗出。

2. 银屑病 银屑病与神经性皮炎都有皮损、瘙痒。但发生于小腿伸侧及头皮的慢性局限性肥厚性银屑病,皮损基底呈淡红色或暗红色浸润,上覆银色鳞层,剥离后可见薄膜现象及点状出血,全身其他部位常见有银屑病损害,患者自觉不痒或轻微瘙痒,组织病理有诊断价值。而神经性皮炎有苔藓样变。

(五)治疗

神经性皮炎为顽固性皮肤病,为五体针刺疗法适应证,可选择运用。

1. 刺皮术

(1)镵针毛刺法:循任督二脉、足太阳经、足少阴经、足厥阴经等,以及病变局部,用镵针行毛刺法,每隔 2~3cm 选一针刺点,以不出血为度,每日 1 次,1 周 1 个疗程。

(2)镵针半刺法:于背部寻找反应点,在褐色、红色反应点处行半刺法,以挑出白色纤维状物为度,1 周 1 次。

2. 刺肉术

员针:取背部夹脊穴,根据病情酌用分刺法、浮刺法、合谷刺法,以调节脏腑功能,1 周 1 次。

3. 刺筋术

(1)员利针:取背部夹脊穴,用关刺针法调节脏腑,1 周 1 次。

(2)毫针:取血海、风池、曲池、足三里、三阴交、阳陵泉、大椎、肝俞为主穴,取任督二脉、足太阳经、足少阴经、足厥阴经等腧穴为配穴。腧穴较多时可分组治疗,留针 30 分钟,每日 1 次,1 周 1 个疗程。

（3）小针刀：以背部压痛点、筋结点为治疗点，顺肌肉、血管、神经走行刺入，然后纵向剥离，可在软组织间进行，5 天 1 次。

4. 刺脉术 取背部压痛点、筋结点、有关腧穴、病变局部等，锋针点刺放血。

5. 刺骨术

微铍针：久病运用。

首先，选取玉枕关、尾闾关治疗。①玉枕关：微铍针快速刺过皮肤，朝内上方纵行切割至骨，进行充分的纵行、横行切割松解，加压刺骨；②尾闾关：微铍针快速刺过皮肤，垂直纵行切割至骶骨，进行充分的纵行、横行切割松解，加压刺骨。每日或 2 日 1 次，每次 1~2 穴。

其次，在大椎、夹脊关、命门、中丹田、下丹田等处进行治疗。

八、老年皮肤瘙痒症

（一）概述

老年皮肤瘙痒症又称风瘙痒。只有皮肤瘙痒而无原发性皮肤损害者，称为瘙痒症，属中医"痒风"范畴。本病分全身性和局限性两种。局限性皮肤瘙痒症发生于身体的某一部位，常见的有肛门瘙痒、阴囊瘙痒、女阴瘙痒、头部瘙痒等。全身性皮肤瘙痒症则广泛发生于身体各个部位，是与季节、天气、冷热变化和机体代谢变化有密切关系的皮肤病。

（二）病因病机

1. 肝肾阴亏、皮肤失养 老年人或年老体弱，或久病体虚，肝肾阴亏，阴液不足，阴不制阳，生风化燥，或营血亏虚，血虚亦生风化燥，皆不能润养皮肤而发生瘙痒，故有"风胜则痒"。

2. 饮食不节、脾胃蕴热 饮食不节，或过食鱼腥海味，或过食肥甘厚味，或过食辛辣之品，损伤脾胃，脾胃失运，水湿内停，郁而化热，湿热内蕴，熏蒸肌肤，内不得疏泄，外不得透达，郁于皮肤腠理，而发为瘙痒。

3. 情志内伤、气滞血瘀 情志抑郁，烦恼焦虑，精神紧张等七情内伤，使脏腑气机失调，气郁而化火，血热内蕴，化热动风，淫于肌肤而致瘙痒。或气滞血瘀，经脉阻滞，营卫不得畅达，肌肤难得濡煦，也能导致本病。

（三）诊断

1. 年龄 见于 60 岁以上的老年人。

2. **季节** 冬季多发。

3. **症状** 躯干最痒,常在脱衣睡觉时开始感觉股前侧、股内侧、小腿等部位剧烈瘙痒,越抓越痒,直至局部出血为止。全身各处皆有瘙痒的感觉,因发痒而失眠或不能安眠,有时有湿疹样改变、苔藓样变或色素沉着,抓伤的皮肤也容易感染而发生疖肿或毛囊炎。

4. **分类** 皮肤瘙痒症有泛发性和局限性之分。泛发性皮肤瘙痒症最初皮肤瘙痒仅局限于一处,进而逐渐扩展至身体大部或全身,以夜间为重,由于不断搔抓,出现抓痕、血痂、色素沉着及苔藓样变化等继发损害。局限性皮肤瘙痒症发生于身体某一部位,常见的有肛门瘙痒症、阴囊瘙痒症、女阴瘙痒症、头部瘙痒症等。

(四) 治疗

老年皮肤瘙痒症为五体针刺疗法适应证,多选择运用。

1. **刺皮术**

(1) 镵针毛刺法:循任督二脉、足太阳经、足少阴经、足厥阴经、病变部位经脉等,用镵针行毛刺法,每隔 2~3cm 选一针刺点,以不出血为度,每日 1 次,1 周 1 个疗程。

(2) 镵针半刺法:于背部寻找反应点,在褐色、红色反应点处行半刺法,以挑出白色纤维状物为度,1 周 1 次。

2. **刺肉术**

员针:于背部夹脊穴 T_3~T_9,根据病情酌用分刺法、浮刺法、合谷刺法,调节肝脾肾功能,1 周 1 次。

3. **刺筋术**

(1) 员利针:于背部夹脊穴 T_3~T_{12},用关刺针法,调节肝脾肾功能,1 周 1 次。

(2) 毫针:取血海、风池、曲池、大椎、肝俞、肾俞、太溪、照海等为主穴,配穴选取任督二脉、足太阳经、足少阴经、足厥阴经等腧穴。腧穴较多时可分组治疗,留针 30 分钟,每日 1 次,1 周 1 个疗程。

(3) 小针刀:以背部压痛点、筋结点、腧穴郁滞处为治疗点,顺肌肉、血管、神经走行刺入,然后纵向剥离,可在软组织间进行,也可刺至骨,5 天 1 次。

4. **刺脉术** 取背部压痛点、筋结点、病变部位、有关腧穴,锋针点刺放血,偶而用之。

5. **刺骨术**

微铍针:久病运用。

首先,选取玉枕关、尾闾关治疗。①玉枕关:微铍针快速刺过皮肤,朝内上方纵行切割至骨,进行充分的纵行、横行切割松解,加压刺骨;②尾闾关:微铍

针快速刺过皮肤,垂直纵行切割至骶骨,进行充分的纵行、横行切割松解,加压刺骨。每日或2日1次,每次1~2穴。

其次,在大椎、夹脊关、命门、下丹田等处进行治疗。

九、斑 秃

(一)概述

斑秃是以头部发生圆形、椭圆形、非炎症性、非瘢痕性的突然脱发,边界清晰,脱发区头皮光滑为特点的皮肤病。斑秃又称圆形脱发,俗称鬼剃头、油风、鬼舔头等。

(二)病因病机

1. **饮食失节、脾胃损伤** 暴饮暴食、或过度减肥节食,损伤脾胃,影响气血生成,导致气血不足,毛发失养。或过食生冷,寒邪直中,损伤脾胃,运化失常,气血不足,毛发失养。或嗜食辛热、炙煿之品,脾胃生热,生风化燥,毛发失养而发病。

2. **情志不畅、肝气郁结** 精神过度紧张,或过度郁闷、焦虑、急躁等七情损伤,肝失疏泄,气机失常,肝气郁结,气滞血瘀,瘀血阻滞血络,发窍空虚,失其濡养而发病;或因情志忧郁,日久郁而化火,耗损阴血,血热生风,风热随气上窜于巅顶,风盛血燥,毛发得不到阴血濡养而突发斑秃。

3. **肝肾亏损、发失所养** 肝藏血,发为血之余;肾藏精,其华在发。肝肾精血对发的滋润、濡养极其重要,如素体先天不足,或久病及肾,或房劳过度等,损伤肝肾,导致肝肾虚弱,精血亏虚,毛发失养而脱发。或肝肾阴亏,阴虚火旺,生风化燥,毛发失养而发病。

(三)诊断

1. **病史** 男女均可发病,多见于30~40岁,也可以发生于老人或儿童。多数斑秃发生前有精神创伤或精神刺激等发生史,大多数斑秃发生前头皮无不适,少数斑秃发生前局部头皮有痒、痛感。

2. **症状** 皮损表现为圆形或卵圆形非瘢痕性脱发,在斑秃边缘常可见感叹号样毛发。头发全部或几乎全部脱落,称为全秃。全身所有的毛发都脱落,称为普脱。还可见匐行性脱发。病区皮肤除无毛发外,不存在其他异常。

3. **发病周期** 发病周期分为活动期、稳定期、恢复期。

活动期:突然在头部出现圆形或椭圆形的脱发斑,直径1~10cm,数目不等,脱发斑逐渐扩大,边缘处头发松动,易脱落,做拔发试验为阳性。

稳定期:脱发斑边缘头发不再松动,做拔发试验转为阴性。

恢复期:有新生毛发长出,最初为细软的毳毛,无黑色素,逐渐长出黑色的终毛。

(四) 治疗

斑秃为精神紧张性疾病,为五体针刺疗法适应证,多选择运用。

1. 刺皮术

(1) 镵针毛刺法:循任督二脉、足太阳经、足少阴经、足厥阴经等,以及病变局部,用镵针行毛刺法,每隔 2~3cm 选一针刺点,以不出血为度,每日 1 次,1 周 1 个疗程。

(2) 镵针半刺法:于背部寻找反应点,在褐色、红色反应点处行半刺法,以挑出白色纤维状物为度,1 周 1 次。

2. 刺肉术

员针:于背部夹脊穴,根据病情酌用分刺法、浮刺法、合谷刺法,调节肝肾功能,1 周 1 次。

3. 刺筋术

(1) 员利针:取背部夹脊穴,用关刺针法调节肝肾,1 周 1 次。

(2) 毫针:选取任督二脉、足太阳经、足少阴经、足厥阴经等腧穴,以风池、膈俞、肝俞、太渊等为主。腧穴较多时可分组治疗,留针 30 分钟,每日 1 次,1 周 1 个疗程。

(3) 小针刀:以背部压痛点、筋结点为治疗点,顺肌肉、血管、神经走行刺入,然后纵向剥离,可在软组织间进行,也可刺至骨,5 天 1 次。

4. 刺脉术　取病变部位、有关腧穴等,锋针点刺放血。

5. 刺骨术

微铍针:久病患者运用。

首先,选取玉枕关、尾闾关治疗。①玉枕关:微铍针快速刺过皮肤,朝内上方纵行切割至骨,进行充分的纵行、横行切割松解,加压刺骨;②尾闾关:微铍针快速刺过皮肤,垂直纵行切割至骶骨,进行充分的纵行、横行切割松解,加压刺骨。每日或 2 日 1 次,每次 1~2 穴。

其次,在大椎、上丹田、夹脊关、命门、下丹田等处进行治疗。

一、多动症

（一）概述

多动症是儿童多动综合征的简称，即轻微脑功能障碍综合征，又称注意障碍多动综合征，是一种较常见的儿童行为障碍综合征。患儿智力正常或接近正常，以难以控制的动作过多、注意力不集中、情绪行为异常、学习困难为主要表现。本病多见于6~12岁的学龄儿童，属中医"失聪""健忘""痫证""虚烦""不寐""妄动""妄为"等范畴。

（二）病因病机

1. 先天不足、脑失所养 父母健康状况不良，尤其精神、神经不良，或孕期形体与精神调养失当，以致子女先天不足，加之小儿脏腑柔弱，气血未充，肾气未盛，易出现肾气虚衰。肾藏精，主骨生髓、通于脑，开窍于耳。肾虚可出现动作笨拙不灵，听觉辨别能力差，遗尿等。小儿生机旺盛，阳常有余，心火易亢，易出现心阴不足，心火有余，心神不守的改变。

2. 饮食失节、痰浊扰心 饮食调配不当，或过食生冷，损伤脾胃，脾胃虚弱，水湿内停，聚湿成痰，郁而化热，痰火上扰，或脾胃虚弱，气血生化不足，造成气血亏虚，心神失养；或过食膏粱厚味，壅遏脾胃，产生湿热痰浊，阻滞气机，扰乱心神。

3. 瘀血内停、脑脉受阻 产伤及其他外伤，可使儿童气血瘀滞，瘀血内停,脑部经脉不通、不畅,新血不达,心神失养,神魂不安。

本病病位在心,与肝脾肾关系密切,由先天禀赋不足、饮食失节、外伤等致肾气亏虚、痰火上扰、瘀血内停所致。就经脉而言,本病与督脉、足太阴经、足少阴经、足厥阴经等有关。

(三) 诊断

1. 症状

(1) 注意力障碍:注意力不集中,不能专心做事或听课,易受外界干扰。

(2) 行为障碍:好动、好说、好闹,自己难以控制。与年龄不相称的活动过多,语言过多,难以遵守纪律,容易影响他人学习,好与同学争吵。

(3) 情绪障碍:易怒、易兴奋。情绪不稳,易激动,控制力弱,常因不能满足其要求而大哭大闹,甚至在冲动时打闹不休,较难预测其情绪波动。

(4) 学习困难:尽管其智力不差,但由于注意力涣散,学习内容不能全面掌握,家庭作业不能按时完成,对学习缺少自信心,因而学习成绩不佳。

2. 体征
可有轻度协调运动障碍,或动作笨拙,或不能像同龄儿童那样做精细动作。

3. 实验室检查
脑电图大多正常,或有非特异性改变,如慢波增多等。

(四) 治疗

多动症为功能性疾病,为五体针刺疗法适应证,多选择运用。

1. 刺皮术

镵针毛刺法:循任督二脉、足太阳经、足少阴经、足太阴经、足厥阴经等,用镵针行毛刺法,每隔 2~3cm 选一针刺点,以不出血为度,每日 1 次,1 周 1 个疗程。

2. 刺筋术

(1) 员利针:取颈背部夹脊穴,用关刺针法调节肝肾功能,1 周 1 次。

(2) 毫针:取百会、四神聪、大椎、神门等为主穴;配穴选取任督二脉、足太阳经、足少阴经、足太阴经、足厥阴经等腧穴,以及头面腧穴等。腧穴较多时可分组治疗,留针 30 分钟,也可不留针,每日 1 次,1 周 1 个疗程。

3. 刺脉术
可在有关腧穴用锋针点刺放血。

4. 刺骨术

微铍针:久病、重证患者运用。

首先,选取玉枕关、尾闾关治疗。①玉枕关:微铍针快速刺过皮肤,朝内上方纵行切割至骨,进行充分的纵行、横行切割松解,加压刺骨;②尾闾关:微铍针快速刺过皮肤,垂直纵行切割至骶骨,进行充分的纵行、横行切割松解,加压刺骨。每日或 2 日 1 次,每次 1~2 穴。

其次,在百会、大椎、上丹田、夹脊关、命门等处进行治疗。

二、脑性瘫痪

(一) 概述

脑性瘫痪又称小儿大脑性瘫痪,俗称脑瘫,是一组持续存在的运动和姿势发育障碍综合征;是由发育中的胎儿或婴儿脑部的非进行性损伤引起,导致活动受限。运动障碍常伴发感觉、感知、认知、交流和行为障碍,以及癫痫和继发性肌肉骨骼问题。本病是小儿时期常见的中枢神经障碍综合征,病变部位在脑,累及四肢,常伴有智力缺陷、癫痫、行为异常、精神障碍,以及视觉、听觉、语言障碍等症状。本病属中医"痿证""五迟"等范畴。

(二) 病因病机

1. 先天禀赋不足、脑髓发育不良 父精不足,母血亏虚,导致胎儿禀赋不足,精血不足,不能充养脑髓,致胎儿发育不良。如父母吸烟、酗酒、吸毒,母患精神病,孕期患糖尿病、阴道出血、妊娠高血压、前置胎盘、先兆流产,服用不孕药、保胎药等均影响胎儿发育。高产次、早产、双胎或多胎等,胎儿发育迟缓。宫内感染、宫内窘迫,胎盘早剥,胎盘功能不良、脐带绕颈、早产儿或过期产儿、低出生体重儿等均可致胎儿发育不良。或母孕中受到惊吓外伤,抑郁悲伤,扰动胎气,致胎儿发育不良。

2. 生产损伤、脑髓受损 生产损伤,瘀血内阻,脑髓失养,或脑髓直接损失,如产钳分娩、臀位产的产程长、生后窒息吸入性肺炎、缺氧缺血性脑病、核黄疸、颅内出血、感染、中毒等生产过程大脑损伤。

3. 后天养护失当、脑髓失养 后天养护失当,肝肾不足、脾肾两虚,精血亏虚,脑髓失养。

(三) 诊断

1. 早期症状

(1) 新生儿或 3 个月婴儿易惊、啼哭不止、厌乳和睡眠困难。

(2) 早期喂养、进食咀嚼、饮水、吞咽困难,以及有流涎、呼吸障碍。

(3) 感觉阈值低,表现为对噪声或体位改变易惊,拥抱反射增强伴哭闹。

(4) 生后不久的正常婴儿,因踏步反射影响,当直立时可见两脚交互迈步动作。3 月龄时虽然可一度消退,但到了 3 个月仍无站立表示或迈步者,即要怀疑脑性瘫痪。

（5）过百天的婴儿尚不能抬头，4~5个月挺腰时头仍摇摆不定。

（6）握拳：一般生后3个月内婴儿可握拳不张开，如4个月仍有拇指内收、手不张开，应怀疑脑性瘫痪。

（7）正常婴儿应在3~5个月时看见物体会伸手抓，若5个月后还不能者，疑为脑性瘫痪。

（8）一般生后4~6周会笑，以后认人。痉挛型脑性瘫痪患儿表情淡漠，手足徐动型常呈愁眉苦脸的样子。

（9）肌肉松软不能翻身，动作徐缓。触摸小儿大腿内侧，或让小儿脚着床或上下跳动时，出现下肢伸展交叉。

（10）僵硬，尤其在穿衣时，上肢难穿进袖口，换尿布清洗时，大腿不易外展，擦手掌时，以及洗澡时出现四肢僵硬，婴儿不喜欢洗澡。

（11）过早发育：出现过早翻身，是突然的反射性翻身，全身翻身如滚木样，不是有意识的节段性翻身。痉挛型双瘫的婴儿，坐稳前可出现双下肢僵硬，像芭蕾舞演员那样的足尖站立。

2. 主要症状

（1）运动障碍：运动自我控制能力差，严重的双手不会抓东西，双脚不会行走，有的甚至不会翻身，不会坐起，不会站立，不会正常的咀嚼和吞咽。

（2）姿势障碍：各种姿势异常，姿势的稳定性差，3个月仍不能头部竖直，习惯于偏向一侧，或者左右前后摇晃。孩子不喜欢洗澡，洗手时不易将拳头掰开。

（3）智力障碍：智力正常的约占1/4，智力轻度、中度不足的约占1/2，重度智力不足的约占1/4。

（4）语言障碍：语言表达困难，发音不清或口吃。

（5）视听觉障碍：以内斜视及对声音的节奏辨别困难最为多见。

（6）生长发育障碍、矮小。

（7）牙齿发育障碍：质地疏松、易折。口面功能障碍，面部肌肉和舌部肌肉有时痉挛或不协调收缩，咀嚼和吞咽困难，口腔闭合困难以及流口水。

（8）情绪和行为障碍：固执、任性、易怒、孤僻，情绪波动大，有时出现强迫、自伤、侵袭行为。

（9）有39%~50%的脑瘫患儿诱发癫痫，尤其是智力重度低下的患儿。

（四）鉴别诊断

1. 进行性脊髓性肌萎缩　本病于婴儿期起病，多于3~6个月后出现症状，少数患者生后即有异常，表现为上下肢呈对称性无力，肌无力呈进行性加重，肌萎缩明显,腱反射减退或消失,常因呼吸肌功能不全而反复患呼吸道感染,患儿哭声低微,咳嗽无力,但智力正常,面部表情机敏,眼球运动灵活。肌肉组织检查可帮助确诊。

2. 运动发育迟缓　运动发育迟缓时,小儿发育稍比正常同龄儿落后,特别是早产儿。但其不伴异常的肌张力和姿势反射,无异常的运动模式,无其他神经系统异常反射。运动发育落后的症状随小儿年龄增长和着重运动训练后,可在短期内消失。

3. 智力低下　智力低下常有运动发育落后,动作不协调,原始反射、Vojta姿势反射、调正反应和平衡反应异常,在婴儿早期易被误诊为脑瘫,但其智力落后的症状较为突出,肌张力基本正常,无姿势异常等。

(五) 治疗

脑性瘫痪为儿科疑难证,目前没有好的疗效,五体针刺疗法有一定疗效,多选择运用。

1. 刺皮术

镵针毛刺法:循任督二脉、足太阳经、足少阴经、足太阴经、足厥阴经等,用镵针行毛刺法,每隔 2~3cm 选一针刺点,以不出血为度,每日 1 次,1 周 1 个疗程。

2. 刺肉术

员针:取颈背夹脊穴,根据病情酌用分刺法、浮刺法、合谷刺法,1 周 1 次。

3. 刺筋术

(1) 员利针:取颈背夹脊穴,用关刺针法调节心肾等功能,1 周 1 次。

(2) 毫针:以百会、大椎、印堂、足三里、四神聪、阳陵泉、环跳、曲池、听宫、听会、天柱、风池、廉泉、通里、合谷等为主穴,配穴选取任督二脉、足太阳经、足少阴经、足太阴经、足厥阴经等腧穴。腧穴较多时可分组治疗,留针 30 分钟,每日 1 次,1 周 1 个疗程。

(3) 小针刀:以有关部位、穴位等处的压痛点、筋结点为治疗点,顺肌肉、血管、神经走行刺入,然后纵向剥离,可在软组织间进行,5 天 1 次。

4. 刺脉术　取相关腧穴,锋针点刺放血。

5. 刺骨术

微铍针:常规运用。

首先,选取玉枕关、尾闾关治疗。①玉枕关:微铍针快速刺过皮肤,朝内上方纵行切割至骨,进行充分的纵行、横行切割松解,加压刺骨;②尾闾关:微铍针快速刺过皮肤,垂直纵行切割至骶骨,进行充分的纵行、横行切割松解,加压刺骨。每日或 2 日 1 次,每次 1~2 穴。

其次,在百会、上丹田、大椎、夹脊关、命门等处进行治疗。

三、小儿遗尿

(一) 概述

一般情况下,小儿在3~4岁开始控制排尿,如果5~6岁以后还经常性尿床,每周2次以上并持续达6个月,就称为遗尿。夜间遗尿是一种常见病,在我国男孩比女孩患病的概率高。小儿遗尿分为原发性遗尿和继发性遗尿,其中原发性遗尿是指小儿从小至就诊时一直有遗尿,而继发性遗尿是指小儿曾经停止遗尿至少6个月,以后又发生遗尿。

(二) 病因病机

《素问·经脉别论》云:"饮入于胃,游溢精气,上输于脾,脾气散精,上归于肺,通调水道,下输膀胱。"说明了饮食入胃,经消化后,其中精微散布到脾,由脾上输于肺,通过肺的宣发肃降,使水道通畅,而体内多余的水分,则下输至膀胱成为尿,然后排出体外,这是水液代谢的过程。《素问·灵兰秘典论》云:"膀胱者,州都之官,津液藏焉,气化则能出矣。"且肾主水,与膀胱互为表里,膀胱的气化有赖于肾气充足温煦。由此可见,尿液的生成与排泄,与肺、脾、肾、三焦、膀胱有着密切关系。遗尿的发病机制虽主要在膀胱失于约束,然与肺、脾、肾功能失调,以及三焦气化失司都有关系。其主要病因为肾气不固、脾肺气虚、肝经湿热等。

1. **肾气虚弱、膀胱失约** 肾气不固是遗尿的主要病因,多由先天禀赋不足引起,如早产、双胎、胎怯等,或后天失养,使元气失充,肾阳不足,下元虚冷,不能温养膀胱,膀胱气化功能失调,闭藏失职,不能制约尿液,而为遗尿。

2. **脾肺气虚、气化失司** 素体脾肺虚弱,屡患咳喘泻利,或大病久病之后,脾肺俱虚,脾虚运化失职,不能转输精微,肺虚治节不行,通调水道失职,三焦气化失司,则膀胱失约,津液不藏,而成遗尿。若脾虚失养,心气不足,或痰浊内蕴,困蒙心神,亦可使小儿夜间困寐不醒而遗尿。

3. **肝经湿热、下注膀胱** 平素性情急躁,所欲不遂,肝经郁热,或肥胖痰湿之体,肝经湿热蕴结,疏泄失常,且肝之经络环阴器,肝失疏泄,影响三焦水道的正常通利,湿热迫注膀胱而致遗尿。

(三) 诊断

小儿遗尿以原发性遗尿占大多数,其中尤以夜间遗尿最常见,以男孩多见;夜间遗尿者约有半数每晚尿床,甚至每晚遗尿 2~3 次,白天过度活动、兴奋、疲劳或躯体疾病后往往遗尿次数增多,日间遗尿较少见。遗尿患儿常常伴夜惊、梦游、多动或其他行为障碍。

1. 睡眠较深,不易唤醒,每夜或隔几天发生尿床,甚则一夜尿床数次。
2. 发病年龄在 5 岁以上。
3. 尿常规及尿培养多无异常发现。

(四) 治疗

小儿遗尿为功能性疾病,是儿科轻证,五体针刺疗法有一定疗效,多选择运用。

1. 刺皮术

镵针毛刺法:循任督二脉、足太阳经、足少阴经、足太阴经、足厥阴经等,用镵针行毛刺法,每隔 2~3cm 选一针刺点,以不出血为度,每日 1 次,1 周 1 个疗程。

2. 刺肉术

员针:取腰骶夹脊穴,根据病情酌用分刺法、浮刺法、合谷刺法,1 周 1 次。

3. 刺筋术

(1) 员利针:取腰骶夹脊穴,用关刺针法调节肾膀胱功能,1 周 1 次。

(2) 毫针:以百会、风府、关元、曲骨、肾俞、膀胱俞、三阴交、太冲、八髎等为主穴,选取任督二脉、足太阳经、足少阴经、足太阴经、足厥阴经等腧穴为配穴。腧穴较多时可分组治疗,留针 30 分钟,每日 1 次,1 周 1 个疗程。

四、小儿腹泻

(一) 概述

小儿腹泻是以大便次数增多,粪质稀薄或如水样为主的病证。本病是小儿最常见的疾病之一,尤以 2 岁以下的婴儿更为多见,年龄愈小,发病率愈高;四季均可发生,但以夏秋季节较多,且往往引起流行。

(二) 病因病机

1. 脾胃虚弱、运化无力　先天脾胃禀赋不足,或后天调护失宜,或久病迁延不愈,皆可导致脾胃虚弱。胃弱则腐熟失职,脾虚则运化失常,因而水反为湿,谷反为滞,清浊不分,合污而下,而成脾虚泻。亦有暴泻实证,失治误治,迁延不愈,损伤脾胃,而由实证转为虚证泄泻者。

2. **内伤乳食、损伤脾胃** 小儿脾常不足,运化力弱,如饮食不知自节,或乳哺不当,饥饱无常、乳食无度,或突然改变食物性质,或饮食不洁,或过食生冷瓜果,皆能损伤脾胃,运化失职,水湿内停,下注大肠,而发生泄泻。

3. **外邪侵袭、伤及脾胃** 小儿脏腑娇嫩,肌肤薄弱,冷暖不知自调,易为外邪侵袭而发病。若外感风、寒、暑、湿、热等邪,损伤脾胃,运化失职,则发为泄泻,因脾喜燥而恶湿。其他外邪则常与湿邪相合而致泻,一般冬春多为风寒(湿)致泻,夏秋多为暑湿(热)致泻。

4. **脾肾阳虚、温运无力** 脾肾先天禀赋不足,或脾虚日久,则脾损及肾,造成脾肾阳虚。脾气不足,运化无力,肾阳不足,火不暖土,阴寒内盛,水谷不化,并走肠间,而致澄澈清冷,洞泄而下。

(三)诊断

1. **病史** 有乳食不节、饮食不洁或感受时邪病史。

2. **泄泻** 大便次数增多,每日超过 3~5 次,多者达 10 次以上,呈淡黄色,如蛋花汤样,或黄绿稀溏,或色褐而臭,可有少量黏液。重症腹泻及呕吐严重者,可见小便短少,体温升高,烦渴神疲,皮肤干瘪、囟门凹陷、目眶下陷、啼哭无泪等脱水征表现,以及口唇樱红、呼吸深长、腹胀等。

3. **伴有症状** 伴有恶心、呕吐、腹痛、发热、口渴等症。

4. **检查** 大便镜检可有脂肪球或少量白细胞、红细胞。大便病原体检查可有致病性大肠杆菌或病毒检查阳性等。

(四)治疗

对于小儿腹泻,五体针刺疗法疗效较好,急慢性皆可,可选择运用。

1. **刺皮术**

镵针毛刺法:循任督二脉、足太阳经、足少阴经、足太阴经、足厥阴经、足阳明经等,用镵针行毛刺法,每隔 2~3cm 选一针刺点,以不出血为度,每日 1 次,1 周 1 个疗程。

2. **刺筋术**

(1)员利针:取腰骶夹脊穴,用关刺针法,调节脏腑,1 周 1 次。

(2)毫针:以中脘、天枢、足三里、曲池、内庭、上巨墟、脾俞等为主穴,配穴选取任督二脉、足太阳经、足少阴经、足太阴经、足厥阴经、足阳明经等腧穴。腧穴较多时可分组治疗,留针 30 分钟,每日 1 次,也可用温针、火针治疗,1 周 1 个疗程。

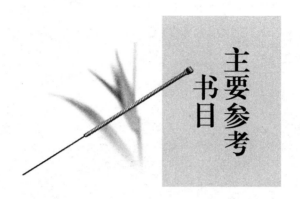

主要参考书目

1. 周凤梧,张灿玾. 黄帝内经素问语释[M].济南:山东科学技术出版社,1985.

2. 王玉兴. 黄帝内经灵枢三家注[M].北京:中国中医药出版社,2013.

3. 王洪图,贺娟. 黄帝内经灵枢白话解[M].北京:人民卫生出版社,2004.

4. 符中华. 浮针疗法治疗疼痛手册[M].北京:人民卫生出版社,2011.

5. 魏秀婷. 魏氏八卦挑针绝技[M].太原:山西科学技术出版社,2014.

6. 刘农虞,刘恒志. 筋针疗法[M].北京:人民卫生出版社,2016.

7. 李平华,孟祥俊. 小周天微铍针疗法[M].北京:中国医药科技出版社,2017.

8. 朱汉章. 小针刀疗法[M].北京:中国中医药出版社,1992.

9. 李平华. 肩周炎[M].北京:人民军医出版社,1995.